W0401867

Schirner Verlag

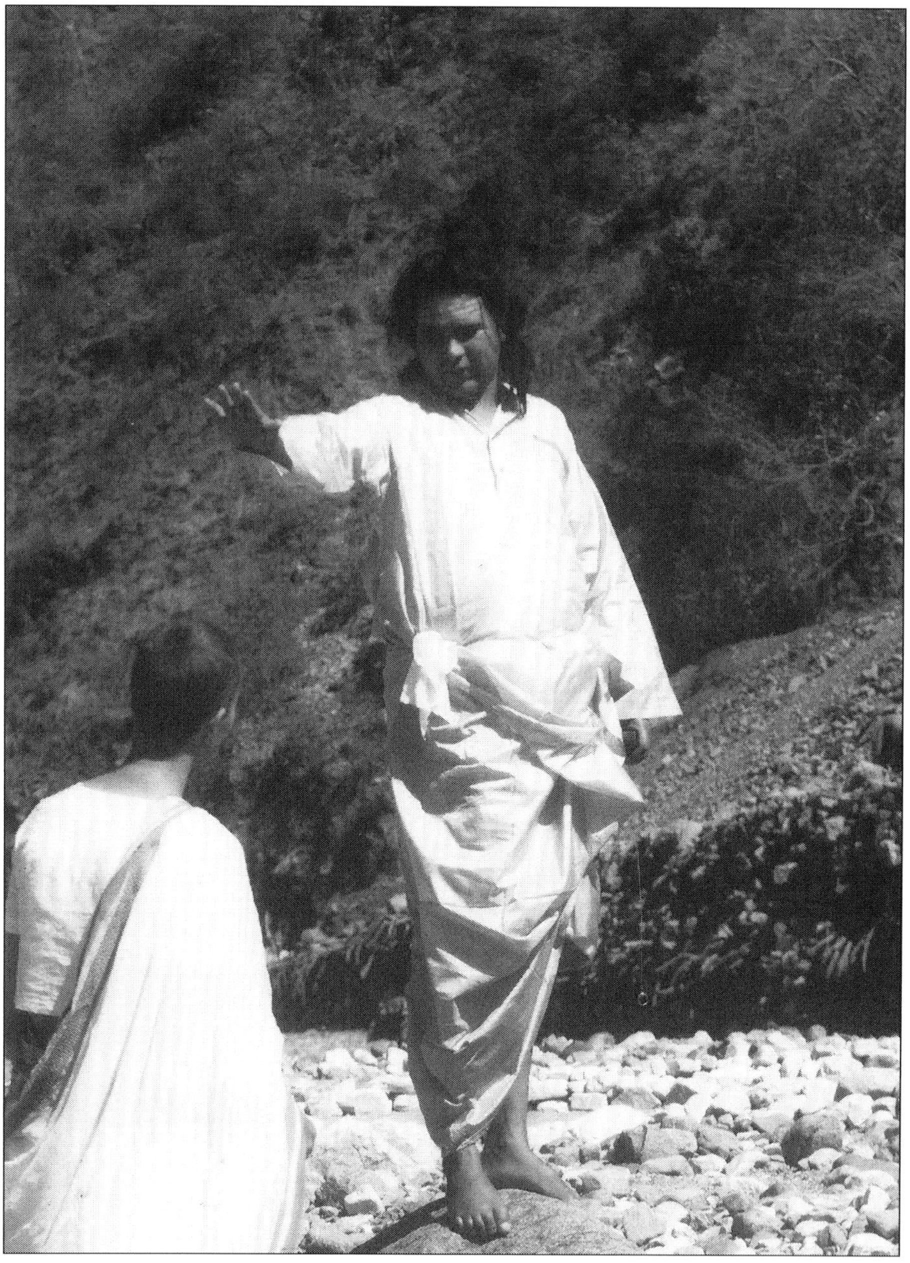

Babaji gibt Nila seinen wundervollen Segen (Februar 1979)

Nila

Renata Caddy

Buch II des dreibändigen Werkes: *Liebe des Herzens*

Der Geburt der Neuen Welt entgegen I:

Großes steht bevor …

Zeugnis einer göttlichen Arbeit

Schirner Verlag

ISBN Printausgabe: 978-3-8434-1346-6
ISBN E-Book: 978-3-8434-6386-7

Renata Caddy:
Der Geburt der Neuen Welt entgegen I:
Großes steht bevor …
Zeugnis einer göttlichen Arbeit

Umschlag: Simone Leikauf, Schirner,
unter Verwendung eines Gemäldes von Nica / Renata Caddy
Digitale Bearbeitung der Bilder:
Gisela Haase & Martin Bichler, Meersburg
Layout & Lektorat: Heike Wietelmann &
Bastian Rittinghaus, Schirner
Printed by: WIRmachenDRUCK, Backnang, Germany

1. Auflage März 2018

www.schirner.com

Inhalt

Vorwort ... 13
Einleitung ... 13
Exkurs ... 17

I. Raksastal – In seinem Prozess der Verwandlung ... 23

Widmung ... 24
Babaji verwandelt Wasser in Feuer ... 24
»Ich bin alles – es gibt nichts, wo ich nicht bin.« ... 25
Die Große Schlacht des Göttlichen hat begonnen ... 26
Verwandlung von Raksastal ... 27
Hanumans Opfer ermöglicht die Geburt des Neuen Menschlichen Wesens ... 28
Die Raksastalis polieren ihren Mond ... 30
Eine intensive Reinigungsaktion durch alle göttlichen Mächte in der Tiefe der Erde ... 31
Raksastal ist Lord Shivas See ... 32

II. Raksastal II ... 33

Erneuter Beginn ... 34
Die Raksastalis: hingebungsvolle Devotees ... 34
Babajis Garde ... 35
Transformation der noch zögernden Raksastalis ... 35
Das Große Nichts ... 36
Reinigung der Könige ... 37
Der Tanz der Auflösung beginnt ... 38
Große Transformationen ... 39
Das Neue entsteht ... 41
Ein geheimnisvolles Licht in der Erde wird sichtbar ... 43

III. Lucifer und Ahriman in ihrem Prozess der Verwandlung 45

Vorspann: Wie wundersam Gottes Wege sind! 46
Widmung 47
Ahrimans Stein wird zermalmt 47
Schwarz wird verbrannt 48
Lucifers Transformation und Befreiung 50
Ahriman wird zu Nichts 51
Der verwandelte Lucifer will dienen 53
Die heiligen Ströme des Kailash und die Sonnenmacht des Gurla Mandhata 54
Alles Geschehene wird Babaji übergeben 56
Ananda pur 57
Nachspann 58

IV. Wie Schöpfung entsteht 59

Ein göttliches Wesen, das tief das Menschsein kennt 60
Das Platin-Paradies – der unmanifestierte Zustand 60
Das In-Erscheinung-Treten Gottes 62
Die alldurchdringende Einheit: Das Herakhan-Paradies entsteht 63
In Zeit und Raum: Das Tibet-Paradies 65
… nicht mehr aus sich selbst leuchtend, sondern beleuchtet 66
Dualität entsteht 66
Alle drei Paradiese durchdringen einander – Die zwei Heiligen Seen entstehen 67
Gott und Mensch und Paradies 68
Pralaya, die Auflösung – und ein neuer Lebensbaum entsteht 69

V. Der Geburt der Neuen Welt entgegen 71

Hingabe 72
Das Baby in Babajis Herzen 72
Das Opfer aller Opfer 73
Die Süße des Lichts – Das Göttliche Baby 75
Die Schöpfungsinsel 76
Die Neue Erde: Die Heilige Insel mit dem Baum des Lebens 77
Der Schöpfungsprozess geht weiter 78
Neue Schöpfungen auch in anderen Welten 80
Lord Shiva: Die Sonne im Weißen Land 81
Die Geburt des Neuen Menschlichen Wesens 82

VI. Das Licht der Neuen Welt – Babajis Herabkommen in Herakhan 85

Babaji als Sonnenkönig 86
Die Perle der Tiefe wird befreit 87
Der Träger des Dharma kommt, um zu sterben 89
Das Neue Dharma ersteht 90
Babajis Erscheinen und der neue Herakhan Kailash 92
Lord Shiva – »das Nichts, das Alles ist« – kommt herab 93
Gauri schenkt sich ganz und gar 94
Die Göttliche Hochzeit im Herakhan-Tal 97
Eine verborgene Alchemie im Herzen des Kailash 99
Seligkeitsnahrung für alle Wesen 100

VII. Segen 103

Die Devi tanzt mit dem Weiß 104
Auflösung der 108 Formaspekte Shivas in Platin-Substanz 104
Das Erscheinen der 108 Flammen 105
Das Buch Gottes 106
Babaji holt die für die Menschen ins Vergessen getauchte Devi zurück 107
Asche im Herakhan Kailash 108
Neue Schöpfungen auf anderen Planeten 109
Himmel als Erde 110
Das Neue Jerusalem 111
Das Herz der Menschheit 112

VIII. Ein Göttlicher Schlüssel 113

Transformation der Weltasche vom Kailash 114
Lord Shivas flammende Reiche 115
Die Ebenen um den Kailash als Weltenachse 116
Die Entstehung noch nie da gewesener Sterne 117
Freundschaft mit Saturn: Saturn, Vertrauen und mutiges Handeln 118
Die Offenbarung des Gralsschlosses 119
Die nährende Kraft des Gral 121
Die Arbeit an der Verwandlung der Materie 122
Sonnewerdung 124
Die Erlösung des Leids und die Neue Welt 125

IX. Im Licht der Gnade 127

Hingabe 128
Heilung für die Welt 128
Das LICHT der Mutter Gottes 130
Babajis Segen 131
Gottes unbegrenztes Geben 133
… bereit, geheilt zu werden 134
Die Befreiung von Sati 136
Reine Gnade 137
Verborgenes Wirken 139
Die Devis der großen Freude 140

X. Erster Teil der Chymischen Hochzeit des Christian Rosenkreutz 143

Vorbereitung 144
Das Schloss im Weiher 145
Die Devi im weißen Schlaf 146
Beginn der Chymischen Hochzeit von Christian Rosenkreutz 147
Die flammende Liebe von Vater und Sohn 149
Das Durchdringen der sieben Monde 150
Die menschliche Unwissenheit und das Opfer von Christian Rosenkreutz 152
Christian Rosenkreutz' schwerer Weg in die Tiefe zur leuchtenden silbernen Mondsichel 154
Die Rose der Tiefe erblüht 156
Sie kommen zurück 158

XI. Zweiter Teil der Chymischen Hochzeit von Christian Rosenkreutz anno 1459 161

Der 24. Februar 162
Die Verwandlung eines Tempels 163
Iona – Fenster zum Himmel 164
Der Weg der Devi in die Tiefe beginnt 165
Durch MAHAMAYA – die große Illusion hindurch 166
Wie der Karmaberg der Menschheit zum Gralsberg wurde 167
Manna für alle Wesen 169
Der Gralsberg wird im Menschheits-Kailash verankert 170
Ein Schöpfungsgeheimnis 171
Wenn Liebe sich vollendet: die Geburt einer strahlenden Sonne 173

Nachwort 175
»Nandan Van« 175

Anhang 176
Zur vedischen Feuerzeremonie 176
Danksagung 179
Vita 179
Bildnachweise 181

Gewidmet
dem Erblühen der Rose
in jedem menschlichen Wesen

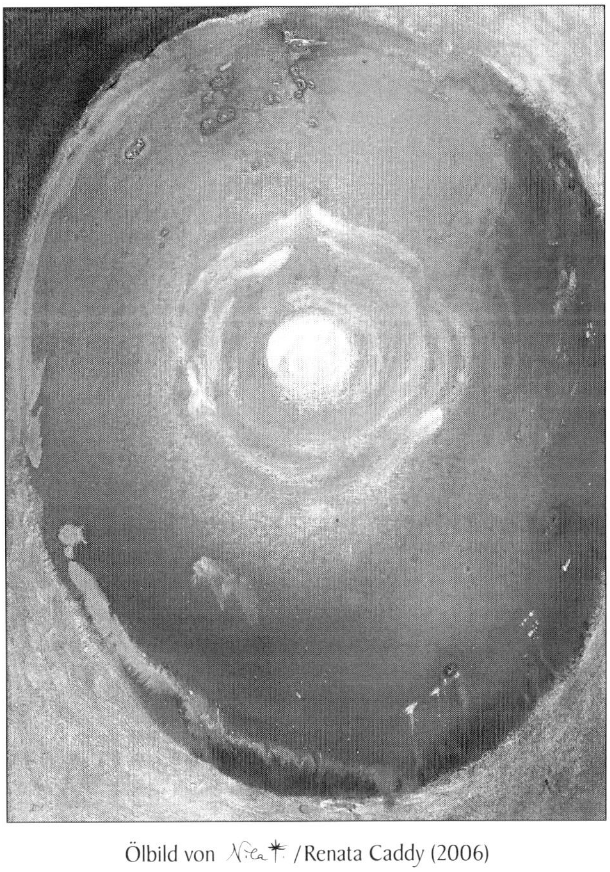

Ölbild von Nila / Renata Caddy (2006)

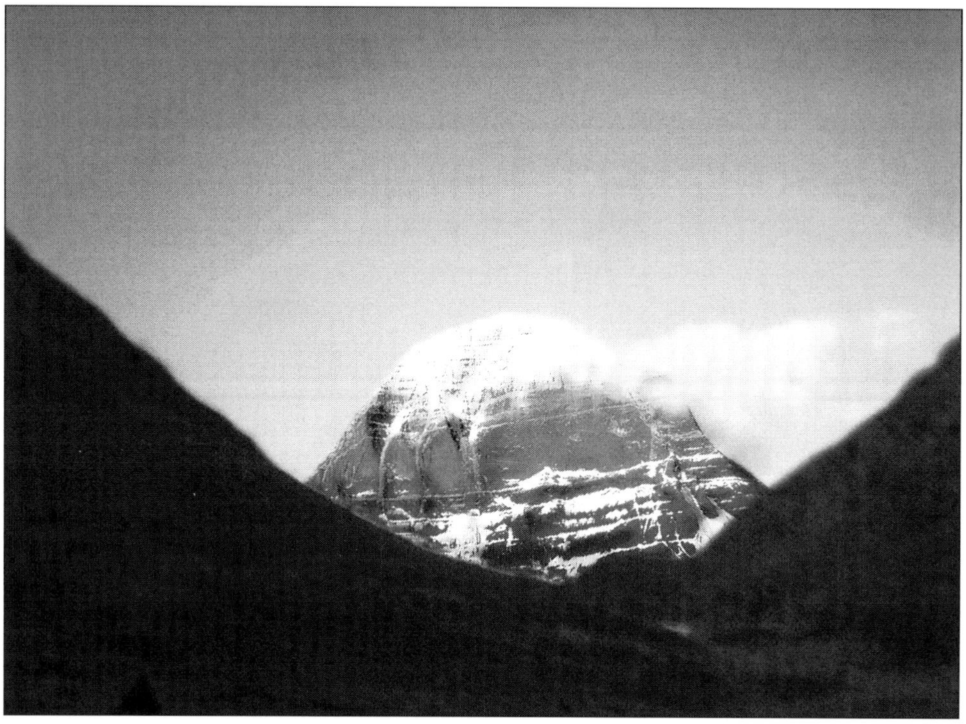

Kailash (2000)

Vorwort

Der Geburt der Neuen Welt entgegen: Zeugnis einer göttlichen Arbeit – »Großes steht bevor ...«

Lieber Leser,
dieses Buch in Ihren Händen enthält in der Tat die Schlüssel für die Schöpfung einer neuen Welt. Es überrascht nicht, dass diejenige, die ausgewählt wurde, Zeugnis dieser göttlichen Arbeit abzulegen, selbst ein hervorragender, profilierter, schöpferischer Geist ist.

Renata Caddy ist eine Künstlerin, deren Gemälde das Zeitlose der Glückseligkeit des Geistes erfassen. Ihr Werk drückt das Heilige in Form himmlischer Essenzen aus, und wir haben als Betrachter das Privileg, daran teilhaben zu dürfen. Wir werden emporgehoben in ein erhöhtes Bewusstsein und fließen mit dem göttlichen Licht in der Liebe und der Schönheit, die in uns selber sind.

Die Beschreibung der inneren Feuerzeremonien, welche in diesem Buch wiedergegeben sind, entsprechen sehr ihren Bildern. Sie beschreibt ihre Visionen in der farbigen Sprache einer visuellen Künstlerin, die den schöpferischen Prozess vollkommen beherrscht. Zunächst erkennt und beschreibt sie die Formen, die sie wahrnimmt. Dadurch wird wiederum in uns lebendig, was sie schaut. Wir werden sozusagen zu Betrachtern der göttlichen Wesenheiten, welche die Schlüssel offenbaren, die die Menschheit brauchen wird, um das heilige Versprechen – Frieden und Liebe auf Erden zu erschaffen – einzulösen.
Wahrhaftig, Renata Caddy hat uns ein einzigartiges, göttliches Orakel übermittelt. Sie werden beim Lesen erfahren, dass bestimmte Passagen jeder Feuerzeremonie machtvolle Energien in Ihnen anzuregen vermögen. Vielleicht ist die beste Art, einen Abschnitt zu lesen, ruhig dabei zu verweilen und zu spüren, was sich entfaltet, frei von Gedanken, und sich einfach tief berühren zu lassen. Lassen Sie das Strahlen der erleuchteten Inspiration durch sich hindurchströmen.

Seien Sie in der Gegenwart der herrlichen Wesenheiten, die ihr heiliges Werk vollbringen. Sie werden sich selbst an deren Seite wiederfinden, dabei Gott Opfergaben darbringend.

Mit liebendem Herzen
John Maschino

Der Geburt der Neuen Welt entgegen wird fortgesetzt. Die beiden Bände bilden eine Einheit mit »Segen von Babaji«, der den ersten Band darstellt. Die Bücher bauen zwar aufeinander auf, können aber auch einzeln, unabhängig voneinander gelesen werden.

Einleitung

Wer möchte da nicht als Künstler wohnen,
wo der Urgrund die Entwicklung speist? (sinngemäß nach Paul Klee)

Bei Shakespeare sind die Akteure Menschen. Die Akteure der Ereignisse, die in diesem Buch geschaut und niedergeschrieben sind, sind vor allem göttliche Wesen. Eine wichtige Rolle spielen auch die Ur-Archetypen der Schöpfung, die Erde, das Wasser, das Feuer, die Sonne, die Sterne, das Leben, der Tod. Und der Dramaturg ist, in diesem spannenden Moment der Erd- und Menschheitsgeschichte, in dem wir uns jetzt gerade befinden und in dem es – ob uns das bewusst ist oder nicht – um Sein oder Nichtsein geht, das göttliche Selbst.
Der Ausdruck des höchsten göttlichen Wesens, der jenseits der Schöpfung wohnt, wird in Indien LORD SHIVA genannt. »Er, der nie begonnen, Er, der immer ist« wie es in »Heilig ist der Herr« in der »Deutschen Messe« heißt. Er ist zugleich das innerste Selbst aller Wesen.

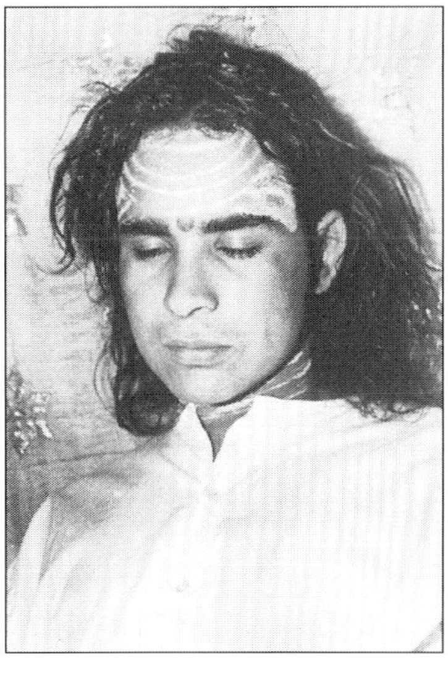

Babaji (1972)

Er durchdringt alle. Er ist auch der Große Verwandler, der das Gewordene wieder zurückführt in das Licht. Der Dramaturg der Ereignisse dieses Buches ist LORD SHIVA in seiner Manifestation als Babaji.
LORD SHIVA war es, der im indischen Mythos den Giftbecher zu trinken vermochte, entstanden beim Quirlen des Milchozeans aller Welten. Jetzt ist wieder ein Giftbecher zu trinken.

Ein von vielen sehr verehrter, großer Heiliger in Indien, Mahendra Maharaja (gestorben 1969), sagte seinen Schülern, dass Babaji eine menschliche Manifestation Gottes auf Erden gewesen ist, seitdem der Mensch zum ersten Mal etwas von Religion erfahren hat. Babaji hat Gurus und andere religiöse Lehrer durch die Geschichte hindurch gelehrt, dabei stets den Mensch zu Gott und spirituellen Werten führend. Durch die Zeitalter hindurch ist er »erschienen«, um Menschen zu lehren. Dabei manifestierte er für jede Erscheinung einen menschlichen Körper und kam nicht durch menschliche Geburt.

Babaji, in menschlicher Form wieder erschienen von 1800 bis 1922, im Westen bekannt geworden durch Yoganandas »Autobiografie eines Yogi«, die von ihm als geistigem Führer der Menschheit im Verborgenen spricht, war erneut auf Erden präsent in derselben, nur verwandelten, menschlichen Form von 1970 bis 1984. Er kam nicht nur, um seine Botschaft für unsere Zeit zu bringen und jene, die er innerlich zu sich rief, vorzubereiten und zu trainieren, sondern auch, um den Kelch des Leidens, der all die Probleme und Nöte dieser Welt enthält, in sich aufzunehmen und zu transformieren.[1]

Nur die höchste Liebe vermag, das tiefste Dunkel zu verwandeln, zu erlösen.

LORD SHIVA, im Ewigen Sein wohnend, ist es, der, wenn die Zeit reif ist, alles in Formen Erstarrte aufbricht, auflöst und zurückführt in das Licht.

Die bewegende Botschaft ist, dass Babaji jetzt wieder in seiner neuen menschlichen Form auf der materiellen Ebene erschienen ist.

All die in diesem Buch niedergeschriebenen Ereignisse wurden durch Ihn und Sein göttliches Team bewirkt.

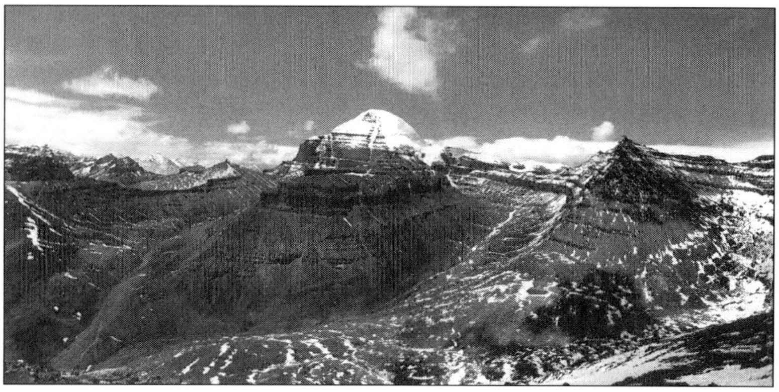

Foto von Kami Sherpa, Kathmandu

Ort der Handlung:
All das in diesem Buch Beschriebene geschah in Tibet, am Berg Kailash, dem Wohnsitz der höchsten Gottheit, verehrt als Buddha, LORD SHIVA oder – wie die Tibeter auch sagen – als der Vater. Es ereignete sich in jenem Bereich, den ich als die »Kailash-Festung« erkannte.

Die »Kailash-Festung« umfasst den 6714 Meter hohen Berg Mount Kailash im Norden, den 7680 Meter hohen Gurla Mandhata, der sich, als weibliche Entsprechung im Süden, dem Kailash gegenüber befindet, sowie die beiden Geschwisterseen – dem Manasarovar, den See der Sonne, der sich auf 4500 Meter Höhe befindet, und Raksastal (auf 4450 Meter), den See des Mondes –, die sich als strahlende Juwelen zwischen Mount Kailash und Gurla Mandhata befinden.
Die **Schlüssel der Schöpfung** scheinen in der »Kailash-Festung« verankert zu sein und von dort aus bewegt zu werden.

***Wie* sie bewegt wurden** – davon handelt dieses Buch. Genau jetzt, in dieser Zeit, wurden und werden vom Inneren der »Kailash-Festung« aus die Weichen für die Zukunft gestellt, in der das Alte transformiert und das leuchtende Neue geboren wird.

»Der Geburt der Neuen Welt entgegen« Band I und II sind keine Science-Fiction, sondern berichten von einer göttlichen Arbeit, die in der »Kailash-Festung« stattfand und deren Zeuge ich sein durfte. Sie bewirkte die tiefen Transformationen in der inneren Welt – und als Folge davon auch die in der äußeren – und fand in den Jahren 2007 bis 2009 in etwa 230 Feuerzeremonien statt. Von den ersten 108 dieser inneren Feuerzeremonien handelt dieser zweite Band der Trilogie »Liebe des Herzens«. Von den weiteren inneren Feuerzeremonien berichtet Band III.

1 Davon handelt Buch I »Segen von Babji«.

Wie kam es dazu?

Durch die Liebe Babajis war all dies möglich. Für die Heilung des jetzigen Zeitalters lehrte er uns die Ehrung des Feuers und damit die Ausführung von Feuerzeremonien. Sie sind sehr kraftvoll und können tiefe Verwandlungen bewirken.

Babaji hatte Shri Muniraj den Auftrag gegeben, alles von ihm in Gang Gesetzte in *seinem* Geiste weiterzuführen. So führte Muniraji seit 1984 unter anderem all die Jahre hindurch unzählige Feuerzeremonien in Indien aus – besonders bei den Navaratras, den neuntägigen Festen für die Göttliche Mutter im Frühjahr und im Herbst eines jeden Jahres. Er kam wiederholt auch in den Westen, um unsere Plätze und Zentren durch Feuerzeremonien zu stärken, zu segnen – zur großen Freude und Dankbarkeit aller, die Babaji verehrten.

Was mich betrifft, ich traf Shri Muniraj im Januar 1978 auf meiner ersten Reise zu Babaji nach Herakhan in Indien. Es war mir empfohlen worden: Geh in Haldawani, der letzten Busstation auf der Reise von Delhi, zum Patel Chowk, dort triffst du einen großen, noblen, etwas tibetisch aussehenden Inder, Shri Muniraj, der wird dir weiterhelfen, indem er z. B. einen Jeep oder ein Taxi für dich organisiert. – Ein Helfer also? – so dachte ich. Was ich sah, war: Da stand ein König von weiten Reichen des Lichts – und meine tiefe Liebe, die Liebe meiner Seele zu ihm, war entfacht und bleibt es mein Leben lang.

Shri Muniraj war es, der mir den Segen und den Auftrag gab, mich auf eine äußere und danach auch auf eine innere Reise zu begeben und durch das Feuer Gott und den Menschen zu dienen, in der Weise, wie Babaji es lehrte.

Die äußere Reise

Einem klaren inneren Ruf folgend, brach ich im Jahr 2000, dann im Jahr 2004 und noch einmal im Jahr 2006 nach Tibet auf.[2] Immer wieder führte der Weg in die »Kailash-Festung«, um dort – wie diesmal, also 2006 – neun Feuerzeremonien zum Segen und als Beitrag zur Heilung von Tibet und der Welt auszuführen. 2006 ging es vor allem um Segen für Raksastal, den See des Mondes und der Dämonen, einem ebenso faszinierend schönen wie einsamen See, ohne jedes Leben darin. Dieser See wird von den meisten Menschen aus Angst vor den Dämonen gemieden.

Shri Muniraj inspirierte, begleitete und beschützte uns innerlich. Ich war mit einer Freundin und Sherpas, Bergführern, unterwegs, die mir von früheren Kailash-Pilgerreisen vertraut waren.

Mit der ersten Feuerzeremonie am Kailash beginnend, aus ganzem Herzen um Segen für diese Arbeit bittend, ging es sofort weiter zum bewegten Raksastal. Gebet, Liebe und Vertrauen ließen keinen Platz für Angst.

Eine zweite, äußerst kraftvolle Feuerzeremonie gelang dort, dank Gott.

Eine dritte und vierte Feuerzeremonie führten wir am Manasarovar aus, dem See der Sonne, der voller Liebe und voller Leben ist, und erreichten – den See umrundend – Gurla Mandhata, den machtvollen Berg der Göttlichen Mutter. Durch Ihre Hilfe sämtliche Widerstände überwindend, gelangen dort drei weitere befreiende Feuerzeremonien.

Schließlich führten wir unsere achte Feuerzeremonie[3] am »Panoramaplatz« aus, auf einem Hügel, zwischen den beiden Geschwisterseen gelegen, von wo aus man die »Kailash-Festung« als Ganzes sieht. Ein herrliches Feuer war dort möglich, in der Gegenwart wunderbarer Tibeter.

Abschließend das neunte, beglückende Dankesfeuer auf 5000 Meter Höhe, am Nordantlitz des Kailash, der über uns – und in uns strahlte. Wir schenkten ihm alles, was wir für die Feuerzeremonien mitgenommen hatten. Es war vollbracht!

Eine zehnte zusätzliche Feuerzeremonie, die traditionell den Sieg des Lichtes über die Dunkelmächte feiert,[4] abzuhalten, kam mir erst in den Sinn, als wir bereits dabei waren, die »Kailash-Festung« zu verlassen. Sie war überhaupt nicht geplant. Doch mir war klar geworden, wie wichtig sie war. Da wir aufbrechen mussten, beschloss ich, sie als innere Feuerzeremonie abzuhalten und sie der Menschheit zu widmen. Auf der Rückfahrt im Land-Cruiser begann ich, sie innerlich durchzuführen, sprach die Mantren und opferte im Geiste Blumen, Früchte und Reis dem Feuer. Zu meiner Überraschung erlebte ich, dass ich mich – trotz all der Schlaglöcher, durch die wir fuhren – in unerschütterlich tiefer Sammlung befand. Das hatte ich wohl der kraftvollen Präsenz Gauris, der Göttlichen Mutter von Gurla Mandhata, zu verdanken, die das alles durch mich bewirkte. Welche Liebe, welche Gnade!

---

2 Siehe Tibetpilgerreisen I, II und III in Buch I »Segen von Babaji«.

3 Zur vedischen Feuerzeremonie siehe Anhang, S. 178.

4 Die zehnte Feuerzeremonie: In Indien gibt es nach jedem Navaratra, das mit neun Feuerzeremonien abgeschlossen ist, stets eine zehnte, in der der Sieg Ramas über den Dämonenkönig Ravana, der Sieg des Göttlichen über die Dunkelmächte, gefeiert wird.

Die innere Reise

Die Orte, an denen wir die neun Feuerzeremonien in der »Kailash-Festung« durchführten, sollten zur Grundlage für die in diesem Buch beschriebene innere Arbeit werden.

Es ist eine spannende Geschichte, wie diese inneren Feuerzeremonien entstanden. Als ich mich – zu Hause angekommen – auf die Orte unserer neun Feuerzeremonien in der »Kailash-Festung« einstimmte, nahm ich zu meiner Freude wahr, dass all diese Plätze ganz lebendig waren. Wir hatten damals nach jeder Feuerzeremonie ein Yantra[5], meist in Kupfer graviert, in die Erde eingegraben, um das Licht zu verankern. Nun zeigte sich dem inneren Auge, dass an einigen dieser Plätze innere Tempel entstanden waren, bewacht von Wesen aus der geistigen Welt.

Es war eine Saat gesät, die nach weiterer Pflege und Aufmerksamkeit rief. Das begonnene Feuer wollte weiter genährt werden.

Das war ein klarer Ruf.

So begann ich ab September 2006 – mit dem Segen von Shri Muniraj – im Geiste innere, vedische Feuerzeremonien, »Manasa Pujas«[6], an genau diesen neun Plätzen in der »Kailash-Festung« auszuführen, im Gebet um Segen und Heilung für Tibet und die Welt. Tibet ist aus geomantischer Sicht nach Shri Vishnu Datt Shastriji und Peter Dawkins das Herz im Herzen des Planeten, und was dort geschieht, hat eine tiefe Bedeutung für die ganze Welt.

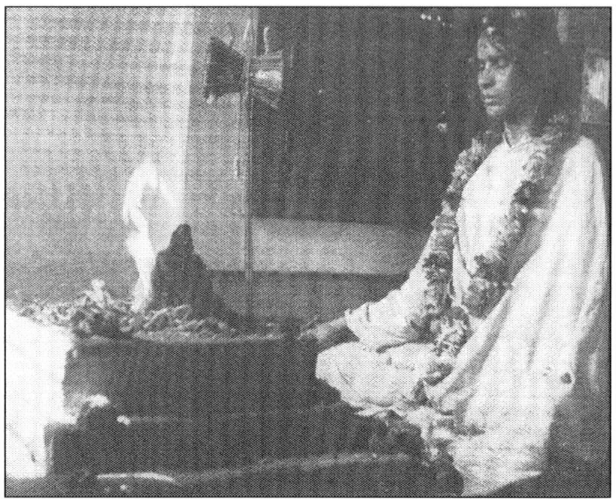
Babaji (1972)

Inspiriert und geführt von Shri Muniraji, führte ich jeden Monat erneut neun innere Feuerzeremonien aus, oft gefolgt von einer zehnten, mit zunehmender Ergriffenheit über all das, was sich dabei offenbarte: zunächst über das Wesen und Innere von Mount Kailash, über das Geheimnis des Manasarovar, von Gurla Mandhata und über das Mysterium von Raksastal. Sie alle gehören zusammen wie die verschiedenen Teile eines Organismus und bilden die »Kailash-Festung«.

In der Folge wurde ich bei diesen inneren Feuerzeremonien zum Zeugen von intensiven, inneren Aktionen des Göttlichen, die den Menschen, die Erde, die ganze Welt betrafen.

Es war überwältigend.

Ich war nur das Streichholz, das eine Flamme entzündete und dadurch ein inneres Feuer in Gang setzte. Stets rief ich als Erstes Babaji und bat ihn: »Tu du alles!« Ich bat ihn auch, wen immer er wollte, zur Teilnahme an unserem Feueropfer einzuladen. So hatte sich, dank Ihm, eine Art göttliches Team gebildet.
Voller Freude schenkte ich stets zu Beginn unserer Arbeit jedem im Geiste eine Blume, gab jedem Chandan[7] und begann, die Mantren, die göttlichen Namen, zu rezitieren und dabei zugleich innerlich dem Feuer Reis, Blüten und Früchte zu opfern. Ich war Auge, das sah, was geschah, und durfte Zeuge einer unendlich tiefen, machtvollen göttlichen Arbeit sein.

Meine Übung bestand hierbei darin, absichtslos, ohne jede Erwartung, innerlich wach und in der Schwingung der Liebe zu sein. Wenn dies der Fall war, vermochte ich gut wahrzunehmen.

Babaji und sein göttliches Team opferten mit tiefer Konzentration. Oft entstand eine sehr hohe Schwingung im Raum, durch die ich derart nach innen gezogen und emporgehoben wurde, dass ich achtgeben musste, nach außen hin präsent zu bleiben und die Mantren weiter zu rezitieren. Zum Abschluss führte ich innerlich ein Aarti aus, eine Lichtzeremonie vor dem Göttlichen, in welcher Form auch immer es sich dann zeigte.

All dies war – gnadenvoll geschaut – Gottes Wirken. Der Leser verstehe, dass deshalb das Geschaute nicht verändert werden kann, sondern dass ich es so niederschrieb, wie ich es erlebt und gesehen habe. Es hat mich meist vollkommen ergriffen. Danach fanden oft tiefe Prozesse, auch in meinem Körper, statt, einerseits großes Glücksempfinden, andererseits tiefe Erschöpfung.

5 Yantra ist ein kosmisches, magisches Diagramm, SHRI-YANTRA das höchste Yantra der Göttlichen Mutter.

6 Manas = Mind, das Prinzip des Erkennens. Puja = Andacht, Gottesdienst. Teil meiner Disziplin ist, jeden Montag eine vedische Feuerzeremonie zu machen. Durch die Jahre habe ich gelernt, dass ich, wenn es nicht möglich war, eine äußere Feuerzeremonie auszuführen – z. B. weil ich verreist war –, dann zumindest eine innere Feuerzeremonie durchführen sollte. Zu meinem Erstaunen stellte ich fest, dass ich bei diesen inneren Feuerzeremonien oft viel tiefer wahrnahm, was durch das Aussprechen der Mantren, der verschiedenen Namen Gottes, während des Opferns geschah, als bei den tatsächlich in der realen Welt durchgeführten Feuerzeremonien. So habe ich erfahren, wie wirksam die inneren Feuerzeremonien sind.

7 Chandan: Paste aus gemahlenem Sandelholz, die in drei waagrechten Linien auf die Stirne als Segenszeichen aufgetragen wird (wirkt kühlend auf den Mind).

Doch diese Erschöpfung war stets mit einem sehr klaren Bewusstsein verbunden. Das gab mir immer neu die Kraft und den Mut, Babajis und Shri Munirajs Auftrag weiter auszuführen und alles niederzuschreiben.
Mein tiefer Dank gilt Shri Muniraj, der – stets in Einheit mit Babaji handelnd – mich zu dieser Arbeit inspirierte und diese inneren Feuerzeremonien durch mich ausführte.

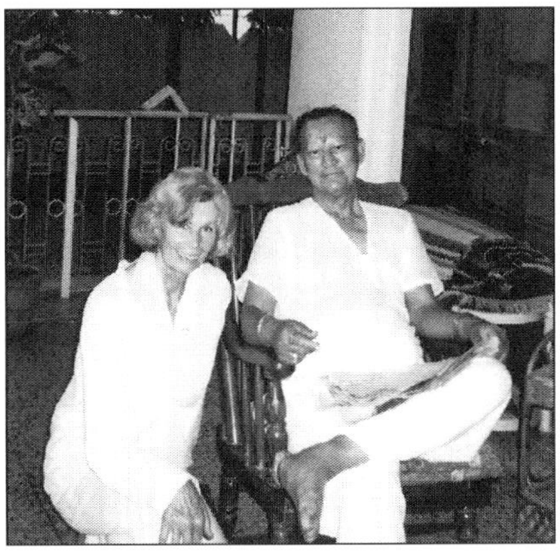

Shri Maha Muniraj
mit Nila / Renata Caddy 2006

Er war es auch, der auf meine Frage hin stets ein präzises Datum für den Beginn der nächsten neun Feuerzeremonien gab. Einmal, als ich Muniraji fragte, ob diese Arbeit jetzt abgeschlossen sei, da bereits so viel Tiefes und Ergreifendes geschehen war, sagte er: »No, there is more – you continue.« (»Nein, da ist mehr – mach weiter«.)

Alles Geschaute und Niedergeschriebene schickte ich stets in englischer Übersetzung an Shri Muniraj mit der für mich zentralen Frage: »Ist es alles wahr?« Seine Antwort war: »Yes, it is all ok!« (»Ja, es ist alles ok!«) »Alles?« fragte ich nochmals. »Yes, all!« (»Ja, alles!«) Er nannte als Untertitel für diese Texte: »Testimony of a Divine Work« (»Zeugnis einer göttlichen Arbeit«) und gab seinen Segen für ihre Veröffentlichung.

Die von Babaji gemalten Bilder (Aquarelle) in diesem Buch entstanden zwischen 1975 und 1983, die Bilder von Renata Caddy (Öl) zwischen 1963 und 2014. Nila ist Renata Caddys Künstlername. All diese Gemälde wurden nicht speziell für dieses Buch gemalt, sondern nachdem das Buch geschrieben war, benutzten wir sie. Die Titel zu Babajis Gemälden stammen – bis auf Ausnahmen – nicht von ihm, sondern wurden intuitiv von uns dazugesetzt.

Exkurs

Hier ein Plan der »Kailash-Festung« mit Mount Kailash im Norden, Gurla Mandhata im Süden und den beiden Geschwisterseen Manasarovar und Raksastal dazwischen.
Die Plätze der neun Feuerzeremonien sind ebenfalls eingezeichnet:

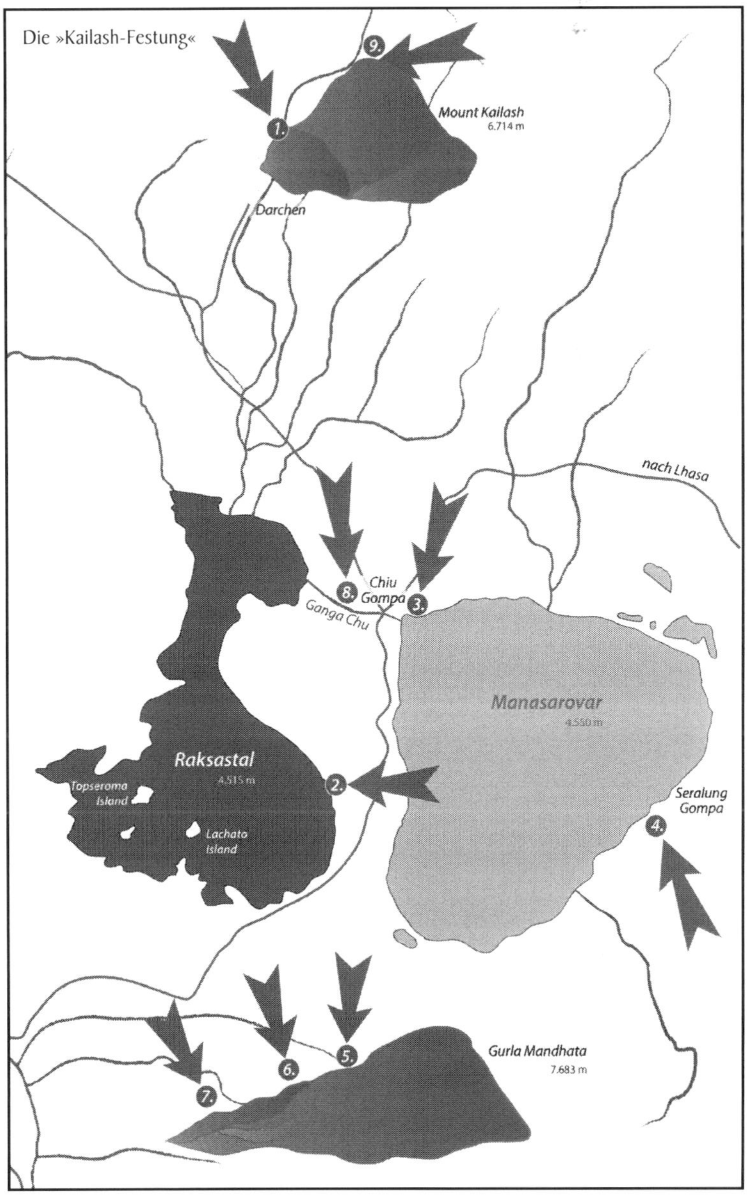

1: Am Mount Kailash in Tarboche;
2: Am Raksastal, Ostseite mit Blick auf Topseroma Island;
3: Am Manasarovar, Nordwestseite;
4: Am Manasarovar, Ostseite;
5: Am Gurla Mandhata, Ostseite;
6: Am Gurla Mandhata, Mitte;
7: Am Gurla Mandhata, Westseite;
8: Am »Panoramaplatz«;
9: Am Mount Kailash, Nordantlitz

Zum Thema Feuerzeremonien möchte ich Babaji selbst sprechen lassen:

Om namah Shivay

»Ich möchte euch die Bedeutung der Feuerzeremonien erklären: Havan ist es, der Regen und Fruchtbarkeit bringt. Der Beginn der Schöpfung wurde aus dem Feuer (Havan) geboren. Was immer wir dem Havan opfern, wird direkt von den Gottheiten empfangen, die wir anrufen. Durch die Havan-Zeremonie werden den Menschen Glück und alle Freuden des Lebens zuteil: es lässt sie gute Gedanken füreinander haben und Liebe zueinander empfinden.
Der Rauch des Opferfeuers zerstört die schädlichen Bakterien in der Atmosphäre, während die dem Leben nützlichen in ihr zum Gedeihen kommen. Dadurch wachsen Wohlstand und Fülle in der Welt. Ehe ihr eine Arbeit beginnt, solltet ihr euch erst über ihren Sinn im Klaren sein. Vielleicht fragt ihr euch, warum diese Leute ein Feuer machen und dann Essbares hineinwerfen, um es so zu vergeuden. Ich sage euch aber, dass dieses Feuer von großer Bedeutung ist: Die Schöpfung ist aus ihm entstanden.«

(Babaji)

Immer ist es das Opfer, das Großes bewirkt. Es gibt das horizontale Opfer, das wir alle kennen – ich gebe jemand anderem, der wenig hat, etwas von mir –, und es gibt das vertikale Opfer, bei dem ich etwas aus der Fülle der Schöpfung zurück an den Schöpfer gebe – durch das Feuer, z. B. wie von den Rishis (Sehern) erschaut: eine Reismischung (Reis, Sesam, Gerste, Zucker), Blüten, Früchte, Ghee (zerlassenes Butterfett), Incense (Räucherstäbchen), Duftöl und zum Schluss eine Kokosnuss und Wasser. Dabei werden Mantren rezitiert. Unser wunderbarer Freund und Lehrer Shastriji, der große Seher, der Babajis Sprachrohr war, sagte: »Das Feuer ist wie die Post: Es bringt Dargebrachtes sofort an die Adresse, an die du es sendest, durch das Aussprechen des entsprechenden Gottesnamens (Mantram).«
Es ist eine sehr schöne und wirksame Art, mit den göttlichen Wesen in Kontakt zu treten, indem man ihnen etwas darbringt. Natürlich werden sie mithelfen, das, um was wir bitten, zur Erfüllung zu bringen.
So sind Feuerzeremonien eine sehr wirksame Weise, die Atmosphäre zu reinigen, vor Unheil zu beschützen oder darum zu bitten, dass der Frieden erhalten bleibt – und vieles andere mehr.
In meinem Zuhause im »Quell des Heilens«, einem Ort der Synthese von Ost und West, feiern wir die acht Sonnenfeste im Rhythmus des Jahres und führen im Wechsel eine westliche und eine östliche (vedische) Feuerzeremonie aus. Die in diesem Buch beschriebenen inneren Feuerzeremonien folgen dem vedischen Ritual, das ich stets als sehr kraftvoll empfand. – Jeder, der diese vedische Form ausführen möchte, muss eine Erlaubnis und den damit verbundenen Segen eines Meisters haben.

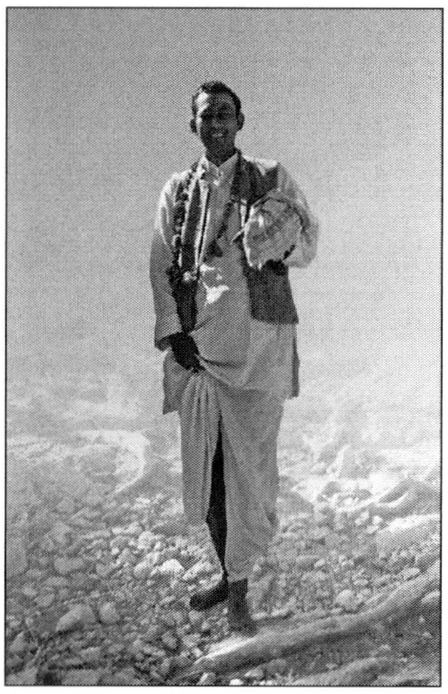

Shri Maha Muniraj Maharaj (1979)

Shri Maha Muniraj

Für die Zeit seiner physischen Abwesenheit hatte Babaji die Verantwortung an Shri Muniraj übergeben. Er hatte uns wissen lassen, dass Muniraj eine Inkarnation von Lord Dattatreya ist – einem höchst erhabenen Wesen –, und hinzugefügt, dass Muniraj der Guru der Menschen des Westens sei.

Muniraj ist ebenso klar wie tief und still. Selbst vollkommen frei, trägt er in seiner unbegrenzten Liebe tief am Leid des Ganzen. In menschlicher Gestalt ein göttliches Wesen, ist er von weltumspannendem Bewusstsein und Handeln, zugleich voller Demut, Einfachheit, Humor und tiefem Erbarmen.

Er war es, der mich – in Einheit mit Babaji – in und durch all die in Band II und III beschriebenen inneren Feuerzeremonien führte.

Bei den inneren Feuerzeremonien wirkten von göttlicher Seite:

LORD SHIVA	der Große Gott, der Glücksbringer, das Selbst aller Wesen. Shiva bringt auch Zerstörung und damit Neuaufbau der Schöpfung.
Babaji	der LORD SHIVA in menschlicher Form ist, er führte alles. Mit ihm präsent waren:
Jesus Christus und Christian Rosenkreutz	
die Göttliche Mutter	in ihren verschiedenen Ausdrucksformen:
als Herakhandeshwari	die allumfassende Weltenmutter
als Mutter Maria	voller Gnade
als Sati	die Große Göttin in ihrem ersten Erscheinen auf Erden als LORD SHIVAS Gemahlin, Tochter von König Daksha
als Parvati	die Große Göttin, LORD SHIVAS Gemahlin, wiedererschienen auf Erden als Tochter von König Parvat
als Gauri (sprich Gori)	von lichtem, goldenem Aussehen, ein Name von Parvati
als Durga	die Unüberwindbare, die alle Macht hat, unendlich zu beschützen, Ausdruck der Großen Göttin
als Chamunda	die »Schöne Drachentöterin«, die in ihrer Liebe in große Tiefen geht, die alle Unwissenheit und Dunkelheit, auch die feindlichen Mächte überwindet, Ausdruck der Großen Göttin
Bhairav Baba (sprich Beru Baba)	die rechte Hand Shivas, Shivas Form als Zerstörer des Bösen einerseits und als der große Heiler und Beschützende des Guten andererseits
LORD Rama	die siebte Inkarnation von Vishnu im Tetra Yuga, dem goldenen Zeitalter
LORD Krishna	Avatar von Vishnu, ca. 3100 v. Chr., der die Bhagavhad Gita inspirierte
LORD Dattatreya	die Einheit von Brahma, Vishnu und Shiva: Brahma: der Schöpfergott Vishnu: der Erhalter der Schöpfung Shiva: der die Schöpfung zurückführt in das Licht
Ganesha	der Torhüter, der da ist, dass wir ihn bitten, die Hindernisse zu beseitigen
Hanuman	liebender Diener Gottes, der aus Liebe zu Gott alle Taten zu vollbringen vermag, Archetyp des voller Freude und Kraft Gott Dienenden, einer der Unsterblichen, Held des Epos Ramayana, dort in der Form eines Affenkönigs
Purusha	das innerste Selbst der Menschen
Guru	der innere Lehrer, der – wenn die Zeit reif ist –, auch außen erscheinen kann. Es ist der, der den Menschen zu seinem göttlichen Selbst führt
Goraknath	frühere Manifestation von Babaji, ca. 3100 v. Chr., berühmt wegen seiner Wundertaten
Kak Bushundi	ein großes, erleuchtetes Wesen, das, wie Babaji sagt, in der Form einer Krähe auf einer Hügelspitze im Himalaya lebt. »Durch Kak Bushundi erlangte Shastriji Selbstverwirklichung« (Babaji).
Gautam Ganga	heiliger Fluss, der im Manasarovar entspringt, unterirdisch fließt, bis er am Herakhan Kailash an die Oberfläche kommt – als göttlich reines Wasser
Ganga	die Göttin und der heilige Fluss Ganges
Surya	die Sonne
Navgraha	die Sterne
Die 108 Aspekte Shivas	siehe Glossar

Bei den inneren Feuerzeremonien wirkten von menschlicher Seite:

Shri Maha Muniraj	der mich zu dieser Arbeit inspirierte und sie durch mich ausführte
Shri Mishra Vishnu Datt Shastriji	der Große Seher, Hoher Priester und Sprachrohr Babajis
Mahendra Maharaj	Prophet und Heiliger, der Babajis Wiedererscheinen ankündigte und vorbereitete (in der Zeit vor 1970)
Peter Caddy	Mitbegründer der Findhorn Gemeinschaft in Schottland, mein verstorbener Mann, der von der geistigen Welt aus teilnahm

Zur weiteren Einführung

Es war im März 2007, mit Beginn des Frühlings-Navarati[8], da auf Munirajis Aufforderung »YOU WORK« die große Arbeit der Inneren Feuerzeremonien begann, wie sie hier, in »Der Geburt der Neuen Welt entgegen I und II,« beschrieben werden. Zunächst jedoch ein paar Worte zu dem – und dies ist relevant für beide Bücher – was mir zuvor, von September 2006 bis März 2007 bei verschiedenen inneren Feuerzeremonien gezeigt wurde, die ich einfach aus meiner Liebe für Tibet ausführte.

Zunächst wurden tief gehende Wahrheiten offenbart vom Manasarova, von Mount Kailash und von Gurla Mandhata. Erst danach ging der Fokus intensiv zum Raksastal.

Geheimnis des Manasarovar: In seiner Mitte steht – unsichtbar für das äußere Auge, aber für das innere sehr real – der Baum des Lebens. In seinem Wurzelbereich befindet sich die Essenz aller Schätze dieser Welt. – Der Gautam Ganga Fluss entspringt dort, fließt südwärts zum Gurla Mandhata, macht unterirdisch eine lange, lange Reise, bis er schließlich im Bereich des Herakhan Kailash in Indien wieder das Tageslicht erblickt – als göttlich reines Manasarovar-Wasser.

Viele Male sah ich, während dieser inneren Feuerzeremonien, Babaji mitten auf dem Manasarovar am Baum des Lebens sitzen und dort die Feuerzeremonien ausführen.

Der Fluss Ganga Chu hat ebenfalls seinen Ursprung unterhalb der Wurzeln des Lebensbaums im Manasarovar, nur dass er westwärts fließt, dem Raksastal entgegen. Eine Prophezeiung der Tibeter sagt, dass, wenn der See der Sonne, der Manasarovar, durch den Ganga Chu wieder mit dem See des Mondes, dem Raksastal, verbunden ist, Tibet glücklich sein wird – und somit die ganze Welt.

Mount Kailash reicht im Inneren tief hinab, bis in das Zentrum der Erde. In seiner Mitte brennt ununterbrochen eine herrliche Flamme. Es ist die Flamme des Lebens. Höchst berührend, jenseits aller Worte, wundervoll.

Im Herzbereich des **Gurla Mandhata,** des erhabenen Berges der Göttlichen Mutter, in dem die ganze Schöpfung als Essenzen enthalten zu sein scheint, gibt es einen heiligen Raum bzw. Bereich, wo in durchlichtetem Goldgrün Jesus in jedem Moment das Heilige Abendmahl feiert und die heilige Hostie gibt.

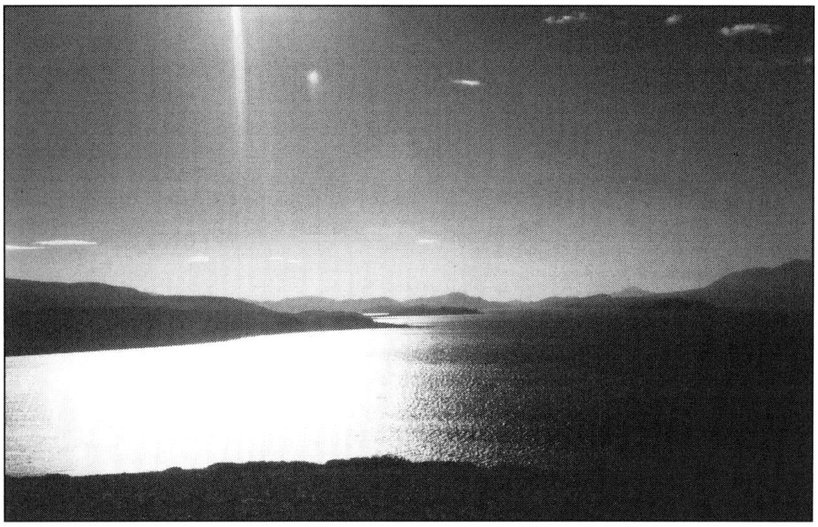

Raksastal (2006)

Mysterium des Raksastals: Auf einem Spaziergang zu Hause in Deutschland wurde mir eine Vision zum Raksastal geschenkt. Mir wurde gezeigt, dass der See durch die Tränen von Parvati, der großen Göttin und Gemahlin Lord Shivas, ins Dasein kam. Ihre Tränen, die sie aus Schmerz und Trauer aufgrund des Abstiegs der Menschheit und deren Trennung von Gott vergossen hat, füllten einst den See. Ein Teil ihrer selbst – auch wenn sie in ihrem inneren Wesen stets eins ist mit dem Herrn – stieg aus Liebe zur Menschheit hinab, die dabei war, ihren Ursprung, ihre Einheit mit Gott zu vergessen. Erst als die Menschheit noch weiter abstieg und durch ihre Unbewusstheit Zerstörerisches entstand, nahmen die dunklen Mächte Besitz von Raksastal. So wurde Raksastal zum Dämonensee.[9]

Mit dieser, für mich sehr bewegenden, Vision war der Ruf verbunden, wieder nach Tibet zur »Kailash-Festung« zu gehen, diesmal mit dem Thema »Heilung für Raksastal«. Shri Muniraj bestätigte dies und gab seinen Segen dazu. Es ist übrigens bezeich-

8 Navarati, ein neuntägiges Fest im Frühjahr und im Herbst zu Ehren der Göttlichen Mutter. Es wird überall in Indien gefeiert, und es gilt als großer Segen, daran teilzunehmen.

9 Siehe auch S. 220 in Buch I (Segen von Babaji), in der Taschenbuchausgabe auf S. 303.

nend, wie Babaji uns durch Muniraji führt: Er schenkt die Vision, lässt uns alles selbst entdecken, und bestätigt dann dies und den damit verbundenen Auftrag. Er lässt uns immer frei.

Wieder und wieder sah ich Parvati auf ihrer Insel[10] im Raksastal stehen, eine Säule aus weißem Licht, die während dieser Feuerzeremonien immer stärker und strahlender wurde. Aus Liebe zur Menschheit bleibt sie dort als Präsenz des Lichts durch Äonen von Jahren.

Als es einmal einen schweren Kampf mit einigen Dämonen im Raksastal gab, nahm ich am nächsten Tag bei der Feuerzeremonie Tränen in Parvatis Augen wahr. Sie kennt die Dämonen schon so lange und hat offenbar sehr viel Mitgefühl mit ihnen.

Vor Weihnachten 2006 wurde der ganze Raksastal in einen Traum von Licht, von göttlicher Macht und Liebe getaucht.
Raksastal – träumend von Gott ...
Mehr und mehr arbeiteten die göttlichen Kräfte am Raksastal. Zum Beispiel wurde über den ganzen See Nahrung geschenkt, die für jene, die eine Öffnung zum Göttlichen hatten, köstlich und beseligend war, aber für andere wie Gift wirkte und ihnen viel Schmerz bereitete.
Dann geschah das Gleiche durch Duft, den das Göttliche über den See hatte verströmen lassen – für jene, die offen waren für Gott, war er himmlisch, die anderen aber wurden durch ihn fortgetrieben.
Ein anderes Mal sah ich Babaji »Rosenbomben« auf Raksastal werfen. Sie gingen in den See mit dem vollen Gewicht ihrer Liebe und Kraft – eine »Rosenbombe« nach der anderen.

So wirkte das Göttliche immer mehr am Raksastal. Lange hatten die Dämonen eine ruhige Zeit, doch das ständige Bombardement mit Licht und Liebe war einfach zu viel für sie.

Shiva schenkte Raksastal mehr und mehr seine Gnade. Babaji gab Darshan[11] am Strand von Raksastal. Wieder und wieder saß er als mächtiger Yogi mitten auf dem See, und viele begannen, ihn zu verehren.

Einmal sah ich, wie Hanuman, der Diener des Göttlichen, der aus Liebe zu Gott alles zu tun vermag, in der Form eines Delphins spontan in den See sprang. Er tauchte mit großer Dynamik auf und ab, auf und ab. Einige der jüngeren Raksastalis saßen auf seinem Rücken, höchst erfreut über dieses Tauchabenteuer in ihrem sonst so einsamen See.

Die jungen Raksastalis begannen, Babaji wirklich zu verehren und zu lieben. Sie erkannten seine Größe, dass er wirklich alles durchdringt und trägt. Sie fanden ihn einfach wundervoll. Babaji machte auch Spaß mit ihnen.
Ich sah sie eine himmelblaue Kuppel über Babaji errichten. Am Ende schenkte die Göttliche Mutter allen Bonbons aus Licht.

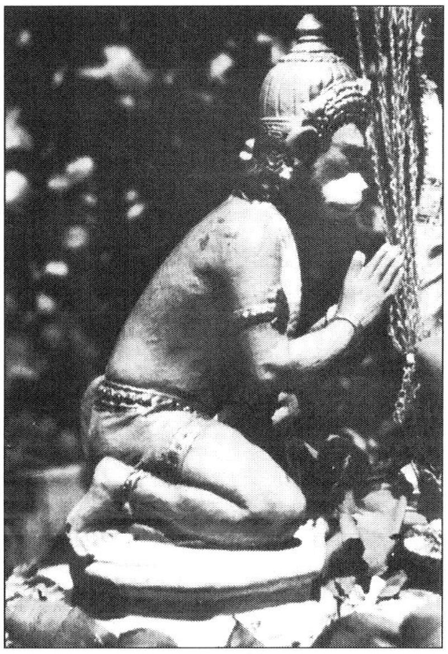
Hanuman

Am nächsten Morgen war die himmelblaue Kuppel, die seltsamerweise aus einer Art Plastik bestand, von Babaji aufgelöst worden, da sie ihn jetzt als »ihren Babaji« haben wollten, doch er zerstörte diesen Wunsch.

Alle göttlichen Mächte arbeiteten jetzt am Raksastal.
Christus brachte Licht in die tiefen Ebenen des Sees.
Krishna drückte seine Liebe aus, indem er dort mit den Gopis tanzte und sie dann nach den Tönen seiner Flöte in die Tiefe tanzen ließ.

Eines Tages sah ich plötzlich Hanuman, wie er um einen Hügel im Norden von Raksastal ein Feuer legte. Ein heiliger Mann kam dort heraus – ganz in Weiß gekleidet. Er sah aus, als sei er für Tausende oder Äonen von Jahren in der Erde dieses Hügels gewesen.

Am nächsten Tag wurde mir gezeigt, dass dem Raksastal ein Stern zugrunde liegt, ein achtstrahliger Stern, Parvatis Stern. Zuerst war der Stern, dann der See, später kamen die Dämonen.

Dann ereigneten sich während all der Feuerzeremonien von März 2007 ab die großen, entscheidenden Aktionen des Göttlichen, durch die eine vollkommene Transformation von Raksastal und den Dämonen dort geschah. Zutiefst beeindruckend!

Als ich mich fragte, was diese inneren Feuerzeremonien tatsächlich real bewirkt haben, sah mich Babaji in seiner Erscheinung als Alter Herakhan Baba eindringlich an und sprach:

---

10 Parvatis heilige Insel ist Topseroma Island.

11 Darshan: Von Angesicht zu Angesicht mit dem Göttlichen, gesehen und gesegnet werden durch die Präsenz des Göttlichen, zum Beispiel in einem Meister. Einblick in das Göttliche, Erlebnis durch die Schau des Göttlichen.

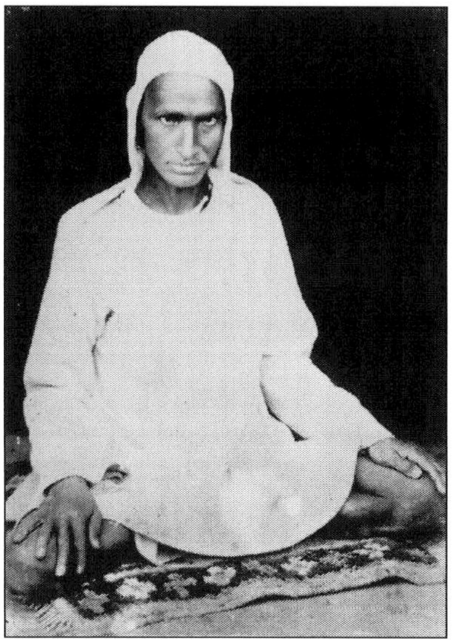

Babaji in seiner Erscheinung
als Alter Herakhan Baba (1914)

»Wer wirkt? Wer tut die Arbeit?«

Natürlich, mir war klar:

ER wirkt! ER tut die Arbeit!

Damit war mir klar, dass es auf allen Ebenen wirkt:
Es ist göttliche Arbeit, nicht menschliche!

Er zeigte mir das Bild eines Samens für all das, was geschehen war.

Das Geschehene sind Samen – und diese Samen gehen auf.

OM namah Shivay

Einige Kapitel von »Der Geburt der Neuen Welt entgegen I« und auch von »Der Geburt der Neuen Welt entgegen II« sind dramatisch. Sie gehören zur Transformationsreise der Schöpfung entscheidend dazu. Möge der Leser von der absoluten Liebe Gottes und der Dynamik der Wahrheit ergriffen werden und sich freuen über die Geburt des Wunders im Inneren, das geschieht.

Das tiefe Geschenk, das ich erfahren durfte, soll weitergegeben werden, um den Menschen Hoffnung zu machen für alles Lichtvolle, das nach einer Reinigung kommen wird. Wer bereit ist, sich zu wandeln, sich der göttlichen Liebe anzuvertrauen, wird glücklich sein und zum Aufblühen der Neuen Welt beitragen.

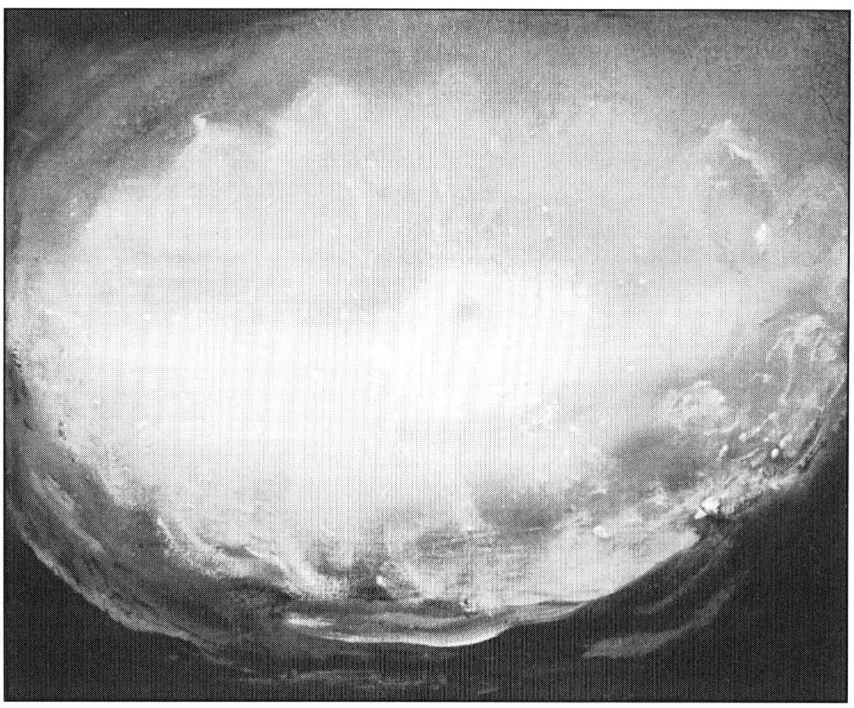

»Heimat«, gemalt von Nila / Renata Caddy

I. Raksastal –
In seinem Prozess der Verwandlung

Die inneren Feuerzeremonien vom 19. bis 29. März 2007,
ausgeführt im Quell des Heilens am Bodensee,
im Geiste in Tibet in der »Kailash-Festung«

1. Feuerzeremonie am Fuß des Mount Kailash, Montag, den 19. März 2007

Widmung

Ich widmete diese neun Feuerzeremonien der Heilung von Tibet und der Welt.
Tibet ist das Herz im Herzen der Welt.

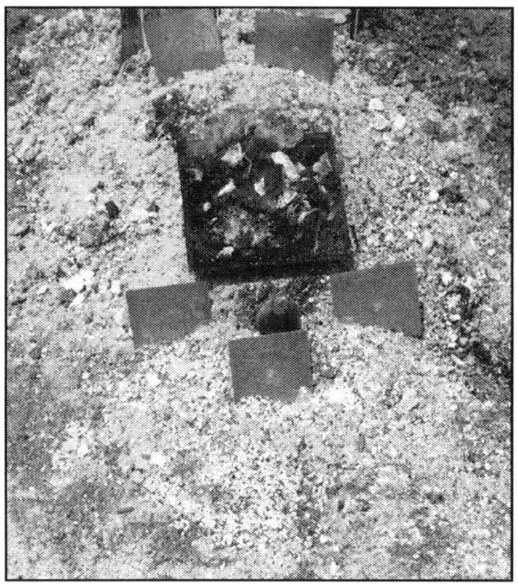

Eine Feuerzeremonie

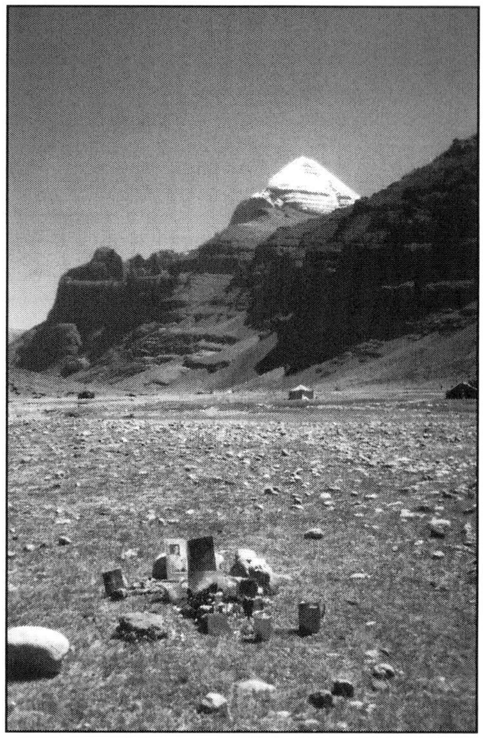

1. Feuerzeremonie am Fuß von Mount Kailash (Juni 2006)

2. Feuerzeremonie am Raksastal, Dienstag, den 20. März 2007

Babaji verwandelt Wasser in Feuer

Kaum war das Feuer entzündet, warfen einige der älteren kritischen Bewohner des Raksastal (dem See des Mondes, dem See der Dämonen) Wasser auf das Feuer.

Der See war sehr bewegt und flutete über seine Ufer.
Babaji verwandelte sofort das Wasser in Feuer:
Er rief das Feuer aus dem Wasser hervor,
was die Raksastalis tief berührte.

Viele der jungen Raksastalis fanden Babaji fantastisch.

Bei der Rezitation der 108 Shiva-Namen wurde das allumfassende Wesen von Lord Shiva am Raksastal zum Erlebnis für viele der Bewohner des Rakastal, sie öffneten sich noch mehr, begeisterten sich für ihn.

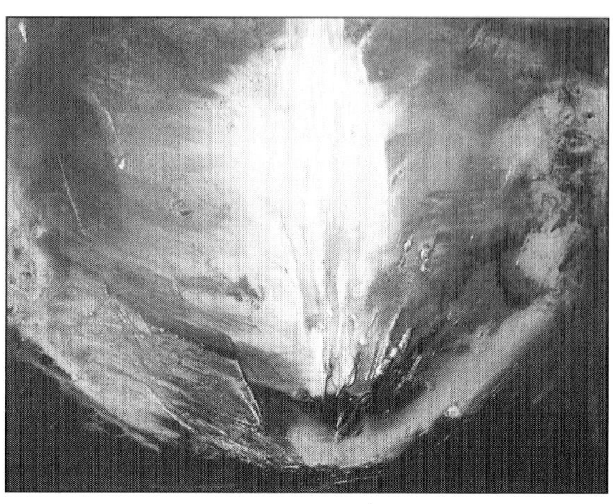

»Weißes Feuer«, gemalt von Nila / Renata Caddy (2005)

3. Feuerzeremonie am Manasarovar, Nordostseite, Mittwoch, den 21. März 2007

»Ich bin alles – es gibt nichts, wo ich nicht bin.«

Als die Namen Shivas rezitiert wurden, war Lord Shiva sowohl hoch oben als auch tief unten sichtbar. Babaji zeigte: Ich bin alles, das Höchste wie das Tiefste, es gibt nichts, wo ich nicht bin.

Die jungen Raksastalis rannten in Richtung Manasarovar. Sie erschufen sich eine riesige Holzwand, um von dort aus das Feuer und vor allem Babaji, ihren Shiva, zu sehen. Sie schienen wirklich ganz von ihm berührt zu sein, ihn immer tiefer zu erkennen. Sein unbeschreibliches Wesen bezauberte sie immer mehr.

Es bildete sich ein Oktaeder, dessen oberer Teil den Manasarovar umfasste, während der untere Teil den Raksastal umgab. Innerlich oder energetisch befindet sich der Raksastal unterhalb des Manasarovar. Das Oktaeder zeigte sie als Einheit.

Die Kundalini kann nur dann durch den unteren Teil (Raksastal) in den höheren Teil (Manasarovar) aufsteigen, wenn beide vereinigt sind.

Babaji saß nun nicht länger nur auf dem Manasarovar, er saß gleichzeitig ebenso auf dem Raksastal.

Während des Aarti[1] wurde sichtbar, wie die Göttliche Mutter zum Raksastal hinüberging, um sich dort voller Liebe um die sich immer mehr öffnenden Herzen zu kümmern. Sie nahm sie unter ihren Schutzmantel.

Als die Engel des Manasarovar die Liebe der Göttlichen Mutter für die sich öffnenden Raksastal-»Kinder« sahen, gingen auch sie hinüber zum Raksastal. Sie bliesen auf ihren Trompeten ein Hallelujah.
Diese Töne gingen auch in das Wasser über und verwandelten es in »Süßwasser«.

Baba Goraknath legte einen riesigen Feuerkreis um die »Kailash-Festung«, um damit die Einheit des Ganzen anzuzeigen.

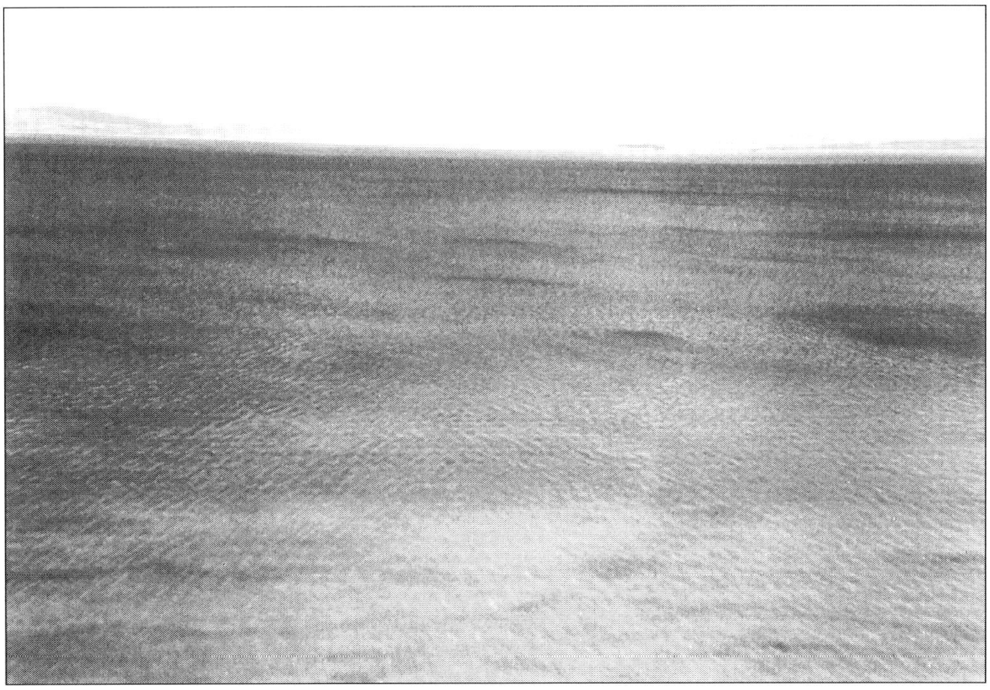

»Manasarovar-See«, gemalt von Nila / Renata Caddy (2006)

1 Aarti: rituelle Andacht/Weihezeremonie, in der Licht vor einem Abbild Gottes dargebracht wird.

4. Feuerzeremonie am Manasarovar, Ostseite, Donnerstag, den 22. März 2007

Die große Schlacht des Göttlichen hat begonnen

Welch ein Tag! Die große Schlacht des Göttlichen hat begonnen.

Zuerst erschien Bhairav Baba, eine gewaltige Wand aus Stahl im Westen des Raksastal erschaffend.

Während der Rezitation der ersten Namen von Shiva war Babaji präsent in seiner Majestät, doch beim Mantram »Hara Hara« nahm er plötzlich die Form von mächtigen Krokodilen an, die, im Raksastal schwimmend, alles verschlangen, was sich gegen das Göttliche wandte.
Verschlingend verwandelte er das Gegengöttliche in sich selbst, um es so zu befreien.
Der See war angefüllt mit diesen riesigen Krokodilen.

Das war der Auftakt zur großen Verwandlung.
Dann folgten bei der Anrufung fast jedes göttlichen Namens, schnell wie Blitze, viele Aktionen der göttlichen Mächte. Ein ganz neues Geschehen.
Zum Beispiel raste Krishna mit Arjunas Wagen in atemberaubender Geschwindigkeit über den See – von Süden nach Norden, von Osten nach Westen, dann von Nordwesten nach Südosten, von Südwesten nach Nordosten. Es war, als würde er auf der Seeoberfläche das Zeichen des Sterns aktivieren, das auf verborgene Weise dem Raksastal zugrunde lag.
Er handelte so überraschend und schnell, dass niemand zu reagieren vermochte.

Dann warf sich Hanuman in 100-facher Form auf den See, diesen vollkommen mit seinen felligen Körpern bedeckend, sodass kein Wesen, das sich unterhalb der Wasseroberfläche befand, entkommen konnte. Niemand wusste, was seine absolute Hingabe noch bewirken würde.

Später, gegen Ende seiner Tat geschah es, dass Babaji, während er auf der Mitte des Sees saß, seinen geliebten Hanuman in seinen Armen hielt. Hanumans Vorderseite war schwer verletzt, sogar verbrannt.

Mit dem Mantram von Brahma strömten liebevolles Rosa und anandafarbene Rosen herab, die Hanuman eine neue, junge Haut gaben. – So wurde er rasch vollkommen geheilt.
Es gab noch viele andere Aktionen an den Ufern des Sees.
Unten, in der Tiefe des Sees, wurden Spiegel eingelassen, ebenso an der Umgrenzung des Sees, auf dass die Raksastal-Wesen die Wahrheit über sich selbst zu sehen vermochten.

Jene, die gegen Westen entkommen wollten, prallten an der gigantischen Stahlwand ab, die Bhairav Baba dort errichtet hatte. So wurde viel Blut vergossen, viel Leid und Sterben.

Im Süden von Raksastal war ein Altar für die Göttliche Mutter entstanden. Davor hatte Rama eine große Spiegelwand aufgestellt, in der jeder, der sich ihr näherte, zuerst die Wahrheit über sich selbst sehen musste, mit dem Ergebnis, dass viele wegwollten und nach Westen, gegen die Stahlwand, anrannten.

Chamunda verstreute etwas Rotes, das Heilung bewirkte und zugleich die negative Energie auflöste, verbrannte.

Am Ende sah man Babaji selbst an den Ufern entlanggehen, helfend und alle heilend, die der Heilung bedurften.

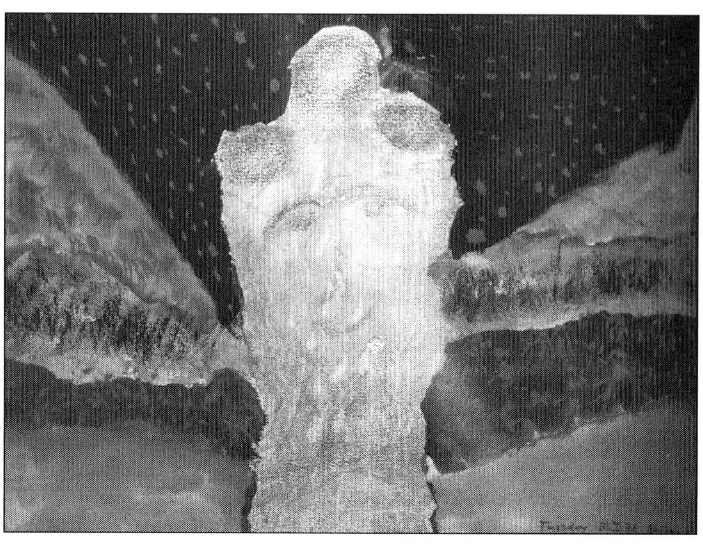

»This is Bhairav Baba (sprich Beru Baba), he gives Blessings also«, gemalt und so benannt von Babaji (1978)

5. Feuerzeremonie am Gurla Mandhata, Ostseite, Freitag, den 23. März 2007

Verwandlung des Raksastal

Zu Beginn der Zeremonie zeigten sich Gurla Mandhata und Mount Kailash in ihrem oberen Teil ganz durchsichtig, in lichtem Goldgelb leuchtend, was wohl Ausdruck der Freude über die Ereignisse vom Vortag war.

Die jungen Raksastalis, die so entflammt für Lord Shiva waren, wurden alle am Westende von Gurla Mandhata zum Schutz in ein Zelt gebracht.

Bhairav Baba entfachte riesige Feuer im Raksastal, die dessen Wasser vollkommen verbrannten.

Früher war bereits etwas Feuriges tief unten im Raksastal erkennbar gewesen. Was war dies?

Es offenbarte sich, wie Babaji bei der Nennung einer seiner Shiva-Namen einen gewaltigen Schlag in den Raksastal ausführte, der jetzt, ganz ohne Wasser, offen dalag. Der Schlag traf in das feurige Brodeln und Qualmen, das in der Tiefe vor sich ging. Viele Wesen, feurig rot, teuflische Wesen, trieben dort ihr Unwesen. Babaji zerstörte sie alle, verbrannte sie zu Staub und Asche.
Nichts blieb übrig von ihnen durch diesen gewaltigen Schlag.
So wurde die tief unten im See verborgene, feurige Festung aufgebrochen und aufgelöst.

Doch es befand sich noch etwas darunter, in einer noch größeren Tiefe.
Jetzt schoss Babaji mit seiner Allmacht dort hinunter wie ein Blitz.

Das absolute Schwarz wurde sichtbar, ein Bereich der vollkommenen Unbewußtheit, wo sogar Gott – so schien es – in tiefem Schlaf ist.
Babaji tauchte dort unten in dieses vollkommene »Schwarz in Schwarz« hinein, als reines Sein.

Da geschah es, dass die Devi hinabströmte und sich mit ihrem warmen, schlagenden Herz auf Shivas absolut regloses Herz legte.
Sie erweckte Shiva – eingetaucht in diesen zutiefst unbewussten Bereich – aus seinem reinen Seinszustand zu bewusstem, lebendigem Sein.
Wie tief berührend!

Dann erschien Krishna, der aus den bloß gelegten Wänden des Sees einen Teil der Weltenschlange freilegte, die dort wie erstarrt lag.
Sie sah wie ausgetrocknet aus.
Er befreite sie und legte sie um sich selbst.

Hanuman lief umher mit Früchten und wollte allen Wesen zu essen geben, die in den Wänden des Sees gefangen gehalten worden waren.

Dann wurde etwas von dem Mysterium des achtstrahligen Sterns offenbart, der dem Raksastal zugrunde liegt.

Es schien, dass ein tiefes Opfer des Göttlichen dort vor Äonen von Jahren stattgefunden hatte – dass Gott in einigen Wesensaspekten seiner selbst hinabgestiegen war, um den Stern von Parvati zu hüten:

Der alte Mann im Norden,
Christian Rosenkreutz im Nordosten,
Christus im Nordwesten,
Krishna im Osten,
Rama im Westen,
Hanuman im Südosten,
Die Göttliche Mutter im Süden,
Bhairav Baba im Südwesten,
Shiva bildete das Zentrum des Sterns.

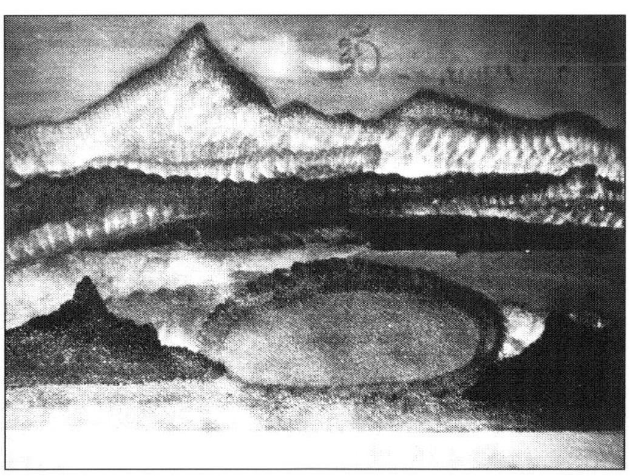

Bild ohne Titel, gemalt von Babaji (1983)

Nach und nach begann sich das Mysterium von Parvatis Stern zu offenbaren.

6. Feuerzeremonie am Gurla Mandhata, Mitte, Samstag, den 24. März 2007

Hanumans Opfer ermöglicht die Geburt des Neuen Menschlichen Wesens

Das Feuer: riesenhoch, in tiefem Rosenrot.

Alle göttlichen Wesen waren eingeladen, an der Feuerzeremonie teilzunehmen und bei dieser Arbeit zu helfen.

Hierarchien von Engeln erschienen im Osten des Manasarovar und im Westen von Raksastal, in je drei Reihen.
Die Göttliche Mutter ließ sich in vielfacher Gestalt auf der Westseite vom Raksastal und auf der Ostseite des Manasarovar nieder, und auch sie saß in jeweils drei Reihen an beiden Seen.

Im Westen von Raksastal, in der ersten Reihe direkt am See, war sie ganz in Rot, in der zweiten Reihe in Orange und in der dritten Reihe in Tiefdunkelblau.
Im Osten des Manasarovar trug sie in der ersten Reihe Weiß, in der zweiten Reihe Rosa, in der dritten Reihe Lichtblau.

Beim Rezitieren seiner Mantren wurde Bhairav Baba sichtbar, wie er in riesigen Bögen von einer Seite des Raksastal zur anderen sprang, mit diesen Sprüngen eine himmelblaue Kuppel bildend. Nach dreimaliger Wiederholung war sein Werk vollendet. Er errichtete diesen hohen, ganz und gar dichten Dom, dem Felsendom in Jerusalem ähnlich, direkt hinter den Plätzen, wo die Devi in ihren vielen Ausdrucksformen saß.

Er formte auch gewaltige Bögen zum Manasarovar und erschuf dann eine weiße Kuppel, die sich über die gesamte »Göttlichen Festung« erstreckte. Dies war viel leichter für ihn, denn diese Kuppel war sehr fein.
Als die lichtblaue, hohe Kuppel über dem Raksastal errichtet war, und ich mit der Rezitation der Shiva-Namen begann, kamen die jungen Raksastalis von ihrem Camp am Gurla Mandhata herbeigeeilt, um Shiva zu bewundern, der mitten auf dem Raksastal saß.

Plötzlich erhoben sich unzählige Geister aus dem Sand am Ufer des Raksastals, größere, dämonische Wesen, die sich bisher vollkommen verborgen gehalten hatten. Diese älteren Wesen vom Raksastal wollten die begeisterten jüngeren an der Verehrung Shivas hindern und begannen schon beinahe, mit ihnen zu kämpfen. Doch die Göttliche Mutter nahm in ihrer Liebe all die jungen, Shiva liebenden Raksastalis in ihren unermesslichen Schoß. Dort waren sie vollkommen beschützt.
Die wütenden Dämonen konnten die Lichtkuppel nicht durchdringen.
Ein schrecklicher Sandsturm erhob sich in der Luft. Wild wütete er weit durch das Land, verursacht von diesen wütenden Geistern, die sich im Sand versteckt hatten.
Babaji erschuf jetzt Felsen rund um Raksastal.
Als nun das Mantram »Maharudra« erklang, wurde Shiva riesig, äußerst mächtig, nahm die wütenden Geister in sich hinein und ließ sie alle zu Staub werden.
Dieser Staub, noch aufgeladen mit der negativen Kraft der Geister, fiel über den lichtblauen Dom, auf dem Bhairav Baba einige Vergissmeinnicht deponiert hatte.

Als bei den Shiva-Mantren der Name von Hanuman ausgesprochen wurde, ging Hanuman auf das Dach der lichtblauen Kuppel und nahm den sehr vergifteten Staub in sich auf – mehr und mehr davon. Während die Mantren der Göttlichen Mutter ausgesprochen wurden, vertilgte Hanuman weiterhin auf dem Dach des Domes den Staub der Bösewichter. Es waren die Namen der Göttlichen Mutter, die ihm die Kraft dazu gaben.
Das Gift, das er verschluckt hatte, verursachte ihm gewaltige Schmerzen, dennoch nahm er immer noch mehr davon in sich auf, schon kriechend vor Erschöpfung und Schmerzen. Er war aschgrau, wurde dann graugrün.
Während der raschen Rezitation der Devi-Mantren tauchte die Frage auf: Wird wohl jemand auf das Dach der Kuppel steigen, um Hanuman zu helfen?
Es war seine Liebe zu Gott, die ihn das zu tun hieß, und er tat es ganz allein.

Erst als die Devi-Mantren beendet waren, ging die Göttliche Mutter hinauf zu Hanuman. Er kniete nieder vor ihr und brach dann zusammen, todkrank, es sah aus, als würde er sterben. Jetzt kamen alle Mitwirkenden der Feuerzeremonie nach oben, und jeder tat sein Bestes, dem geliebten Hanuman zu helfen. Was tat in seiner Liebe Rama? Krishna nahm seinen Diskus und warf ihn direkt in Hanumans Herz. Es zerbrach in verschieden große Stücke aus Licht, und dadurch wurde die tiefe Flamme, die in ihm brannte, befreit.

Diese Flamme, die in seiner Mitte brennt, ist unsterblich, absolut unzerstörbar.

Lord Dattatreya gab ihm die vertikale Kraft, die ihn aufrecht stehend machte, und Brahma gab ihm eine neue, atmende Haut. Vishnu verstärkte dies. Beim Mantram »Sham« schenkte Shiva ihm blaue Farbe, die sich entlang seiner ganzen Wirbelsäule zog.

Die Sonne erfüllte ihn mit Wärme und Licht, die Sterne umgaben ihn von oben und unten.
Der Gautam Ganga durchströmte ihn mit dem reinen Wasser des Lebens. Chamunda legte die allerschönsten Rosen um seine Füße.

Während des Mantras »Bhur Bhuvah Swah« durchlichtete der ewige Sonnengeist sein ganzes Wesen mit atmendem Leben.
Christus gab ihm dreimal die Hostie und die Göttliche Mutter den Samen.
Dadurch wurde er vollkommen lebendig, wunderschön.
Aus Hanuman heraus kam nun das Neue Menschliche Wesen ins Dasein.

Die blaue Domstruktur verschwand.

Jetzt war die Göttliche Mutter – zusammen mit Hanuman, dem Neuen Menschlichen Wesen – ganz oben, und Shiva war tief unten.
Ein weißer, flüssiger Lichtstrahl schoß von ihm hinauf zu ihr und von ihr hinab zu ihm.

Höchst bewegend dies alles.

Während des Großen Aartis waren alle Engel vom Manasarovar am Raksastal in Aktion. Es wurde ein weltumfassendes Aarti durch dieses große Ereignis, Hanumans Opfer, welches die Geburt des Neuen Menschlichen Wesens ermöglichte. –

Die weiße Kuppel umgab die gesamte »Kailash-Festung«, mit der Devi oben, Lord Shiva unten, die beide eins waren im liebenden Herzen des Neuen menschlichen Wesens.

Inzwischen flossen von allen Seiten Wasser in das Raksastal, vom Ganga Chu, vom Gurla Mandhata, wie von oben herab.

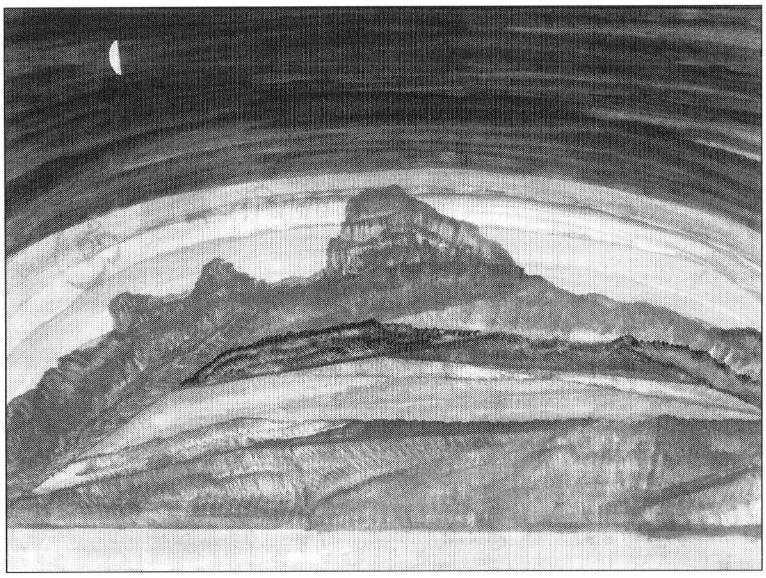

»Macht und Kraft«, gemalt von Babaji (1977–79)

7. Feuerzeremonie am Gurla Mandhata, Westseite, Dienstag, den 27. März 2007

Die Raksastalis polieren ihren Mond

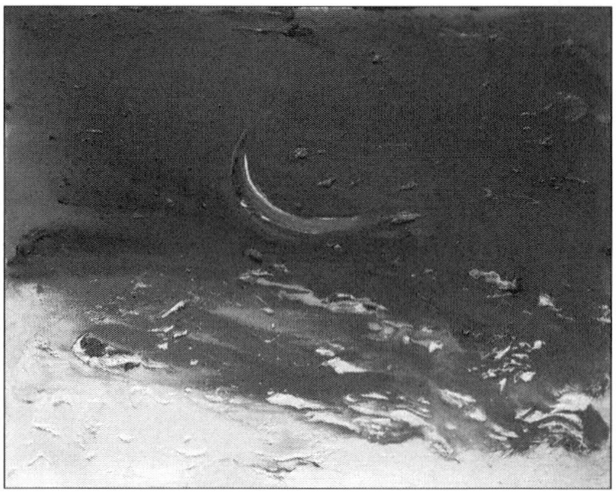

Aus der Serie »Vom Land der Weißen Wasser«, gemalt von Nila / Renata Caddy (2014)

Gestern dieses hohe, rosenrote, erhabene Feuer und das unglaubliche Ereignis, dass durch Hanumans Opfer die Geburt des Neuen menschlichen Wesens stattfinden konnte.

Heute ein sehr breites, weißes Feuer. Es bestand aus fünf weißen Feuern. In der Höhe die intensive Gegenwart von Lord Shiva, weiß, erhaben – unten wurde plötzlich Herakhan Baba sichtbar, in der Mitte der fünf Feuer sitzend.

Später sah man ihn in der Tiefe von Raksastal zwischen diesen Feuern sitzen, genau an dem Ort, wo früher die teuflischen Wesen ihr Unheil getrieben hatten.
Und nun war da, tief unten in dem Neuen Wasser, das heilige Feuer von Herakhandi Baba selbst.

Babaji saß auf dem Raksastal und kümmerte sich um die jungen Raksastalis, die jetzt wirklich dringend seine Gegenwart brauchten.

Anstelle von Sand waren jetzt Felsen um den See herum, und alle früheren Bewohner gab es nicht mehr. Es lag ein gewisser Ernst über dem Raksastal. Die jungen Raksastalis mussten jetzt lernen, in Shivas Wahrheit und Liebe zu leben.

Krishna und Rama nahmen vielfältige Formen an. Als Freunde, Brüder oder Lehrer kamen sie, um den jungen Raksastalis zu helfen.

Dann wurde Bhairav Baba sichtbar – merkwürdigerweise im Nordwesten des Himmels zum Weltall hin gewandt. Er war in Dunkelblau und formte dort eine ganze Reihe von Bhairav Babas, alle in Rüstung. Gleichzeitig war er als Dichter voller Liebe und Freude im Südosten vom Manasarovar in Aktion. Diese Polarität war offenbar wichtig und notwendig.

Es begab sich, dass ein kräftiger älterer Bruder der jungen Raksastalis immer noch da war. Er war voller Rebellion gegen all das, was passiert war, und versuchte, die jungen Raksastalis negativ zu beeinflussen, anscheinend fühlte er sich verletzt. Sie standen um ihn herum.

Er hatte eine Trillerpfeife, deren Klang sehr scharf war, und als er sie blies, kam er mit Raksastal-verbundenen dämonischen Wesen aus dem Weltall in Kontakt, die dann tatsächlich versuchten, von den Höhen über den Nordwesten her einzudringen, aber dort waren Bhairav Babas Soldaten, die dies verhinderten.

Außerdem hatte Shiva mit dem Mantra »Alakh Niranjana« (das »Unsichtbare Licht«) einen umfassenden Schutz über die ganze heilige Region gelegt.

Babaji selbst half Bhairav Baba mit riesigen Krokodilen, die die Invasion aus dem All vertrieben oder verschlangen.
Auf jeden Fall konnte niemand von dort herkommen.
Jeder empfand großes Mitgefühl mit den jungen Raksastalis.
Es war eine Art Traurigkeit und Stille um sie, und sie arbeiteten intensiv daran, ihren Mond zu polieren.

Beim Aarti wurde alles von der Devi durchdrungen, und als sie die ganze Welt umarmte und durchdrang, erklang um den ganzen Planeten wunderschöne Harfenmusik.

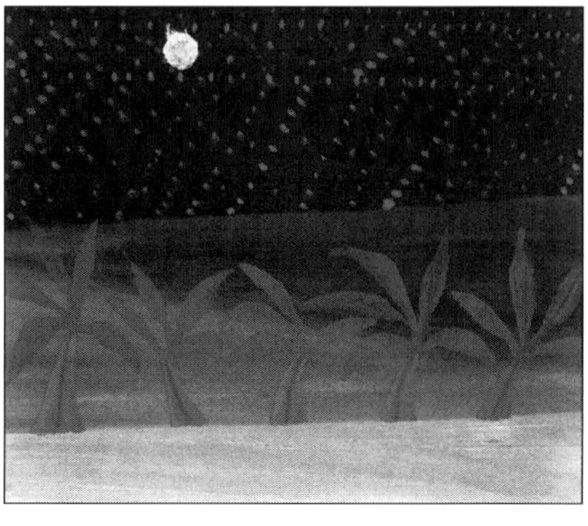

»Innere Führung«, gemalt von Babaji (1977–79)

8. Feuerzeremonie am »Panoramaplatz«, Mittwoch, den 28. März 2007

Eine intensive Reinigungsaktion durch alle göttlichen Mächte in der Tiefe der Erde

Ein riesiges, lichtblaues Feuer mit weißen Flammen in der Mitte.
Auf einigen Felsen von Gurla Mandhata waren Flammen zu sehen.

Beim Chandan-Geben (gelbes Pulver auf die Stirn streichen) konnte man wahrnehmen, dass Parvatis sehr weißes Gesicht rosa glühte, gewiß aus Freude über das Freiwerden von Raksastal, während Gauri – mit leicht gebeugtem Haupt – sehr konzentriert wirkte.

All die jungen Raksastalis kamen zum »Panoramaplatz« hinauf und wollten teilnehmen. Ihnen allen wurde Chandan gegeben.

Während des Mantras »Chandra Maullishwara« (»Der Herr mit dem Mond als Juwel«) übergab ein kleines Raksastal-Mädchen Babaji ihren wundervoll polierten Mond.

Babaji nahm das Kind auf seinen Schoß. Die anderen wollten das auch. So nahm Babaji viele der jungen Raksastalis auf seinen Schoß.

Bhairav Baba war schon lange bevor seine Mantren gesprochen wurden, in Aktion. Ein gewaltiges Kristallgewölbe, über Kailash und Gurla Mandhata, ebenso über Raksastal und Manasarovar reichend, wurde von ihm erschaffen.

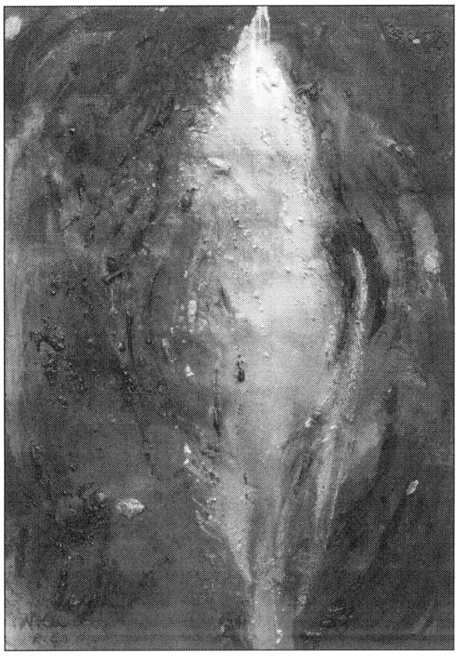

»Bhairav Baba«, gemalt von Nila / Renata Caddy (2011)

Mit dem Mantram des »Unsichtbaren Lichts« legte er über dieses Kristallgewölbe eine immense Schutzdecke.

Das Ziel war jetzt, in der Tiefe der Erde zu arbeiten.
Bhairav Baba stieg dort hinab in dunklem Blau, ebenso die Devi.
Er durchdrang auch die Erde mithilfe von tiefem Dunkelblau, auf dass nur jene, die Augen voll Licht hatten, dort überhaupt etwas wahrnehmen konnten. Überall in der Erde und in der Tiefe der Erde spürten sie die dunklen Löcher auf, wo negative Wesen hausten.

Viele göttliche Mächte waren während dieser schweren Arbeit voll in Aktion, besonders Bhairav Baba und die Göttliche Mutter, auch Krishna, jeder auf seine besondere Weise.

Es gab so viel Schlamm, Schmutz und Schlimmes dort zu reinigen, zu überwinden.

Doch wie früher schon beim Raksastal, wurde – wenn nur etwas Gutes in einem Wesen war –, dies genährt und gestärkt. Wieder verbreitete das göttliche Duft und Nahrung, was beseligend war für die Guten und schrecklich oder gar tödlich war für die Bösewichter.
Während diese Ereignisse tief in der Erde stattfanden, geschah vom Weltraum her eine Attacke auf das mächtig hohe Kristallgewölbe. Es krachte entsetzlich, aber dann war Ruhe. Jeder Angriff aus dem Weltraum prallte mit der gleichen Intensität auf jene zurück, die ihn gesandt hatten.

Am Raksastal kam eine weiße Lotosblume empor, die so groß war wie der See. Sie ruhte auf dem See, und auf jedem der Lotosblätter befanden sich große Wesen, die durch weiße Fäden mit diesen Lotosblättern verbunden waren. Von dort aus agierten sie intensiv im Inneren der Erde, um die Löcher zu reinigen. Sie arbeiteten auch mit Feuer – Babaji selbst nahm daran teil durch die Macht seiner Krokodile, die alles zu verschlingen vermochten, und es auf diese Weise verwandelten.

Während die Erde gewaltig gereinigt wurde, entwickelte sich die »Kailash-Festung« zu einer Art Arche Noah. Mount Kailash wurde riesengroß, die beiden Seen und Gurla Mandhata befanden sich nun im Kailash.

Es zeigte sich: Mount Kailash war oben, Gurla Mandhata darunter, in der Mitte die beiden Seen. In energetischer Hinsicht befand sich der Manasarovar oben, Raksastal darunter, auf physischer Ebene lagen sie nebeneinander. Mount Kailash und Gurla Mandhata formten zusammen einen Oktaeder, und darin entstand die Neue Welt.

Das ganze Oktaeder wurde umhüllt von Mutter Durga. Gigantisch beschützte sie alles vollkommen gegen den Weltraum und nach allen Seiten mit ihren Armen voll göttlicher Waffen.

Es war, als ob jener, der Hanuman war, und den sie jetzt in ihrem Herzen trug, herauskommen und ihr helfen wollte, doch sie gebot ihm: »Bleib in meinem Herzen!« Dann geschah es, dass er als das Neue Menschliche Wesen inmitten von allem stand.

Lord Dattatreya füllte ihn mit seinem weißen Licht.

Guru Goraknath umgab das Neue Menschliche Wesen mit roten Rosen.

Brahma formte um das große Oktaeder, das von Durga in ihrer gigantischen Form beschützt wurde, eine riesige rosa Eischale, die alles umgab – die neue Erde im Entstehungsprozess.
Vishnu ließ Wasser in den Regenbogenfarben darüber fließen.
Die Sonne wärmte alles.

Beim Mantram »Bhur Bhuwah Swah« begannen das Neue Menschliche Wesen und die Neue Erde von innen heraus ganz fein zu leuchten.

Das ganze große Ei, die neu entstehende Erde, begann sich zu drehen, eine von innen her leuchtende Erde.

Beim Aarti konnte man die Devi als Gauri strahlend inmitten der Flammen stehen sehen. Ihre Schönheit war vollkommen.

9. Feuerzeremonie am Mount Kailash, Nordantlitz, Donnerstag, den 29. März 2007, Danksagung

Der Raksastal ist Lord Shivas See

Die Abschlussfeuerzeremonie auf 5000 Meter Höhe fand in aller Dankbarkeit statt.

Große, engelhafte Wesen opferten dem Feuer. Die jungen Raksastalis wären gerne heraufgekommen, aber dies war noch nicht möglich. So ging Lord Rama hinunter nach Tarboche, am Fuß des Mount Kailash gelegen, nahe dem Platz unseres ersten Feuers. Er erklärte ihnen alles über die Feuerzeremonie und führte sie dann liebevoll mit ihnen aus.
Sehr berührend!

Gleichzeitig war es für einige der größeren Raksastalis, die nur ein wenig für das Göttliche geöffnet waren, nicht möglich, weiter als bis zum sogenannten »Dedication point« (Ort der Hingabe) am Anfang der Kora (der Umrundung des Kailash) zu gehen. Zuerst musste das Negative aufgelöst werden.
Aller Segen von Babaji und der Göttlichen Mutter half ihnen dabei, aber diese größeren Raksastalis mussten es wirklich selber wollen.

Es war ganz offensichtlich geworden, wie tief Raksastal, Lord Shivas See, ist. Er, der Große Gott, dessen Heimat die Unendlichkeit ist, war – laut Mythos – der Einzige, der das Gift zu trinken vermochte, das beim Drehen des Milchozeans der Schöpfung entstanden war.

Nur das Höchste kann das Tiefste befreien.

II. Raksastal II

Die inneren Feuerzeremonien vom 22. April bis 3. Mai,
ausgeführt im Quell des Heilens am Bodensee,
im Geiste in Tibet in der »Kailash-Festung«

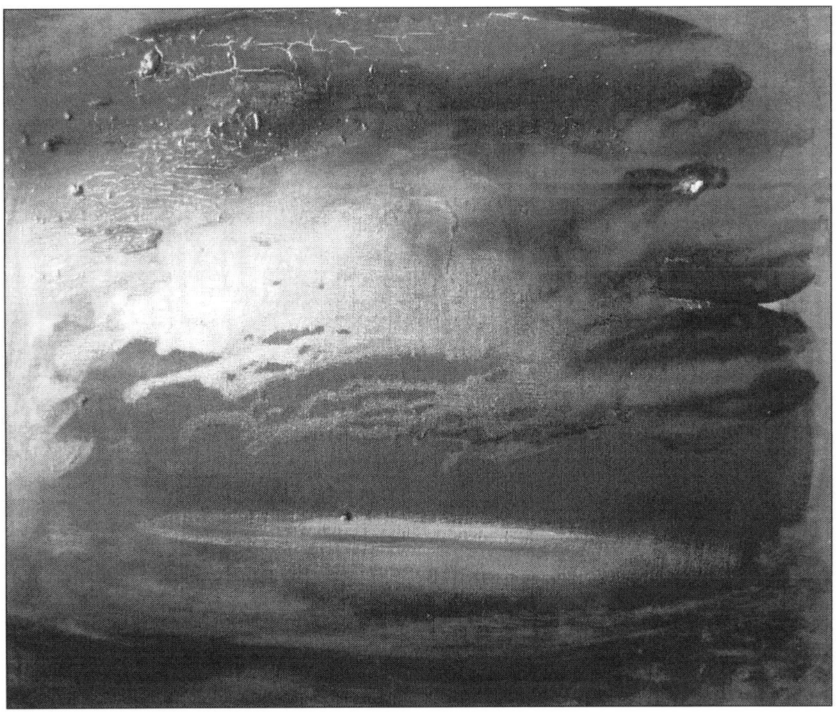

»Raksastal«, gemalt von Nila / Renata Caddy (2004)

1. Feuerzeremonie am Fuß des Mount Kailash in Tarboche,
Sonntag, den 22. April 2007
Widmung:
Zur weiteren Transformation Tibets und der Welt

Erneuter Beginn

Wieder bat ich als Erstes Babaji und seine göttlichen Freunde um ihr Kommen, um ihre Hilfe und allen Segen für diese Arbeit.
Außerdem bat ich Muniraji, die Feuerzeremonien weiter durch mich auszuführen.

Beim Aarti vor der Göttlichen Mutter am Ende entstand eine Lichtfontäne und auch eine Lichtwasserfontäne, die hoch und weit ausstrahlten.

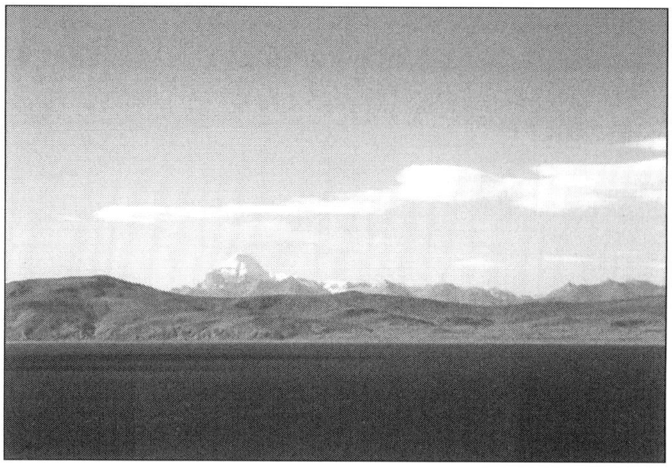

Das Südantlitz von Mount Kailash, auf Raksastal schauend (2000)

2. Feuerzeremonie am Raksastal,
Dienstag, den 24. April 2007

Die Raksastalis: hingebungsvolle Devotees

All die jungen Raksastalis waren vollkommen hingebungsvolle Devotees von Shiva geworden. Sie waren begeistert und überwältigt von ihm.

Es war tief berührend, ihre restlose Hingabe an all seine Aspekte zu erleben.

Einige von ihnen hatten auch Parvati auf ihrer Insel besucht, aber hauptsächlich ging es ihnen um Babaji, ihren Shiva!

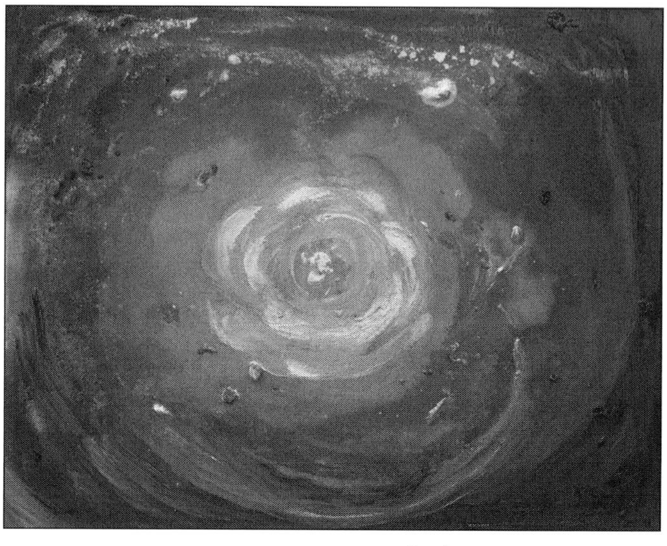

»Erblühend im Blau«, gemalt von Nila /Renata Caddy (2013)

3. Feuerzeremonie am Manasarovar, Nordwestseite,
nahe Ghiu Gompa,
Mittwoch, den 25. April 2007

Babajis Garde

Bei den Kailash-Mantren lud mich wunderbarerweise Herakhan Baba in seine Höhle am Nordantlitz des Kailash ein. Hellblaue Flammen flankierten ihren Eingang. Sie war groß und innerlich verbunden mit dem Zentrum des Kailash. Mehr konnte ich von diesem kostbarsten Ort noch nicht wahrnehmen.

Babaji hatte einige Raksastalis zu seiner Garde gemacht: Sie saßen vor ihm. Offenbar sollten sie auch andere göttliche Qualitäten von Wesen wie Rama und Krishna kennenlernen.

Brahma schenkte ihnen rosa Hemdchen, beim Mantram »Sham« erhielten sie blaue Käppis. Hanuman nahm sie auf die Schultern, und Babaji tollte mit ihnen herum.

4. Feuerzeremonie am Manasarovar, Südostseite,
nahe Seralung Gompa,
Donnerstag, den 26. April 2007

Transformation der noch zögernden Raksastalis

Die jungen Raksastalis saßen in Reih und Glied hinter Babaji zum See hin. Thema waren jetzt die größeren zwiespältigen Raksastalis, die damals am »Dedication Point« auch die Kora (die Umrundung des Kailashs) nicht hatten machen können.

Babaji erschuf einen Kailash-Dom aus gefrorenem Schnee um uns alle herum.

Tatsächlich feuerte einer der älteren Raksastalis einen Schuss ab, der aber an dem Eisdom abprallte und auf ihn selbst zurückprallte. Der Betreffende wurde dadurch schwer verwundet. Andere wollten fliehen, aber wohin? Alles war göttlich rundum, es ging ums Vertrauen.

Während der Feuerzeremonie fanden verschiedene Aktionen des Göttlichen statt, um diesen älteren Raksastalis zu helfen. Krishna mit seiner Flöte brachte erst den einen, dann den anderen zum Weinen, indem er genau den Ton von dem, was den Einzelnen bewegte, traf. So kam der Schmerz der Trennung vom Urgrund hoch und konnte herausgeweint werden.

Nach einer Weile: Ende gut, alles gut! Sie hatten einander an den Händen gefasst – die großen Engel vom Manasarovar und die kleinen und größeren Raksastalis – und tanzten Hand in Hand zusammen mit den göttlichen Freunden um die beiden Seen herum.

Ein bezauberndes Bild!

Später gingen die größeren Raksastalis in dem neuen, schönen Wasser ihres Sees schwimmen.

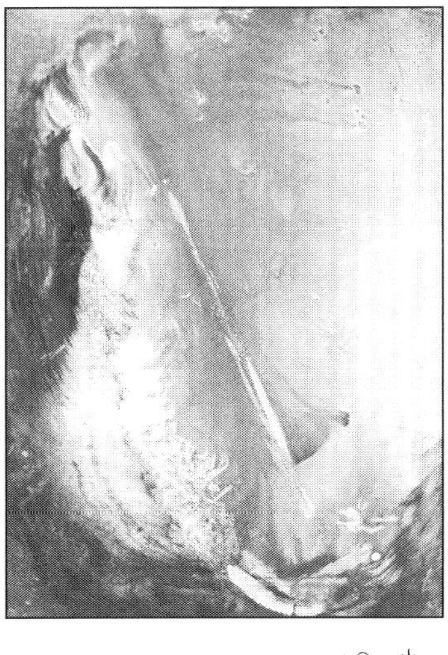

»Sturzflug«, gemalt von Nila / Renata Caddy (o. J.)

5. Feuerzeremonie am Gurla Mandhata, Ostseite,
Freitag, den 27. April 2007

Das Große Nichts

Von Anfang an gab es eine große, geistige Tiefe. Die kleinen Raksastalis saßen in mehreren Reihen wieder hinter Babaji zum See hin, während die größeren, die auch schon am Vortag teilgenommen hatten, schließlich ganz außen, rechts und links von Babaji, ihren Platz fanden.

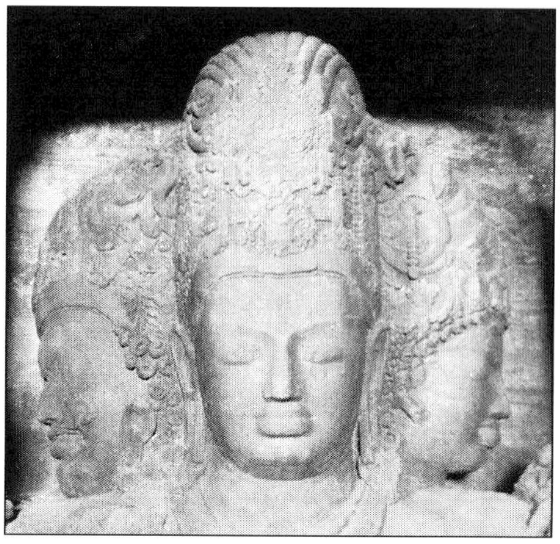

»Elephanta Caves«

Bei den ersten Mantren für die Göttliche Mutter war in der Tiefe des Manasarovar etwas Dunkles zu erkennen. Zugleich bewegte sich das Wasser sehr an seiner Oberfläche und war ziemlich unruhig.

Durch das Licht des alten Herakhan Baba wurde seine Höhle oben, am Nordantlitz des Kailash, sichtbar. Welch ein Segen, diesen absolut wunderbaren Ort zu sehen. Hellblaue Flammen loderten am Eingang, der aus rötlichem Jaspis, dem Stein von Hanuman, gebildet war. Dies sollte wohl ein Zeichen dafür sein, dass hier nur eintreten darf, der dient. Drinnen war alles aus Diamanten und Platin, auch aus Kristallen. Er zeigte einen bestimmten Bereich seiner Höhle. Dort befand sich in der Höhe ein großes Loch, eine Öffnung, umrandet von den allerkostbarsten Diamanten, durch die man ins »Nichts« sah.

Das »Nichts« umrahmt
von den kostbarsten Diamanten!

Das Nichts – Babajis »Zeroland«,
von dem er so oft sprach,
und diese Öffnung führt dorthin!

Das »Nichts« in seiner Höhle umrahmt von Diamanten!

Deutlicher kann die unermessliche Kostbarkeit des Ewigen, Unmanifestierten, göttlichen Seins, das »Große Nichts« oder »Zeroland« genannt, die Heimat Shivas, nicht ausgedrückt werden.

Durch »Ananda rupam« wurde jetzt verständlich, was tief unterhalb des Manasarovar so geheimnisvoll dunkel ruht: Es ist die Sphäre des Ewigen, der Inner-, Unter- und Hintergrund der Schöpfung, aus dem der Manasarovar, der See des Schöpfers, hervorgegangen ist.

Wie berührend: Unter dem Manasarovar, dem See der Sonne und des Schöpfers, lag dieses geheimnisvolle Dunkel als Ausdruck des »Großen Nichts«, des unermesslichen einen göttlichen Seins.

Das Sein, jenseits von Licht und Dunkel, das selbst nicht sichtbar ist aber sichtbar macht und aus dem heraus Schöpfung entsteht.

Und in der Polarität dazu: Tief unten im Raksastal, dem See des Mondes, war das in der äußersten Zusammenziehung befindliche Sein als absolutes Schwarz im Schwarz, wo nur das Höchste Wesen überhaupt noch zu sein vermag.

Schöpfung ist nur möglich durch einen Verzicht Gottes auf Seinsfülle.[1]

Indem Gott auf sein Allsein verzichtet, sich zusammenzieht auf einen Punkt, zur ausstrahlenden Sonne wird, entsteht auch das Nicht-Licht.
Aus der Polarität von Licht und Nicht-Licht und dem Zusammenspiel von beiden entsteht Materie. Erst höchste Materie, dann immer dichtere Materie. Materie gibt es nur in der Dualität.

Das Wesen Shivas ist das Allsein.
Er ist es auch, der die Schöpfung, wenn die Zeit dafür gekommen ist, aus der Dualität stufenweise zurückführt in das Licht.

1 Worte von Oscar Marcel Hinze

6. Feuerzeremonie am Gurla Mandhata, Mitte, Samstag, den 28. April 2007

Reinigung der Könige

Nach Anrufung der Engel, der die Einladung und das Chandan-Geben aller göttlichen Freunde vorausgegangen war, sah man ums Feuer herum vier Könige sitzen, und zwar

im Norden

im Westen im Osten

im Süden,

wobei der westliche König offenbar eine luziferische Erscheinung war.

Der Manasarovar bildete Schaum an den Ufern, vor allem an der Westseite.

Shiva als »Großes Nichts« bewirkte allein dadurch, dass wir beim Opfern die Shiva-Namen rezitierten, die Reinigung aller Könige und sogar der Gottheiten von jeder Selbstgefälligkeit und allem Schein. Ihre nicht mehr benötigten Requisiten wurden am Nordwestufer des Manasarovar verbrannt!

Später, beim Aarti, erschien die Göttliche Mutter als gewaltiger Drache am Himmel und überwand die Luzifermächte. Sie ließ einen himmlischen Duft entstehen, wodurch diese ohnmächtig wurden.

Die Gottheiten wurden befreit, jedoch die menschlichen Wesen, die sich selbst zu Königen erhoben hatten – gemeint sind hier nicht die irdischen Könige – mussten offenbar selbst erkennen, was Sein und Schein an ihnen war. Durch die Kraft des »Großen Nichts« erhielten sie in diesem Prozess alle Hilfe von Babaji.

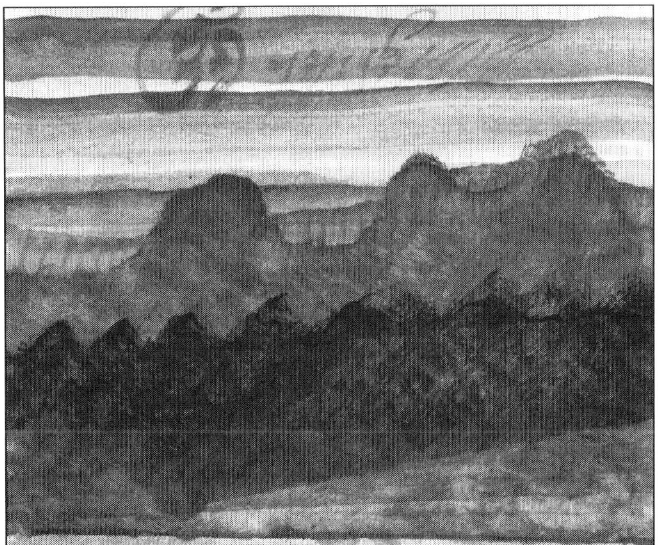

»Demut«, gemalt von Babaji (1977–79)

7. Feuerzeremonie am Gurla Mandhata, Westseite, Montag, den 30. April 2007

Der Tanz der Auflösung beginnt

Schon zu Beginn war zu beobachten, dass ein hellblauer Flammenkreis um die beiden Seen gelegt wurde, um ihnen eine Einheit zu verleihen, dann ein weißer um die gesamte göttliche Festung und schließlich, in einigem Abstand, ein orangefarbener. Während die Kailash-Mantren rezitiert wurden, stieß Mount Kailash seine weiße Schnee- und Eishülle ab. Krachend brach sie in alle Richtungen von ihm weg. Sein inneres Wesen wurde sichtbar: das Wesen eines reinen Kristalls. Dort, wo er aus einer verborgenen Tiefe golden leuchtete, wohnte offenbar ein noch tieferes Geheimnis in ihm.

Bei den Shiva-Mantren war Babaji zu sehen, leuchtend weiß mitten auf dem Manasarovar stehend. Er begann, Parvati mit wachsender Geschwindigkeit um sich herum zu schwingen, sie unter den Armen haltend. Er selbst drehte sich auf der Stelle und bildete die Vertikale, während sie den waagerechten Kreis um ihn herum beschrieb, beide ganz in Weiß.

Shiva, die Vertikale,
mit Parvati als der Horizontalen,
bildeten gemeinsam ein weißes Kreuz,
das sich mit größter Geschwindigkeit drehte.

Ist das ein Signal, das uns zum Tanz der Auflösung auffordern möchte? Der Auflösung all dessen in uns Menschen, das uns vom Göttlichen trennt?

Babaji saß im äußeren orangen Feuerkreis. In vielfacher Form opferte er an all den verschiedenen Feuern gleichzeitig. Um ihn herum war Alak Niranjana – das Unsichtbare Licht.

Am Feuer saßen viele Magier, Yogis oder Sadhus, Menschen mit besonderen Siddhis (inneren Kräften). Babaji bewirkte durch seine Präsenz, dass den Opfernden ihr jeweiliges Wesen mit seinen jeweiligen Strukturen, Stärken und Schwächen bewusst wurde.

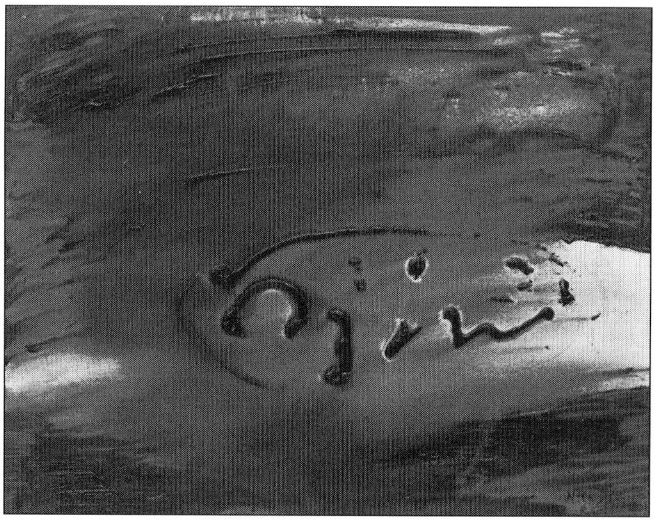

»Mysterium Shivas«, gemalt von Nila / Renata Caddy (2012)

Bei seinem Mantram verteilte Hanuman eine orange Substanz an alle. Den am Feuer sitzenden Yogis und Magiern wurde dadurch bewusst, was in ihnen nicht selbstlos – oder nicht mit der Freude zu dienen erfüllt – war.

Babaji, der anfangs an jedem der vielen Feuer saß, war nur noch an den zentralen Punkten im Norden, Süden, Osten und Westen, zu sehen. Sein Bewusstsein durchdrang alle, und als er durch die Shiva-Namen gerufen wurde, handelte er in jedem, der an dem großen, orangen Feuerkreis saß.
Zugleich verströmte er seinen göttlichen Duft, der bewirkte, dass all jenen schlecht wurde, die stolz und eingebildet waren. Schließlich nahm das Feuer den Stolz und den Hochmut in sich auf und verbrannte beides. Dabei entwichen seltsame Gerüche, die genau das ausdrückten, was verbrannt wurde.

Mit dem segensreichen Wasser-Mantram »Gaung Gautami Gange« fiel Wasser vom Himmel. Viele der orangen Feuer gingen aus oder qualmten nur noch, und die meisten der dort Sitzenden sahen gekrümmt und zusammengesunken aus. Vieles von dem, was der Gottesverwirklichung im Wege stand, konnte verbrannt werden. Jetzt mussten die Einzelnen ihre Identität neu finden.

Während das Gautam Ganga-Wasser das Feuer der Hochmütigen fast zum Erlöschen brachte, ging das Feuer im Norden, Süden, Osten und Westen, wo Babaji saß, gewaltig hoch. Bruder Feuer nahm Schwester Wasser voller Freude in sich auf und verdoppelte dadurch seine Größe.

Das Mantram »OM Bhur Bhuwah Swah« machte nochmals jedem Teilnehmer sein inneres Wesen fein und sehr sanft bewusst. Unter den Anwesenden waren auch westliche Gelehrte und Wissenschaftler, die, wo immer sie sich über andere erhoben hatten, dies, dank der Shiva-Präsenz, deutlich hatten erkennen dürfen. Wenn sie reif dafür waren, konnte es verbrannt und aufgelöst werden.

8. Feuerzeremonie am »Panoramaplatz«, Dienstag, den 1. Mai 2007

Große Transformationen

Ein festliches Gefühl – Shiva selbst wurde sichtbar: das schönste und erhabenste Wesen, so fein, so still, so leuchtend, so vollkommen wahr.
Als das leuchtende Leben selbst war er präsent.

Unzählig viele Wesen nahmen teil. Die beiden Seiten des »Panoramahügels«, sowohl zum Manasarovar als auch zum Raksastal hin, waren voll besetzt.

Das Feuer leuchtete anandafarben. Es wurde sehr groß und mächtig! Beim Mantram »OM Hariyakhandi« und beim »Purusha«-Mantram bildete sich in der Mitte eine dichte Weiße Substanz, die zu einer intensiv weißen Flamme wurde. Gori, die Göttliche Mutter von Gurla Mandhata, stand in der Mitte, in warmen Goldtönen, groß und aufrecht, in tiefer Sammlung und voller Kraft.

Mount Kailash blieb heute bei seinen Mantren erhaben und still. Gestern hatte er sein weißes Kleid abgelegt und sein Wesen als reines Leuchten offenbart – ein göttlicher Kristall, der aus der Tiefe heraus geheimnisvoll warm und golden schimmert.

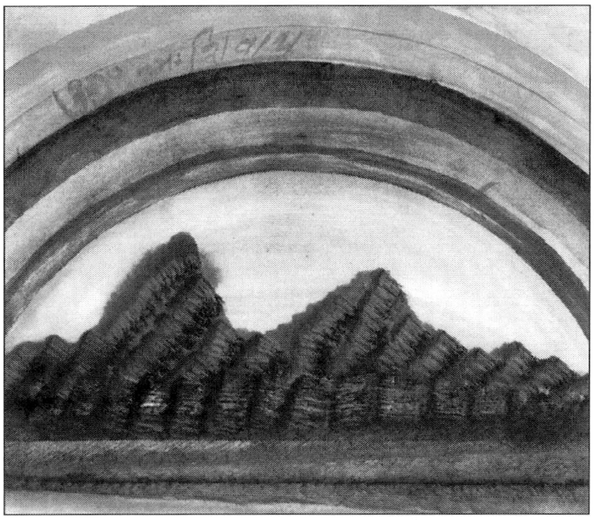

»Leid und Tränen«, gemalt von Babaji (1977–79)

Heute war es Gurla Mandhata, der Berg der Göttlichen Mutter, der bei dem Mantram »Ananda rupam« unbeschreiblich zu leuchten begann, vollkommen lebendig und lichtvoll, wunderschön!

Vor dem strahlenden Heiligen Berg wurde im unteren Bereich ein breites Schwarz sichtbar, das wie ein riesiger, rußiger dunkler Karton wirkte. Dieses Schwarz war den ganzen unteren Teil des Berges entlang zu sehen. Durch das Leuchtendwerden des Berges löste sich das Schwarz nun vollständig auf.

Es war das »Große Nichts«, das zugleich Alles ist, das die Auflösung bewirkte.

Dann erschien Bhairav Baba!

N
NW NO
W O
SW SO
S

In tiefer Sammlung schritt er gleichzeitig von den vier Himmelsrichtungen aus auf die Mitte der Flammen zu, in vierfacher Form, um dann, aus der Mitte der Flammen heraus, eine mächtige Licht- und Feuerfontäne emporzusenden, die weithin ausstrahlte.
Was herabkam ins weite Land, war reines Ananda – rosa-orange Seligkeit!

Wieder schritt Bhairav Baba, tief gesammelt, jetzt von vier Zwischenhimmelsrichtungen – Nordnordost, Südsüdwest, Südsüdost und Nordnordwest – in vierfacher Form auf die Mitte der Flammen zu, um dann, aus der Mitte der Flammen heraus, eine riesige Fontäne aus weißem Licht emporzusenden, die weit ins Land ausstrahlte.

Erneut schritt Bhairav Baba in vierfacher Form, nun gleichzeitig von den anderen vier Zwischenhimmelsrichtungen – Ostnordost, Westsüdwest, Ostsüdost, Westnordwest – in die Mitte der Flammen, um aus der Mitte der Flammen heraus eine noch größere Fontäne hoch emporzusenden, ein blaues Feuerlicht, das – weltweit ausstrahlend – überallhin herabkam.

In tiefer Sammlung trat Bhairav Baba ein viertes Mal – nun aus den mittleren vier Himmelsrichtungen – von Nordost, Südwest, Südost, Nordwest – in vierfacher Form gleichzeitig auf die Mitte zu, um, aus der Mitte der Flammen heraus, eine gewaltige, rote

Feuerfontäne emporzusenden, die riesige Flammenbögen bildend, weltweit hinausstrahlte und da, wo sie herabkam, Zerstörung brachte.

»Sat-chit-ananda« – »Sein-Bewusstsein-Seligkeit«:
Wo das rosa-orange Ananda, das Weiß und das Blau
nicht aufgenommen werden konnten, dorthin kam das Rot.
Alles in Flammen setzend, vollbrachte er sein Werk der Transformation.

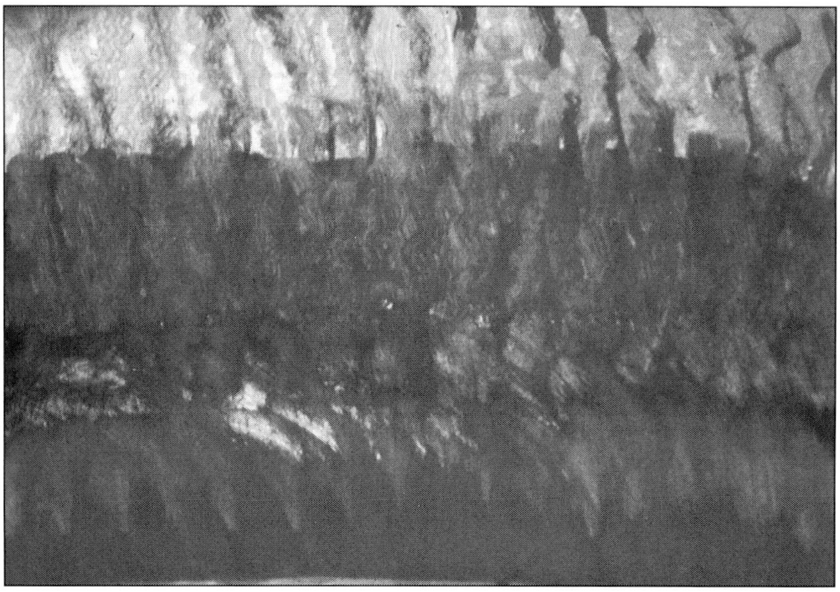

»Wenn das Rot kommt«, gemalt von Babaji

Beim Mantram »Damaru Dhara« war ein intensives Trommeln in der brennenden Welt zu hören. Mit »Trishul Dhara« wurde auf eine goldgelbe, von Ganesha geschaffene Mauer ein Trishul neben den andern gesetzt. Im Trishul wohnt eine alles beschützende Kraft. Das wirklich Beschützende war hierbei die Macht der Liebe, nicht etwa die Höhe von Ganeshas Mauer.

Aufgerufen durch die 108 Shiva-Namen, welche die verschiedenen Wesensaspekte des Einen Ewigen Herrn benennen, wirkte Lord Shiva intensiv auf allen Ebenen, in den Wesen und in allen Bereichen, z. B. durch Mantren wie »Bol Mere Mane« (»der in jedem Herzen spricht«).

Man sah das Göttliche in der brennenden Welt mit aller Kraft handeln und helfen. Nur eine kleine Öffnung im Menschen, ein echter Hilferuf – der Hilfesuchende brauchte sich nur ein ganz klein wenig zu öffnen, aus tiefstem Herzen um Hilfe bitten – und sofort war die göttliche Kraft und Liebe da, um zu unterstützen. Sie half den Wesen, in die Neue Welt zu kommen, die erfüllt ist von dem Wissen, dass Gott es ist, der alles tut und bewirkt.

Bei dem Mantram »Pritwi Pati« (»Herr der Mutter Erde«) wurde sichtbar, dass um den Manasarovar ein blühendes Paradies entstanden war.
Verschiedene Aspekte der Göttlichen Mutter, wie Chamunda, Bhavani und Kali, waren intensiv beschäftigt mit der Arbeit in der brennenden Welt, ebenso Krishna!

Hanuman, als der Neue Mensch, war präsent in der Mitte der Flammen. Wenn nichts mehr in einem Menschen zu verbrennen ist, dann kann er frei in den Flammen stehen!

Das Beeindruckendste war: Der geringste Hilferuf an Gott in der brennenden Welt wurde sofort vollkommen beantwortet! Wunder geschahen, wenn die Menschen alles auf Gott setzten, sich ihm ganz überantworteten.

Lord Dattatreya brachte, vertikal aus dem höchsten Bereich herabkommend, eine weiße Substanz, die sich um die brennende Erde wie ein beschützendes Tuch legte.

Baba Goraknath arbeitete horizontal und umgab alles und jeden, der dafür offen war, mit Rosen und Kräften der Liebe.

Die Kraft Brahmas, des schöpferischen Prinzips, hatte sich in jeden Menschen der Neuen Welt gesenkt.
Die Kraft Vishnus, des erhaltenden Prinzips, drückte sich als Verantwortung im Neuen Menschen aus.
Shiva schenkte beim Mantram »Sham« jedem Neuen Menschen ein rotes Herz in die Mitte der Brust.

Die Sonne hatte sich von oben herab in des Menschen Mitte gesenkt. In der Neuen Welt gab es keine Sonne mehr außerhalb, sondern der Mensch leuchtete aus sich selbst.

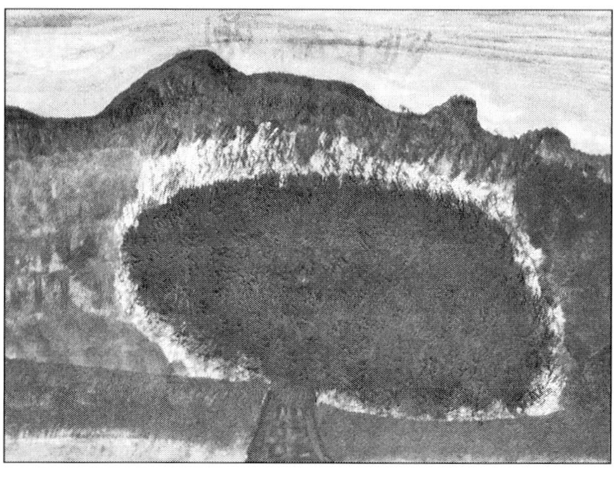

»Flammender Baum«, gemalt von Babaji

Die Sterne umgaben weiterhin alles.
»Gaung Gautami Gangayai«: Wundervolle göttliche Wasser, Seen, Flüsse entstanden an vielen Plätzen der Neuen Welt.

Chamunda kam völlig erschöpft aus der brennenden Welt zur »Kailash-Festung« zurück. Sie hatte alles gegeben. Nun nahm sie tief unten im Feuer Platz, selbst dunkelrot.

Bei »Bhur Bhuwah Swah« erschien ein Leuchten um die ganze Neue Erde. Ein wunderschönes, weißgoldgelbes, gleichmäßiges Licht, das die ganze Erde umgab, wie es jetzt der Himmel tut. Es gab keine äußere Sonne mehr.

Jesus, überall präsent, half stets sofort. Jedem, der rief, wurde die Hostie – und damit Leben, Liebe und Licht – gegeben.
Aarti vor dem göttlichen Samen – dem Samen des Lebens.
Wissend, dass der Same riesengroß oder auch winzig klein sein kann. Immer ist es der Same des Lebens.
Das ist Er, das ist Sie,
das ist die göttliche Liebe, das göttliche Licht,
das sind beide in Einheit.
Dieser Same ist auch in der Hostie darin.

9. Feuerzeremonie am Nordantlitz des Mount Kailash, in 5000 m Höhe, Mittwoch, den 2. Mai 2007, Danksagung

Das Neue entsteht

Diesmal waren es nicht so viele Wesen, die dem Feuer beiwohnten, wie am Tag zuvor – oder all die Engel waren einfach nicht zu sehen. Aber in einigem Abstand konnte man eine weiße Garde bemerken, die um das Feuer stand.

Das Feuer selbst war weiß, umgeben von wenigen, hellblauen Flammen.
Diesmal ohne Raksastalis. Sie hatten wohl unten ihr eigenes Feuer entfacht, möglicherweise zusammen mit den göttlichen Wesen vom Manasarovar.

Alle Mantren aktivierten überall das, was sie ausdrückten, aber vor allem ging es jetzt um den Dank für das Geschehene.

Während des Rezitierens der Kailash-Mantren wurde offenbar, dass sich der Kailash bei Herakhan innerlich im Dom des tibetischen Kailash befand.[2] Die Kuppel des Herakhan Kailash berührte das Herzchakra des tibetischen Kailash.

Vom Kailash bei Herakhan, in dem der Geburtsprozess der Neuen Welt stattfindet, ging dieses goldene Leuchten im tibetischen Kailash aus.

Bei »Ananda rupam« wurde deutlich, dass es auch eine Entsprechung von Gurla Mandhata in Herakhan gibt, hoch oben, an einem der Devi geweihten Ort auf einem Hügel gegenüber dem Herakhan Kailash.
Bhairav Baba galt heute unser ganzer Dank für all seine, in tiefer Sammlung durchgeführten, Taten.

Lord Shiva saß weiß leuchtend unter dem mit Diamanten und kostbarstem Platin umrahmten »Großen Nichts«, das Alles ist.

– Unbeschreiblich schön! –

Ganga, das Wasser, ist wichtig: Shiva empfängt den Ganges aus dem Ewigen.

Ebenso Chandra, der Mond:

---

2 Es gibt zwei Mount Kailash, beide gelten als Sitz von Lord Shiva: einen in den indischen Himalayas im Kumoangebirge, gegenüber dem winzigen Dörfchen Herakhan. Dies ist der ursprüngliche Kailash, von dem aus sich die Schöpfung entfaltete. Später, als alles immer bevölkerter wurde, zog sich Lord Shiva auf den unerreichbaren tibetischen Kailash zurück, der nur umrundet, nicht erstiegen werden kann.

Shiva selbst, der vollkommen im »Zeroland« wohnt, trägt, wenn er erscheint, den Mond als Juwel auf dem Haupt, in seinem Haar. Die aus Shiva strömenden, göttlichen Inkarnationen haben Chandra, den Mond, mit in ihrem Namen, wie Krishna Chandra oder Rama Chandra.

Mit unendlich vielen feinen Pfeilen schießt Shiva eine weiße Substanz in die Herzen aller Wesen, um die Erinnerung und das Wissen des Ewigen zu wecken.

»Dhurjati Shiva« (»Shiva mit mattiertem Haar«): Er scheint tatsächlich durch seine Haare die Menschen aus der brennenden Welt zu retten!
Die Himalajaketten befanden sich nicht mehr in einer geraden Linie, wie früher. Golden verwandelt standen sie im Kreis um die »Kailash-Festung«.

Rund um den Manasarovar wuchsen blühende Bäume und Büsche in der Neuen Welt. Raksastal war felsig und einfach schön.

»Tripura Sundari«, die schönste Göttin der drei Welten: Ebenso wie Er, der Herr, war Sie, die Göttliche Mutter, die Göttin, unbeschreiblich schön und Ihm sehr ähnlich.

Lord Dattatreya, stets vertikal in seinem Handeln, schenkte eine weiße Substanz um die Erde, umhüllte sie damit.

Guru Goraknath, horizontal handelnd, schuf eine hohe Hecke blühender roter Rosen rund um die »Kailash-Festung«. Ganeshas Mäuerchen mit all den Trishuls war jetzt nicht mehr nötig.

Brahma senkte seine schöpferische Kraft in jeden Menschen der Neuen Welt. Vishnu blieb präsent, um diese Kraft zu erhalten.
Beim Mantram »Sham« schenkte Shiva allen Wesen ein weißes Licht ins Rote Herz.

Dass es in der Neuen Welt keine Sonne mehr außerhalb gab und der Mensch selbst von innen her leuchtete, bedeutete eine riesige Transformation für die Sonne, die, wie später wahrnehmbar wurde, einzugehen schien in »OM Bhur Bhuwah Swah«, den Geist der Sonne, aus dem alle Sonnen hervorgehen.

Die Sterne strahlten weiterhin in der Neuen Welt.

Der Gautam Ganga füllte alles mit den schönsten Wassern.

Chamunda, die von allen göttlichen Wesen am tiefsten nach unten ging, wirkte von der Basis des Kailash aus, in tiefem Rot.

Jesus gab die Hostie, den Samen des Lebens, sofort und überall, wo ein intensiver Ruf danach vernehmbar wurde, auch und besonders in der Alten Welt.

Deutlich war die Kokosnuss, die letzte Opfergabe, unten im Feuer golden strahlend sichtbar.

Beim Aarti:

Die vollkommen goldene Erde
wurde von allen Himmelsrichtungen her gegrüßt
und mit Licht umhüllt.
Die Neue Erde,
Ausdruck der Göttlichen Mutter selbst.

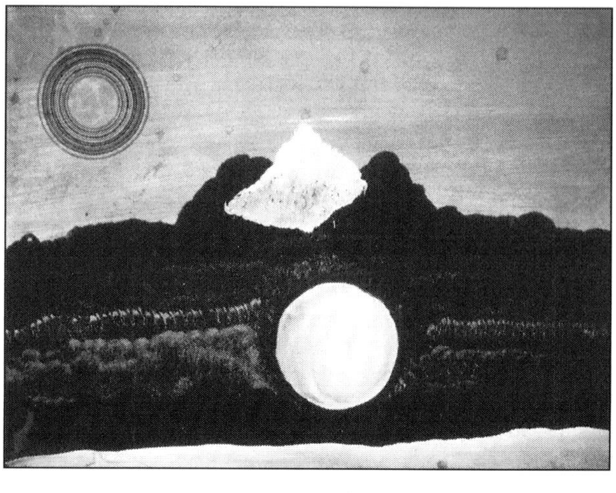

»Neues entsteht«, gemalt von Babaji (2004)

10., zusätzliche Feuerzeremonie, Donnerstag, den 3. Mai 2007

Ein geheimnisvolles Licht in der Erde wird sichtbar

Diesmal fand eine zehnte Feuerzeremonie statt, durchgeführt für alle Menschen, über die wohl das Rot, das Feuer, kommen wird, das Bhairav Baba am Tag zuvor beim vierten Eintreten ins Feuer – von allen vier Seiten gleichzeitig – bewirkt hatte, nachdem er zuvor göttliches Licht ausgesendet hatte:

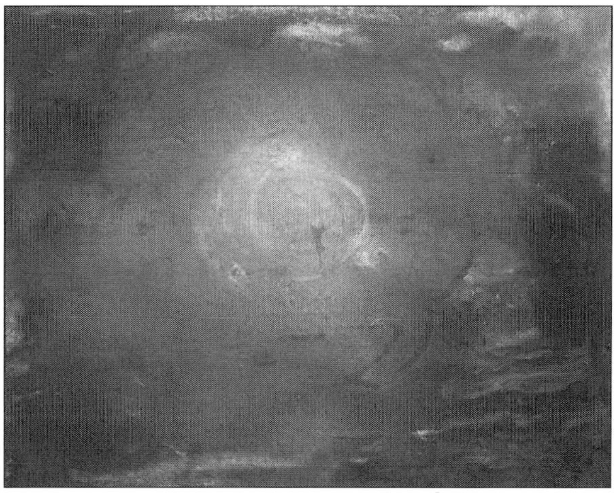

»Geheimnis der Liebe«, gemalt von Nila T. / Renata Caddy (2011)

Das Rosa-Orange des Ananda – Seligkeit
Weiß – Bewusstsein
Blau – Sein
und dann erst das Rot – die Zerstörung.

Das Göttliche in seiner Güte, seiner Liebe, würde nie auch nur für eine Sekunde lang Schmerz zufügen, wenn es nicht nötig wäre. Das ist in all seinen Dimensionen deutlich geworden.

Wohl jeder der innerlich Opfernden fragte sich bei jedem Gottesnamen erneut, wie das Leid zu mildern wäre.

Am Ende beim Aarti:

Chamunda – die Göttliche Mutter – kontemplierte die ganze Alte Erde,
die sie während des Aarti liebevoll vor sich in Händen hielt.
Innen sah man die Erde glühen.
Da war etwas orange-goldgelb Glühendes tief darinnen,
während sie alles umfasst hielt
in tiefer Liebe.

Geheimnis des Blutes
und des Feuers
– Der göttliche Kelch –

Erst ein tiefes Schweigen rundum. »Heilig, heilig, heilig« kam dann als Antwort auf das Schauen der Göttlichen Mutter in das sichtbar gewordene, geheimnisvolle Licht in der Erde.

OM namah Shivay!

III. Lucifer und Ahriman in ihrem Prozess der Verwandlung

Die inneren Feuerzeremonien vom 10. bis 19. Juni,
ausgeführt im Quell des Heilens am Bodensee,
im Geiste in Tibet in der »Kailash-Festung«

Vorspann: Wie wundersam Gottes Wege sind!

In unserem Garten, Nandan Van, einem Tempelgarten, in dem sich der ganze Lebensbaum mit seinen sieben Chakren entfaltete, entstanden auch Plätze für die verschiedenen göttlichen Wesen.

Auf der Suche nach einem neuen Teelichtgefäß für den Jesusplatz wurde ich, für mich völlig unerwartet, in ein geistiges Abenteuer geführt.
Anstelle des gesuchten Gefäßes erstrahlte vor mir ein großer, sonnenartig geschliffener Bleikristall. Ich nahm ihn mit.
Doch im Garten spürte ich sofort, dass dieser Stein mit seinem hellen aber kalten Strahlen weder für den Jesusplatz geeignet war noch sich in Harmonie mit der Schwingung des Gartens befand. –
Warum aber war ich so inspiriert gewesen, diesen Stein mitzunehmen?

Plötzlich erinnerte ich mich an den Lucifermythos, den unser Freund Peter Dawkins auf einer Rhein-Pilgerreise erzählt hatte. Es ist der Mythos von Lucifer, der ursprünglich einer der höchsten Engel um Gottes Thron war.

Als Gott sprach, dass die Menschheit niedriger geschaffen sei als die Engelwelt, dass sie aber durch ihre Evolution am Ende höher stehen würde, da kam blitzartig der Wunschgedanke auf in Lucifer, dass er höher stehen wolle als die Menschheit – und genau in diesem Moment stürzte er, stürzte er in großen Tiefen, bis weit unter die Menschheit hinab.

Plötzlich wurde mir klar: Dieser Bleikristall ist für Lucifer bestimmt! Deshalb wohl hatte ich ihn mitnehmen sollen. Aber was tun damit? Nach einigem inneren Fragen kam mir die Idee, diesen Stein an einem besonderen Ort im Garten in die Erde zu legen und um Heilung für Lucifer zu bitten. Zuvor übergab ich den Stein innerlich Babaji mit der Bitte, dass er die Regie für alles Weitere mit Lucifer und seiner Heilung übernehmen möge.

Die Polarität von Lucifer und Ahriman, über die Rudolf Steiner viel gesprochen hatte, kam mir ins Bewusstsein:
Rechts und links die zwei Gegenspieler Lucifer und Ahriman, und dazwischen der Mensch, der getestet wird – durch Lucifer mit seinen Mächten der Verführung durch das glänzende Licht auf der einen Seite, durch Ahriman mit seinen Mächten des Nicht-Licht-Denkens, Nicht-Licht-Seins auf der anderen Seite. Erhöht in der Mitte zwischen beiden steht Christus – unter ihm der Mensch, der immer wieder neu den Weg der goldenen Mitte wählen muss.

Lucifer, der ursprünglich auf der Sonnenseite war, schenkt alles Wissen und dadurch alle Macht, nur nicht Gott, nur nicht die Liebe.
Ahriman, auf der Dunklen Seite, entstanden aus dem Sog nach unten als eine Verzerrung der saturnalen Macht der Zusammenziehung, ist und bewirkt Schwere, Trägheit, Leere, Angst und alles, was daraus folgt.

Mir wurde klar, dass eine Heilung von Lucifer auch eine Verwandlung von Ahriman mit sich bringen würde, und dass ich auch für Ahriman einen Stein finden sollte.

Spontan entdeckte ich in der Erde einen Stein, der mir für Ahriman geeignet schien, groß, grau und schwer. Als ich ihn umdrehte und von der Erde befreite, war vorne ein fratzenhaftes Gesicht zu sehen, ein regelrechtes Teufelgesicht, und auf der Rückseite ein Buckel. Om namah Shivay! – Auch diesen, Ahriman gewidmeten, Stein übergab ich sofort innerlich Babaji, mit der Bitte um Heilung auch für ihn. – Nach sorgfältigem Waschen und Einreiben mit Heiliger Asche wollte ich Ahrimans Stein gegenüber von Lucifers Stein im Garten in die Erde eingraben.

Doch zuvor rief ich Muniraji an, dem ich – Gott sei Dank – von all dem erzählen konnte, und fragte ihn: »Ist das alles ok? – Ist es gut, dies so zu tun?« –
»Yes!«, war seine Antwort. Er schien alles schon zu wissen.

So grub ich am folgenden Sonntagmorgen beide Steine in einigem Abstand voneinander an diesem besonders lichten Platz im Garten tief in die Erde ein. – In der Mitte zwischen beiden stand bereits ein großer, leuchtender Bergkristall, der Christus gewidmet war.

1. Feuerzeremonie am Fuß des Mount Kailash, Sonntag, den 10. Juni 2007

Widmung

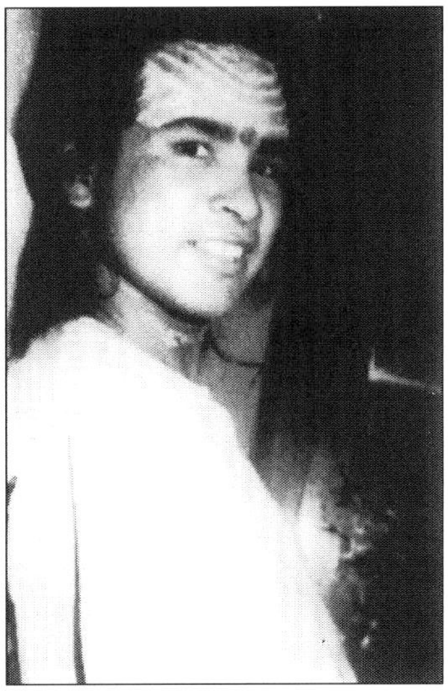

Babaji (1972)

»*Mögen diese neun Feuerzeremonien ein weiterer Beitrag sein für die Heilung von Tibet und der Welt.*«

Wie früher auch, bat ich Babaji um alle Hilfe, allen Segen für diese Arbeit und darum, mit seinen göttlichen Freunden zu der Feuerzeremonie dazuzukommen. –
Ebenso hatte ich erneut Muniraji gebeten, dass er diese neun Feuerzeremonien durch mich ausführen möge.

2. Feuerzeremonie am Raksastal, Dienstag, den 12. Juni 2007

Ahrimans Stein wird zermalmt

Außer Babaji und den göttlichen Freunden nahmen viele Wesen aus der ganzen »Kailash-Festung« teil.

Sogleich trat Bhairav Baba (sprich Beru Baba) von acht Seiten gleichzeitig auf die Mitte des Feuers zu und sandte ein Lichtfeuer nach oben – voll des Ananda – das sich dann strahlend allen Teilnehmern schenkte.

Mit dem Beginn der Feuerzeremonie entstand gleich ein großes, äußerst freudiges Fest.
Die Raksastalis tanzten und sangen voller Freude in ihrer Liebe zu Shiva. – Sie waren voll singender Seligkeit. –
Die Manasarovar-Engel und -Wesen waren stiller in ihrem inneren Glück. Es war, als ob die innere Transformation von Raksastal diese außergewöhnlich große Wonne freigesetzt hätte, anders als bei den immer schon heiligen Wesen des Manasarovar.

Lucifer, in orangefarbenem Kleid, war unter den Tanzenden, Hand in Hand mit den Raksastalis.

Babaji, inmitten des Raksastal sitzend, hielt den Ahriman gewidmeten Stein in den Händen.

Während des Mantras »Hara Hara« knackte er den Ahriman-Stein auf. Es war deutlich zu sehen, dass an der Stelle, an der das Herz sein sollte, ein Loch war – ein Nichts, in der Größe einer Walnuss. –
Die Frage kam auf, wie Ahriman Liebe lernen soll, um aus seiner Angst herauszukommen, wenn er kein Herz hat?

Ahriman – das Nicht-Licht-Denken, das Herrschen durch Negationen, der Angstmacher, der selbst furchtsam ist und furchtsam macht, und als Folge davon berechnend, kalt und zweckbestimmt ist, veräußert, Schablone, Hülle ohne Inhalt, Enge, Angst, Leere, arm. – Ahriman ist in letzter Konsequenz versteinertes Nichts.

Während der Shiva-Mantren zermalmte Babaji den Stein zu bloßem Staub. – Während dieses Vorgangs husteten viele Raksastalis sehr. Die Atmosphäre war immer mehr von Ernst durchdrungen.

Der durch den Ahriman-Stein gewonnene Staub wurde in ein Gefäß gefüllt. Babaji fügte etwas von seiner Heiligen Asche und sogar etwas von seiner Spucke hinzu – später noch göttliches Gautama Ganga Wasser – und von Mahendra Baba ein himmlisches Pulver, das wundervoll duftete. Schließlich fügte Chamunda noch rotes Kumkum dazu – das Ganze ruhte zunächst in dem Gefäß.

Bei »OM Bhur Bhuwah Swah«, – dem Mantram an den Geist der Sonne, hielt Lucifer inne und begann, aus ganzem Herzen eine Arie an den Geist der Sonne zu singen.
Sein ganzes Wesen sang!

Beim Mutter-Aarti war es, als würde die Göttliche Mutter alle Wesen in ihrer unendlichen Liebe wiegen. Es war, als wären wir alle in ihrer Wiege geborgen.

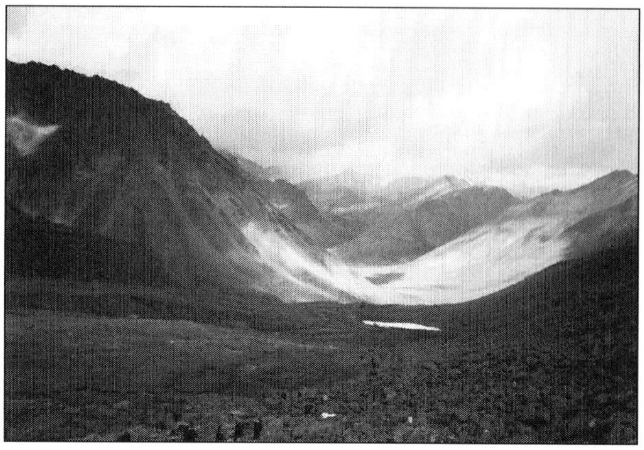

Landschaft in Tibet (2004)

3. Feuerzeremonie am Manasarovar, Nordostseite, Mittwoch, den 13. Juni 2007

Schwarz wird verbrannt

Ein großes Feuer leuchtete mit violetter Flamme in der Mitte.

Erstaunlicherweise nahmen außer dem göttlichen Freundesteam gar nicht so viele teil. Warum wohl?
Die meisten Raksastalis waren an ihrem See bei Babaji geblieben, obgleich doch heute hier, in der Mitte auf dem Manasarovar, die Feuerzeremonie mit ihm stattfand.

Es zeigte sich, dass fünf Feuerzeremonien gleichzeitig stattfanden, und zwar eine in der Mitte des Manasarovar, eine am Raksastal, eine an der Ostseite vom Manasarovar, eine am Gurla Mandhata und eine am Nordantlitz des Kailash.

Beim Chandan-Geben fiel auf, dass fast jeder der göttlichen Freunde ein schwarzes Tuch umgelegt hatte und ernst dreinschaute. Seltsam! Beim Kumkum-Geben (einen roten Punkt in die Stirnmitte setzen) zeigte sich, dass jetzt jeder ein weißes Tuch trug. Beim Aksastam (Reis auf die Stirn geben) sah jeder wie ein durchsichtiger Kristall aus. Es wurde klar, dass es erneut um die Thematik von Ahriman (schwarz) und Lucifer (weiß) sowie ihre Transformation (durchsichtig) ging.

Zuerst wurden gleichzeitig in allen fünf Feuern all die schwarzen Tücher verbrannt. Offenbar wurde dieser Vorgang durch jede dieser Feuerzeremonien auf einer anderen Ebene ausgearbeitet. –
Am Raksastal war dieser Akt am intensivsten: Es war ein unglaublich dunkler Rauchqualm entstanden, der zudem noch sehr unangenehm roch und bewirkte, dass die jungen Raksastalis – trotz ihrer hingebungsvollen Liebe zu Shiva – die Flucht ergreifen mussten, sich dabei die Nase zuhielten, die Augen zukniffen – es war einfach zu viel!

Sofort gingen die Manasarovar Engel hinüber, ihren jungen Freunden beizustehen. Was für ein Bild: Rund um Babajis Feuer am Raksastal standen nun die Engel, und vor jedem der großen Engel, saß unten, ganz klein, ein Raksastali, jetzt völlig beschützt vor dem entsetzlichen Qualm und Gestank, der sich prompt aufzulösen begann.

Nachdem die Engel zum Raksastal hinübergegangen waren, kam überraschend eine ganze Gruppe golden gekleideter Wesen, um sich zu Babaji ans Manasarovar Feuer zu setzen. Kamen sie von der Bruderschaft des Lichts oder waren das gar Lucifers Mannen?

Wie als Antwort auf diese Frage wurde nun Babaji sichtbar, am Baum des Lebens in der Mitte des Manasarovar am Feuer sitzend, in allen Farben bekleidet, als wolle er damit zeigen: Ich bin in allen Farben, und jede Farbe kann leuchtend werden, nicht nur Weiß oder Gold.

Zwischendurch erschienen ein paar kleine, bleierne Krokodile auf den Felsen am Raksastal. Babaji hatte sie offenbar gezähmt.
Es gab so viele Handlungen an den verschiedenen Feuern. Offenbar wurde durch jedes Feuer auf einer anderen Ebene das gleiche Thema transformiert.
War es Chamunda, die etwas von dem Pulver von Ahrimans Stein nahm und es über ihr farbiges Kleid streute? – Offenbar war der in Pulver verwandelte Ahriman-Stein jetzt eine gute Substanz, die in vielen Bereichen dienlich war.

Nur eines zeigte sich noch: In dem Pulver hatte sich eine kleine Bleikugel gebildet. Diese Kugel wurde mitten im Raksastal in die Tiefe des Sees gegeben, dorthin, wo früher die Teufel gehaust hatten, und wo nach deren Auflösung Herakhandi Baba selbst zwischen fünf Feuern tief unten im See gesessen hatte. Dorthin ging die Bleikugel. Christus strahlte mit der Hostie senkrecht in den See hinein und zerstäubte die Bleikugel vollkommen.

Es war bei »Bhur Bhuwah Swah«, dass mehrere Luciferwesen am Manasarovar sichtbar wurden, in Cremeweiß gekleidet, die Gewänder mit goldenem Saum.
Zu jedem der fünf Feuer ging ein anderer von ihnen, um auf verschiedene Weisen Babaji und die Göttliche Mutter zu grüßen. – Sie schienen stets respektvoll und bescheiden zu sein.

Scheint oder ist?

Beim Aarti trug die Göttliche Mutter ein Kleid, das von unten nach oben in den verschiedensten Farben gehalten war, nur die Farbe Schwarz kam nicht vor. Beim Tücherverbrennen am Gurla Mandhata war das Schwarz dunkelrot geworden …
Wieder zeigte das Göttliche: Ich trage alle Farben, bin in allen Welten.

Während des Aarti wurde plötzlich, ein Stück weiter rechts, ein Totenschädel im Sand des Manasarovar sichtbar.
Oh, die Feuerzeremonie kann nicht beendet werden, wenn der Totenschädel noch daliegt!
Was tun?

Gewiss nicht ihn dem Wasser übergeben,
auch nicht ihn in die Erde eingraben,
auch nicht ihn zertrümmern,
dann bleibt nur: ihn dem Feuer zu übergeben!

Es knackte ganz gewaltig im Feuer, als dies geschah.

Dann erschien Babaji selbst, sehr majestätisch mit seinem Trishul in den Flammen stehend, dem Trishul (Dreizack), der die Synthese der Gegensätze ausdrückt.

Jetzt wurde, in den Flammen stehend, der Neue Mensch sichtbar, voll der Seligkeit, vollkommen, frei – ganz offen – sehr jung, als ob er unsterblich sei … und hinter ihm stehend: die Göttliche Mutter.

Es war, als ob durch das Verbrennen des Totenschädels der Archetyp Tod verbrannt worden sei, bewacht von Babaji selbst, der, mit seinem Trishul in den Flammen stehend, das Erscheinen des Neuen Menschen möglich machte. Der Neue Mensch, gebildet aus reiner Seligkeit.

Vor ihm und der Göttlichen Mutter ein erneutes Aarti.

Bemerkenswert ist, dass einer von uns als Mensch selbst auf die Idee kommen musste, den Totenschädel in die Flammen zu geben – stets jetzt ist der Moment!

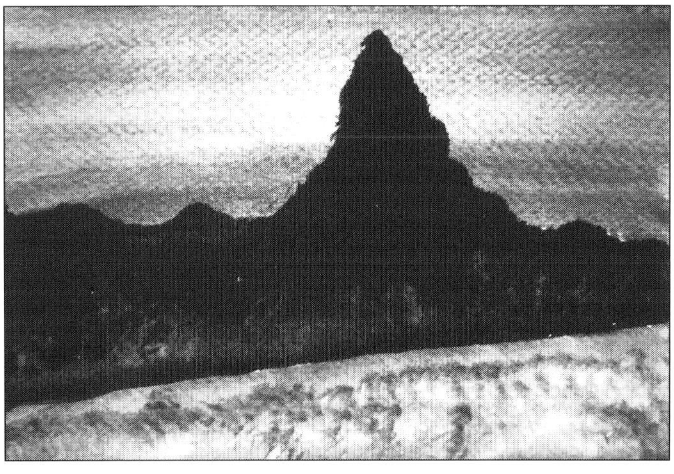

»Verwandlung des Dunklen«, gemalt von Babaji

4. Feuerzeremonie am Manasarovar, Ostseite, Donnerstag, den 14. Juni 2007

Lucifers Transformation und Befreiung

Am Feuer eine fast bläulich-diamantartige Stimmung, in Farben wie der Coelestin-Stein.

Viele nahmen diesmal wieder teil.
Zahlreiche kranke, gebrechliche Menschen erreichten, teils in Rollstühlen, den See und ließen sich auf der linken Seite nieder.

Schon zu Beginn war das unangenehme Gefühl entstanden, dass sich um uns lauter Wesen versammelten, die Ausdruck von negativen oder Angst machenden Gedanken waren. Sofort ging die Bitte an Babaji, dass nur jene teilnehmen sollten, die er dabeihaben wollte. Ganesha vertrieb alle anderen.
Die negativen Wesen mussten auf Distanz bleiben.

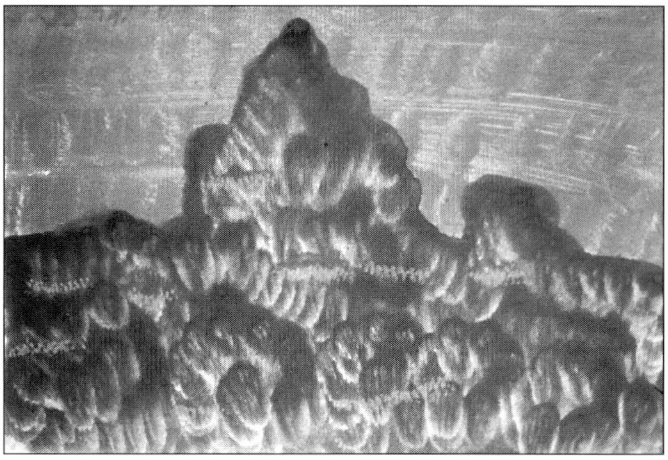

Bild ohne Titel, gemalt von Babaji

Die Kranken erhielten von dem transformierten Pulver von Ahrimans Stein, ebenso wurde – auf Babajis Geheiß – eine Schale mit Heilwasser herumgereicht. –

Die kleinen Raksastalis handelten wie perfekte Sanitäter.
Als sie den in Distanz befindlichen Wesen das Heilwasser reichten, spuckte einer doch tatsächlich hinein! Geistesgegenwärtig schüttete ihm der junge Raksastali das ganze Wasser ins Gesicht – was zur Folge hatte, dass dieser – und ebenso die anderen unverschämten Ahriman-Gedanken-Kerle – in eine Art Ohnmacht sanken und zu Boden fielen.

Die Kranken nahe am See waren inzwischen auch in die horizontale Ruhelage gebracht worden. Es schien, als ob alle miteinander auf eine höhere Ebene befördert worden seien und dort weiter behandelt – und geheilt wurden, – soweit dies möglich war.

Als der Platz wieder frei war von den leidenden Menschen und negativen Gedankenwesen, kamen die »goldenen« luciferischen Mannen und nahmen nahe am Feuer Platz. – Die hohe Schwingung der Feuerzeremonie und derer, die opferten, bewirkte, dass die »Goldenen« fast in Schlaf fielen.

Babaji ließ ihnen mit Asche Chandan geben, was sie wach machte.

Dann sollten sie alle Mundan machen (d. h. ihre Haare opfern, den Kopf kahl scheren), was auch geschah. Daraufhin sollten sie ihre goldenen Kleider hergeben. Stattdessen erhielten sie naturhelle, feine Leinenhemden. –

So saßen sie also mit ihrem frischen Mundan in Leinenhemden, »Yogi-like«, und schon näherten sich ihnen langgelockte Gespielinnen und setzten sich jedem à la Tantra auf den Schoß.
Machten sie eine Art Kundalini-Sex?
Sie mussten das Feuer verlassen und saßen etwas entfernt unter Bäumen, mit ihren Gespielinnen auf dem Schoß.

Lucifer war da – er hatte keineswegs beim Mundan seiner Mannen teilgenommen. – Jetzt aber ging es um ihn!

Ja, er sollte auch Mundan machen, meinte Babaji.
Lucifers Antwort: »Nur, wenn die dem Feuer opfernden Heiligen Wesen das auch tun.« – Das geschah. Es war überhaupt kein Problem. – So vollzog dann Lucifer auch Mundan, aber ließ einen langen Büschel Haare am Scheitelpunkt seines Hauptes, im 1000-blättrigen Lotosbereich, stehen. Dieses Büschel Haare war schwarz, während doch sonst Lucifer eher feuerfarbenes Haar hatte (rötlich-bräunliches Blond).

Mit dem Mundan gab er auch sein Kleid her, er wollte nackt sein, bekleidet nur mit Lendenschurz und seinem langen schwarzen Haarbüschel.

Plötzlich hielt er ein großes, blaues Tuch mit weißen Sternen in der Hand. (Wer hatte ihm das gegeben – die Sterne?) Er legte es um und sah natürlich mit dem Sternentuch und seinem schwarzen Haarbüschel einzigartig aus, wie ein Magier.

Babaji spielte mit diesem schwarzen Haarbüschel und flocht einen Zopf daraus. – Es wurde Lucifer klar, dass er diesen letzten Haarbüschel auch hergeben sollte. So geschah es. – Zugleich übergab er das Sternentuch dem Feuer.
Es knisterte hell und weit empor, ein freudiges Ereignis auf drei inneren Ebenen.
Nach oben hin wurde das Feuer immer fröhlicher ...

Als Lucifer sich – befreit von Haarbüschel und Sternentuch – vor Babaji verneigte, nahm dieser den verborgenen großen Stein aus Lucifers 1000-blättrigem Lotos heraus. Es war ein äußerst kostbarer grüner Stein. Babaji gab ihn Lucifer in die Hand.

In dem Moment, da Babaji den Stein aus Lucifers Haupt herausgeholt hatte, wurde plötzlich ein Mensch mit üppigstem Haar und Bart sichtbar – eine sehr würdige Erscheinung. Er sah aus wie Leonardo da Vinci und Shri Aurobindo in einem. – Offenbar war durch das Herausnehmen des kostbaren Steins aus Lucifers Haupt sein unermessliches Wissen aus ihm herausgetreten und war nun in Gestalt dieses heiligen Mannes anwesend. Ganz pur wirkte dieser Mensch, als sei er die reine Verkörperung von Lucifers Wissen, jedoch ohne die verführerische Macht, die Verführung zur Macht, die Lucifer damit ausgeübt hatte.
Von all dem war Lucifer nun befreit worden.

Lucifer übergab jetzt seinen kostbaren Stein an Babaji.

In dem Augenblick, da Lucifer seinen kostbaren Stein Babaji schenkte, wurde er jung, fast wie ein Kind. Er hatte alles hergegeben. –
Jetzt nahm Babaji ihn für einen Moment zu sich, in seine Arme.
Das tat ebenso die Göttliche Mutter während des Aarti.

Nach dem Aarti verneigte sich der sehr jung gewordene Lucifer vor jedem der Teilnehmer am Feuer und bat um den Segen eines jeden Einzelnen.

Er war nun von allem entblößt, besaß gar nichts mehr.

Als er zu Babaji kam, in tiefer Demut, da nahm Babaji ihn zu sich –
und legte den kostbaren grünen Stein in Lucifers Herz.

Wie tief ergreifend das alles war!
Wie in einem Mysteriendrama
von höchster Kraft und Würde.

5. Feuerzeremonie am Gurla Mandhata, Ostseite, Freitag, den 15. Juni 2007

Ahriman wird zu Nichts

Zuerst sah man auf der Seite vorne links am See, wo gestern all die Kranken und Gebrechlichen gewesen waren, jetzt lauter schwarz gekleidete, wohl zu Saturn gehörige Wesen.

Dann tauchte eine grau-bräunlich, rötliche Gestalt auf, die nach vorne kam. Sie wirkte wie aus Holz geschnitzt, wie ein großes Nussknackermännchen. Es war Ahriman, dem es wohl sehr schlecht ging. War er sehr krank?

So näherte er sich Babaji.

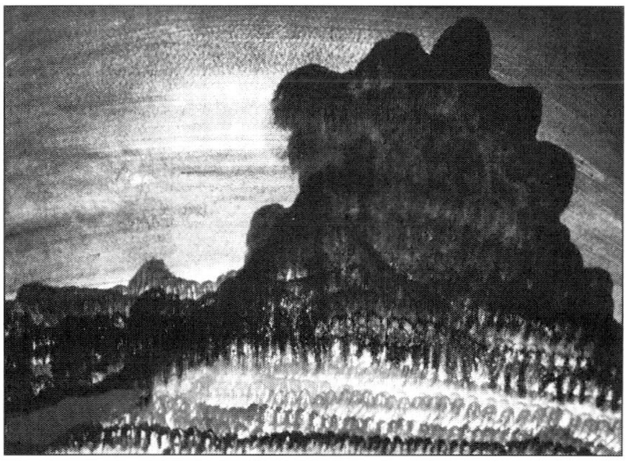

Bild ohne Titel, gemalt von Babaji

Es war wohl ein blitzartiger Gedanke im Raum, ob man ihn operieren könne, aber der Gedanke wurde sofort verworfen. Stattdessen sollte er im Feuer stehen. Es wurde ein rotes Feuer unter seinen Füßen entzündet, so stand er, mit dem Rücken zu Babaji, ein Stück vor ihm im Feuer.

Dabei schrumpfte er erheblich, von Menschengröße bis auf Kniehöhe. – Grau war er jetzt, ein graues, sehr altes, gotterbärmliches Gesicht, grau in grau, die Misere in Person.

Babaji begann nun, seine heilige Asche über den geschrumpften Ahriman zu streuen, mehr und mehr. Es war immer weniger von Ahriman zu sehen. Schließlich war da nur noch ein Seufzer zu vernehmen, und das mausgraue Männchen war in der heiligen Asche restlos in Nichts aufgelöst.

In letzter Instanz war er Nichts. – Zu Nichts ist er geworden!

Dann erschienen wieder die Schwarzgekleideten, deren Wesen Pflicht, Disziplin und Ordnung zu sein schien. Sie ließen sich nun alle an einem quadratischen Tisch nieder, um sich einer gemeinsamen Aufgabe zu widmen. Während des Arbeitsprozesses wurde die Atmosphäre um den Tisch erfüllt von einer rosa Schwingung. Es kamen außerdem hohe weiße Engel zum Tisch, standen neben den Schwarzgekleideten, offenbar halfen sie mit.

Außerdem entstand eine hellblaue Flamme inmitten der rosa Schwingung über dem Arbeitstisch. –
Oh, das ist Bhairav Baba!

Inzwischen war – sehr majestätisch, von vorne links, wo vorher die Schwarzgekleideten gewesen waren – Saturn erschienen, der Hüter der Schwelle, der Hüter des 1000-blättrigen Lotos. Er stand in der Nähe von Babaji, hatte etwas Diamantartiges an seinem würdevollen Mantel, der dunkel war, aber nicht schwarz. Als er seinen Mantel öffnete, war dieser innen voller Sterne, ganz erhaben und wunderbar.

Auf der anderen Seite von Babaji saß Lucifer, ganz jung, vollkommen in Ananda – ein seliges Kind. – Saturn ging zu ihm hin, verneigte sich und legte ihm einen Diamant zu Füßen.
Das alles interessierte und berührte den jungen Lucifer überhaupt nicht, er war ganz und ausschließlich in Ananda-Seligkeit.

Es kamen noch einige von Lucifers Genossen, die gestern mit ihren langgelockten Gespielinnen am Waldrand Tantra- – oder was auch immer für Sex – gemacht hatten. Jetzt kamen sie allein, ohne die Gespielinnen, stattdessen spielten sie mit verschiedenen Schlänglein, unterschiedlich in Farbe und Größe. Es war wohl das Kundalini-Thema in ihr Bewusstsein gekommen, und als sie ihren »Häuptling« Lucifer so vollkommen frei und in Ananda erlebten, da tat sich wohl auch einiges in ihnen selbst.

Vieles geschah. So wurde z. B. offenbar, wie sich die Gnade der Göttlichen Mutter auf den verschiedenen Ebenen ausdrückte. Auf der Westseite des Gurla Mandhata verwandelte sie Schwarz in Dunkelrot, auf der Ostseite, wo Lucifer saß, schenkte sie goldengelbes Licht.

Inzwischen war auch Rama in goldgelbem, sonnenhaftem Erscheinen an den »Arbeitstisch» getreten, in mehrfacher Form. Durch sein Sonnengelb verlor das Schwarz seine Schwere und wurde einfach zu einer Farbe, wie andere Farben auch.

Krishna traf, wie immer, mit seiner Flöte genau den richtigen Ton.

Bei »Bhur Buwah Swah«, dem Mantram an den Geist der Sonne, aus der alle Sonnen hervorgehen, geschah es, dass der junge Lucifer plötzlich realisierte, dass die Sonne alle Wesen durchdringt und sie mit ihrem Ananda-Licht beschenkt, soweit sie es aufnehmen können, und dass er selbst nicht nur in Ananda aufgehen sollte, sondern mithelfen, dass alle Wesen in Ananda kommen.

Das war ein weiterer großer Schritt für ihn.

Mit dieser Einsicht wurde zugleich der Wunsch und Wille in ihm zur Tat freigesetzt.

Beim Aarti war es Mahendra Baba, der – beglückt über all diese Ereignisse –, voller Liebe an alle Seligkeitskuchen verteilte.

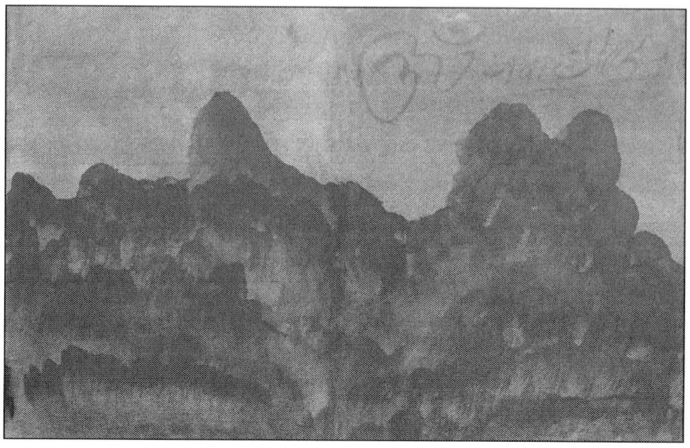

»Ananda«, gemalt von Babaji

6. Feuerzeremonie am Gurla Mandhata, Mitte, Samstag, den 16. Juni 2007

Der verwandelte Lucifer will dienen

Gurla Mandhata zeigte sich in Form einer Pyramide, die dann zur Doppelpyramide wurde und innen ganz frei und offen war. –
Dann war es plötzlich so, dass Mount Kailash genau in die obere Pyramidenhälfte hineinpasste.

Unsere Feuerzeremonie fand ganz unten in der Doppelpyramide statt.

Draußen, außerhalb der Pyramide, waren die Schwarzgekleideten zu sehen, sie saßen auf Bänken. Zu jedem von ihnen gesellte sich ein Weißer von der Bruderschaft des Lichts. So waren ein Schwarzer (von Saturn) und ein Weißer (von der Bruderschaft) im Wechsel beieinander. – Das fühlte sich sehr gut an.

Als nun Schwarz- und Weißgekleidete außerhalb der Gurla Mandhata-Pyramide brüderlich zusammensaßen, wurde ein Bedürfnis nach Synthese – nach Transzendenz der Polarität – spürbar.
Durch die Gegenwart des jungen Lucifer entstand eine neue Substanz von Wärme und Lebendigkeit.

Dann befand Lucifer sich mitten im Gurla Mandhata in der Doppelpyramide. Es war ihm ein Kleid geschenkt worden mit langen Ärmeln aus lichter Seide, auf dessen Rückseite ein weißer Trishul gestickt und dessen Saum mit lauter weißen Sternen geschmückt war. In diesem Kleid schien er Kind und Engel zugleich zu sein.

Die Geistige Welt hatte ihn damit beschenkt, aber er zog das wunderschöne Kleid aus und bat um ein einfaches Leinengewand, in Ockerorange – er wollte nur, was er zum Dienen brauchte.

Der junge Lucifer ist dabei, Hanuman zu werden,
auf einer Neuen Ebene.

Der frühere Hanuman ist der Neue Mensch geworden.

Christus reichte dem jungen Lucifer dreimal die Hostie. Später wurde Lucifer gewährt, dass er in priesterlicher Funktion anderen die Hostie gebe.

Die Göttliche Mutter – als Chamunda – zeigte dem jungen Lucifer das Innere der Erde, auf dass er seine Sonnenliebe dorthin bringe und lerne, dort die Sonne freizusetzen.

Beim Aarti war zu beobachten, wie die Göttliche Mutter das junge Luciferkind auf den Arm nahm, aber das wollte es überhaupt nicht. Stattdessen versteckte es sich in ihren Rockfalten – um dann, klar geworden, selbst vor ihr das Aarti zu machen.

So führte es, von ganzem Herzen, das Aarti vor der Göttlichen Mutter aus.

7. Feuerzeremonie
am Gurla Mandhata, rechts,
Sonntag, den 17. Juni 2007

Die heiligen Ströme des Kailash und die Sonnenmacht des Gurla Mandhata

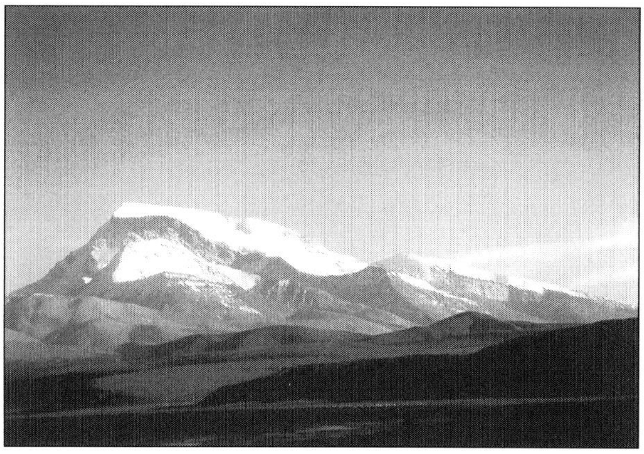

Gurla Mandhata (2006)

Ein blauer Himmelsdom zeigte sich über der gesamten »Kailash-Festung«.

Gleich zu Beginn war im Westen, auf dem Felsen von Raksastal, eine große, bläuliche Gestalt zu sehen, die sehr aufrecht dastand, als Wächter. Das war wohl Bhairav Baba. Ebenso links, im Osten, im Sand des Manasarovar, stand eine mehr orangefarbene Gestalt – der junge, Lucifer-Hanuman.

Direkt hinter uns: strahlendes Gold, die Goldmacht von Gurla Mandhata, ein ganzer Berg voll strahlend-lebendigem Gold.

Hinter dem vielen Gold waren schwarz gekleidete Gestalten zu erkennen. – Die Devi legte eine breite, weiße Linie zwischen den Goldberg und die Schwarzgekleideten – und aus dieser breiten, weißen Linie entstand ein weißer Kreis vom Gurla Mandhata bis zum Mount Kailash.
Die Devi hatte außerdem ein gnadenvolles Tiefdunkelrot hineingesetzt, hinter den Goldberg und vor die weiße Linie, und so die Schwarzgekleideten auf Distanz gebracht.

Aus der Mitte des Kailash strömte ein Goldstrom hervor, der sich in zwei Ströme teilte. Der eine floss nach Westen, an der Westseite des Raksastales entlang, der andere nach Osten, an der Ostseite des Manasarovar – auf diese Weise beide Seen umarmend, um schließlich im Süden, in die Mitte von Gurla Mandhata, zu münden.

Auf dem westlichen Weg gab es einen mächtigen Block, einen an den Ecken abgerundeten, quadratischen Stein, der das Weiterfließen des Goldstromes zu verhindern drohte. Was tun? Der Block war nicht aufzulösen.
Der Goldstrom wollte schon über ihn springen, um weiterzukommen, aber da kam der Impuls, den Block einfach eine Ebene tiefer zu versenken. So geschah es.

Zuvor wurde der Block mit der transformierten Ahriman-Asche gründlich eingerieben. – So konnte der Goldstrom im Westen gut weiterfließen.

Das restliche Stück des westlichen Goldstromes war umgeben von steilen Ufern. Dadurch war sein Weg klar gezeichnet. So landete er sicher in der Mitte von Gurla Mandhata. Er mündete dort, wo der Weg in die Tiefe des Heiligen Berges führte.

Ganz anders war es beim östlichen Goldstrom: Er floss sachte durch den Manasarovar Sand, hie und da ein bezauberndes Blühen erschaffend, manchmal sich teilend, manchmal beinahe sich verlierend bei all dem schöpferischen Spiel, aber dann doch wieder verantwortlich zusammenströmend, im Bewusstsein, dass auch er Gurla Mandhata erreichen würde. Im Osten war wirklich ein paradiesisches Land entstanden. Lucifer-Hanuman wirkte dort wie im Spiel.

Dann entstand aus der Mitte des Kailash ein Platinstrom, wieder nach beiden Seiten strömend, stets unterhalb der beiden Goldströme – und ebenso in der Mitte, tief unter Gurla Mandhata landend.

Nun ging von der Mitte des Mount Kailash ein Coelestin-farbiger Heilstrom aus, der mehr an der inneren Seite der beiden Goldströme floss, zum selben Ziel, zur Mitte von Gurla Mandhata.

Jetzt wurde ein riesiger, weißer, strömender Kreis geschaffen, der beide Heiligen Berge und Seen im Umkreis umarmte.

Der weiße Strom wurde innerlich von kristallklarem Wasser durchpulst und umgab die gesamte »Kailash Festung«. Zwischen Goldstrom und klarem Wasserstrom entstand noch ein Silberfluss.

Außerhalb des riesigen, weißen, strömenden Kreises positionierten sich auf der Westseite die Schwarzgekleideten. Zu jedem von ihnen stellte sich einer der weißen Bruderschaft.

Die östlichen und westlichen Bereiche der »Kailash-Festung« waren sehr verschieden:

Der Osten wirkte sehr poetisch, es war dort auch ein neues Brindavan (Stadt vor Krishna) entstanden, voller Blumen und bezaubernder Gebäude. Das Leben dort war voller Freude.

Im Westen war der ursprüngliche Block, der in die Tiefe versenkt worden war, inzwischen schon kleiner geworden. Es stellte sich heraus, dass in dem Block ein mit ahrimanischen Mächten verknüpfter Dämon hauste, der offenbar ein Ausdruck vom Glauben an die Macht des Geldes war.

Als der Block eine Ebene tiefer versenkt und dort langsam kleiner geworden war, geschah es, dass der mit dem Block verbundene Dämon in lauter Silberlinge verwandelt wurde.
War es Krishnas Flöte, die immer die Frequenz des jeweiligen Wesens traf, zusammen mit dem Ananda des jungen Lucifers, die dies bewirkt hatten?

Genau an der Stelle, wo in der Tiefe der Block ruhte, waren oben, auf der Oberfläche des Goldflusses, all die Silberlinge aufgetaucht. Sie wurden herausgenommen und den beiden von Babaji gezähmten Krokodilen zum Fressen gegeben.

Es gab noch einen ganz besonderen Strom, der von der Mitte des Kailash ausging und geradewegs nach Süden, zum Gurla Mandhata, floss, und das war der Strom aus dem Blut des Lebens. – Auf seinem Weg gen Süden verband er sich mit dem Baum des Lebens, der im Manasarovar wurzelt, und floss dann geradewegs weiter nach Süden, um tief unten, in der Mitte des Gurla Mandhata zu münden, wo alle Ströme sich vereinigten.

Dattatreya ließ reines, durchsichtiges Wasser um die ganze »Kailash-Festung« strömen, was bewirkte, dass sie unsichtbar wurde für den, der nicht berufen war.

War es Babaji – durch Baba Goraknath –, der den Lebensblutstrom als roten Rosenstrom strömen ließ?

Auf der Ostseite des Sees, die ganz blühend und jung war, spielten Kinder wie Krishna als Kind, aus dessen Füßen Ströme von Gold herauskamen.

Auf der Westseite von Raksastal erschienen plötzlich mehrere weiße und sehr große Wesen auf den Felsen. Einer war sehr deutlich sichtbar, ein sehr feines, edles Gesicht mit wunderschönem Hinterkopf, jedoch nur aus Haut und Knochen bestehend, mit sehr langen Armen und Beinen sowie raumgreifenden Bewegungen.

Ob das einige der erhabenen Wesen sind, die vor Äonen unter die Erde von Raksastal gingen, um den Stern der Devi, das Licht dort zu halten? Äonen zurück ..., Wesen aus der Ur-Substanz.?

Sind jetzt einige von ihnen frei geworden?
Was für ein Zeichen für unsere Zeit und die Geschehnisse in der »Kailash-Festung« ist es, wenn einige dieser erhabenen Wesen jetzt hervorkommen können!

OM namah Shivay!

Die Sonne spiegelte sich voller Licht und Lebendigkeit im Goldenen Fluss.

Alle Sterne leuchteten im klaren Wasser des Flusses, der die gesamte »Kailash-Festung« umgab.

Beim Chamunda-Mantram war die Göttliche Mutter – zusammen mit dem jungen Lucifer – tief unter der Erde von Gurla Mandhata, noch tiefer als der Ort, an dem die heiligen Ströme, die vom Kailash ausgesandt waren, die in den Heiligen Berg der Göttlichen Mutter mündeten. Sie war an diesem tiefen Herzort im Gurla Mandhata, dem Ort der verborgenen Sonne, die der Christus in der Erde verankert hat.

Von diesem Ort aus sandte die Göttliche Mutter – zusammen mit dem jungen Lucifer – einen mächtigen Ananda-Feuerstrom aus, die gesamte »Kailash-Festung« durchdringend und umarmend. Am äußersten Kreis brachen strahlend-lichte Flammen aus der Erde hervor.

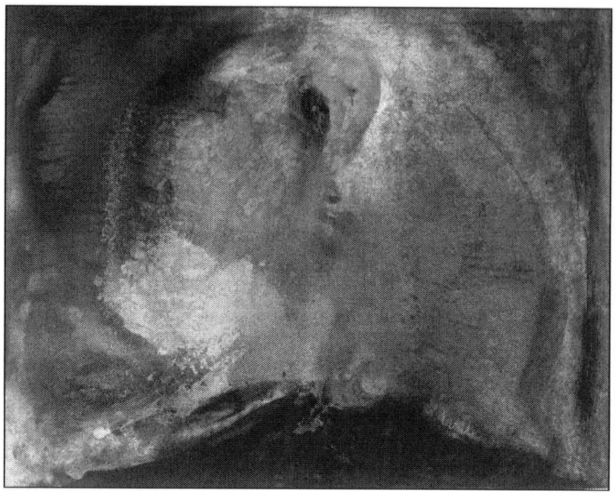

»Phönix«, gemalt von Nila /Renata Caddy (1984)

Die gesamte »Kailash-Festung« umgab ein strahlend-lichter Flammenkreis.

Christus trat zum jungen Lucifer. Mit Lucifers Sonnenliebe, der Sonnenwahrheit und Sonnenmacht des Christus, wurden diese Flammen zu einer Sonne, die machtvoll nach oben zu strahlen begann. Die Flammen bahnten den Weg für das Empordringen der Sonne aus diesem tiefsten Herzort des Heiligen Berges der Göttlichen Mutter.

Beim Aarti zeigte sich die durchgehende Doppelpyramide mit Kailash und Gurla Mandhata als Einheit.
Die Göttliche Mutter erschien in Dunkelrot und strahlendem Weiß.

8. Feuerzeremonie am »Panoramaplatz«, Montag, den 18. Juni 2007

Alles Geschehene wird Babaji übergeben

Viele, viele waren anwesend.
Es wurde eine Feuerzeremonie besonderer Art, in der intuitiv all die vergangenen, intensiven Ereignisse, alles Geschaute und Erlebte, an Babaji – in seine Hände – übergeben wurden. Er war es, der dies alles bewirkte. Das Ganze war nun ihm, in seine Hände, in sein Herz übergeben worden, auf dass er es vertiefe und erhöhe oder gar auflöse, ganz nach seinem Wunsch und Willen.

Durch das Feuer wurde es ihm übergeben. Das Feuer, ebenso wie die heilige Asche, bringt die Wahrheit hervor – und heilt.

Bei der Übergabe des verwandelten Ahriman-Pulvers schüttete er es sofort ins Feuer. Das Feuer verbrannte die darin noch wirkende Ahriman-Tendenz, die darin bestand, selbst durch seine Asche immer wieder einmal kleine Bleikügelchen zu bilden.

Es geschah durch Mahendra Baba, dass die Ahriman-Asche in ihrer inneren Substanz zu Honig verwandelt wurde.

Die Sterne taten auch noch etwas hinzu.

Im weiteren Verlauf wurde Babaji nicht nur das in der Lucifer-Ahriman-Transformation Gesehene und Geschehene übergeben, sondern auch all das tief Bewegende, was während der ganzen vergangenen, inneren Feuerzeremonien für Tibet geschehen war.

OM namah Shivay

Oben wie unten, innen wie außen – dein Wille geschehe!

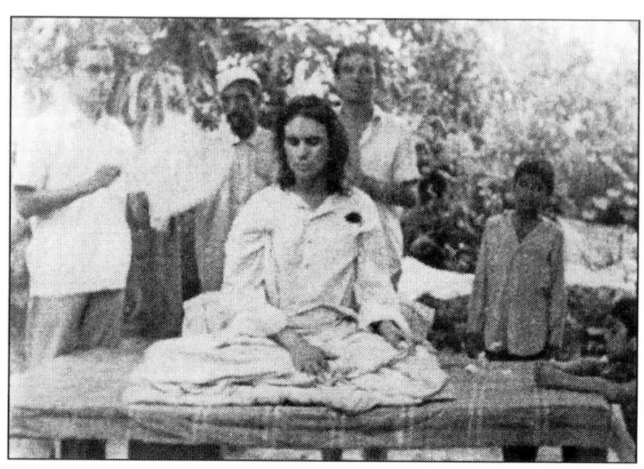

Babaji (1972)

9. Feuerzeremonie am Kailash, Nordantlitz, Dienstag, den 19. Juni 2007, Danksagung

Ananda pur

Es waren fünf der neun wundervollen Weißen Wesen da, die nun am Raksastal hervorgekommen waren. Sie saßen vorne, um Babaji. Aeonen waren sie unter der Erde Raksastals gewesen.

Rundum saßen die jungen Raksastalis. Sie durften erstmalig hier oben, vor dem Nordantlitz des Kailash, an einer Feuerzeremonie teilnehmen.

Das Feuer war groß und weiß, außen bläulich, in der Mitte stand eine goldene Lichtsäule.

Überraschenderweise opferte der junge Lucifer mit.
Er durfte sogar den süßen Reis opfern. Das ist eine ganz besondere Ehre.

Die Mantren wurden zum Teil fünffach wiederholt, weil es ein so großes Fest war, diese Dankes-Feuerzeremonie.

Bei jedem der Shiva-Namen nahm Babaji genau dessen Wesen und Ausdruck an. – Die Raksastalis waren so glücklich und stolz auf ihren Herrn, darauf, was er alles ist und tut.

Als Maharudra war er offenbar außerhalb des Kailash Kreises in Aktion und nahm alles in sich hinein, was sich gegen Gott wehrte – und verwandelte es.

Die beiden Krokodile, welche die Silberlinge zu essen bekommen hatten, waren zu zwei schönen jungen Frauen geworden. Sie sahen aus wie Prinzessinnen, voll des Silberschmucks, und saßen für einen Moment rechts und links von Babaji.

Der Block, der auf dem Weg des Goldstromes lag und mit Ahrimans verwandelter Asche bestrichen und versenkt worden war, war zwar kleiner geworden, hatte aber eine Inschrift bekommen, die lautete:
»Ich bin da.«

Babaji nahm den Stein in die Hand, löschte die Inschrift und warf ihn weit aus der »Kailash-Festung« hinaus.

Die Schwarzgekleideten, die neben sich je einen Weißen von der Bruderschaft des Lichts hatten, waren jetzt Soldaten von Lord Shivas Armee geworden, graublau gekleidet und mit einem weißen Trishul auf der Rückseite ihres Gewandes.

Beim Aarti opferte Babaji auf der höchsten Kuppe des Kailash zusammen mit den fünf erhabenen Weißen Wesen. Sie waren Äonen unter der Erde gewesen, um den achtstrahligen Stern, der Raksastal zugrunde liegt, zu hüten, den Stern der Göttlichen Mutter in ihrer Form als Parvati. Mit ihnen gemeinsam opferte Babaji an diesem erhabensten Ort, während alle anderen unten weiteropferten. Es war vollkommen, einfach wunderbar.

Zugleich wurde offenbar, dass es einen Lichtschacht gab, der von diesem höchsten Ort des Kailash durch den ganzen Berg hindurch bis nach unten führte, an den Ort, wo die heiligen Flüsse entsprangen, welche – die beiden Seen umströmend – dann in der Mitte von Gurla Mandhata mündeten. Von diesem erhabenen Opferfeuer strömte ein göttliches Ananda durch den Heiligen Berg und schenkte sich ins ganze Land:
Ananda pur –

Nachspann:

Nach der glücklichen Vollendung der neun Feuerzeremonien sprach ich mit Muniraji am Telefon und dankte ihm sehr für all seine Hilfe und dafür, dass er durch mich wieder die neun Feuerzeremonien ausgeführt hatte. Ich war so dankbar für all das, was geschehen war und was ich hatte sehen dürfen: »Thank you!«
»Yes«, sagte er froh.

Ich erzählte ihm dann von meinem Impuls, die beiden Steine von Lucifer und Ahriman, die während der Zeit der neun Feuerzeremonien in der Erde unseres Gartens geruht hatten, nun wieder herauszunehmen und dem Wasser zu übergeben – und zwar an einer ganz besonderen Stelle am Rhein. »Ist das ok?«, fragte ich.
Mit einem kraftvollen »YES« gab er seinen Segen.

Noch am selben Nachmittag fuhren wir, den Rheinfall von Schaffhausen hinter uns lassend, zu diesem besonderen Platz am Rhein, den ich kannte.

Eine vollkommen wunderbare, lebendige Schwingung der Stille herrscht da im Fluss, uns war, als berührten wir den Saum der Ewigkeit.

Dort übergaben wir den Lichtstein von Lucifer und den alten schweren Stein von Ahriman dem Fluss – und durch den Fluss an Babaji –
in das schwingende Schweigen seiner Liebe.

OM namah Shivay!

In aller Dankbarkeit

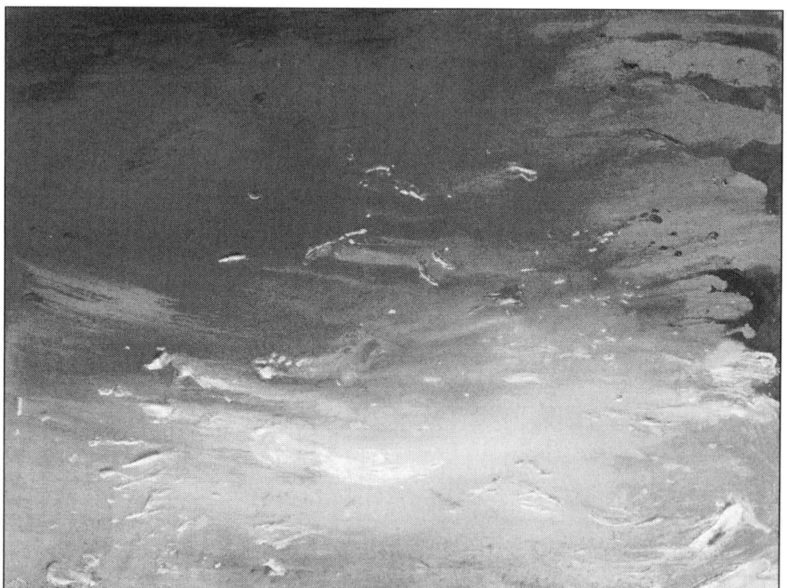

Aus der Serie »Vom Land der Weißen Wasser«,
gemalt von Nica / Renata Caddy (2013)

IV. Wie Schöpfung entsteht

Die inneren Feuerzeremonien vom 9. bis 18. Juli 2007,
ausgeführt im Quell des Heilens am Bodensee,
im Geiste in Tibet in der »Kailash-Festung«

1. Feuerzeremonie am Fuß des Kailash, Montag, den 9. Juli 2007, gewidmet der Heilung von Tibet und unserer Welt

Ein göttliches Wesen, das tief das Menschsein kennt

Wieder bat ich Babaji und seine göttlichen Freunde um alle Hilfe und allen Segen bei diesen weiteren neun inneren Feuerzeremonien mit den Worten »Tu Du alles«. Auch Muniraji bat ich erneut, die Feuerzeremonien durch mich auszuführen.

Viele, viele nahmen teil – was ungewöhnlich für die erste Feuerzeremonie ist. Gleich zu Beginn sah man ein vollkommen erhabenes Wesen von wunderbarer, fast durchsichtiger Gestalt in der Mitte der Flammen stehen. Ein Wesen, das offenbar tief das Menschsein kennt und in sich erlöst hat. – Dieses Menschenwesen war unbeschreiblich schön, so etwas hatte ich noch nie zuvor gesehen!
Es hatte offenbar eine Substanz gewonnen, wie sie die rein göttlichen Wesen, wenn sie niemals Mensch waren, so nicht haben.

Dann geschah es, dass die Feuerstelle mit den Opfernden einen Meter über den Boden auf ein Podest erhoben und golden wurde, während die vielen anderen sich weiterhin ringsum auf dem Boden befanden. Etwas später wurde die Feuerstelle, zusammen mit den Opfernden, einen Meter in die Tiefe versetzt, während die anderen Teilnehmenden weiterhin auf dem Boden blieben.

Während der Kailash-Mantren öffneten sich einige Felswände am Nordantlitz des Kailash, wodurch erhabene innere Höhlen, Raumgewölbe hinter den Felswänden, sichtbar wurden. Große, göttliche Wesen und Yogis haben dort ihr Zuhause.

Welch ein Geschenk von Babaji, dies zu zeigen!

In der Nähe des Feuers war auch der verwandelte Lucifer zu sehen. Er saß dort ganz rein und hatte sich vervielfältigt, um besser dienen zu können.

Beim Aarti stand Parvati weiß, fast durchsichtig, in den Flammen, auf geheimnisvolle Weise verwandt mit der unbeschreiblich schönen, ersten Gestalt.

2. Feuerzeremonie am Raksastal, Dienstag, den 10. Juli 2007

Das Platin-Paradies – der unmanifestierte Zustand

Ein sehr großes, weißes Feuer.
Das göttliche Team am Feuer schien ernst und meditativ gestimmt zu sein.

Im Gegensatz zu früheren Feuerzeremonien am Raksastal nahmen nur wenige teil. Die Raksastalis waren in sich gekehrt. Kein Wunder, denn gestern war ihnen ein tieferes Wissen geschenkt worden, wer sie wirklich sind:
Es war das Wissen, dass sie als uralte Seelen freiwillig im Raksastal untergetaucht waren und zugestimmt hatten, dies »zu vergessen«. Das arbeitete tief in ihnen.

Plötzlich waren wir alle samt dem Feuer in der Wüste Gobi, umgeben von unermesslichen Weiten, mit nichts als dunkelgrauem Sand und dem gewaltigen Himmel. Über dem Feuer saß Lord Shiva mit geschlossenen Augen, vollständig mit heiliger Asche bedeckt, nur mit einem Lendenschurz bekleidet. Es herrschte eine vollkommene Platinland-Atmosphäre, wie jenseits der ersten manifestierten Materie, im Bereich der Ursubstanz.

Babaji, als Bhole Baba, saß jetzt im weißen Hemd am Feuer. Es standen neun weitere platinfarbene Wesen am Feuer, jedes ebenso in einem weißen Hemd. Ob das die Seelen der Raksastalis waren?

Danach opferten diese Wesen, innig versunken, leicht nach vorne geneigt, dem Feuer. Obgleich vielleicht älter als die Zeit, sahen sie aus wie Neunzehnjährige.

Nah am Feuer war ein Duft und ein wunderschönes Blau, Akasha-Blau, sonst nur der endlose dunkelgraue Sand, der ohne Anfang und ohne Ende schien.

Es opferten in dieser Platin-Atmosphäre Babaji mit seinen »Platin-Prinzen«. Wir anderen waren nur vom Herzen her dabei. Das Ganze befand sich in einer Kugel aus unsichtbarem Licht, die über dem Boden schwebte. Alles spielte sich nun in dieser unsichtbaren Lichtkugel ab.

Es war, als ob die Mantren, durch die man das Göttliche während dieser inneren Feuerzeremonie so intensiv auf allen Ebenen wirken sah, nun nach innen genommen würden, aus den Welten der Erscheinung zurück ins Sein.
In dieser unsichtbaren Kugel wurden alle in eine höchst erhabene Schwingung gehoben. Der Sog nach innen war enorm.

Es ging in das Platinland, ins Reich der Ur-Substanz, der noch nicht entfalteten Materie, die ein erster Ausdruck des Ur-Zustands ist. Der Ur-Zustand, das ist das Große Nichts, das »Alles« ist‹.

Man nennt es auch »Zeroland«, Lord Shivas Reich, jenseits der Schöpfung, jenseits der Polarität, wo weder Licht noch Dunkel, wo nur das EINE ist.

Platin als Metall sieht unscheinbar aus und ist doch viel kostbarer als Gold.

Es war, als ob in dieser Platin-Atmosphäre Gott sich und seine Schöpfung wieder ganz ins Nichts zurücknähme, um aus diesem Innehalten sich selbst und seine Schöpfung neu zu träumen.

Shiva saß mit geschlossenen Augen da, ganz im Ewigen Sein. Als er sie öffnete, leuchtete die Devi hervor, die tief in seinem Innern, seinem Herzen wohnt. Als er die Augen schloss, war er wieder vollkommen im einen Sein. Als er beim Jesus-Mantram die Augen öffnete, leuchtete Jesus aus seinen Augen hervor.

Die Platin-Atmosphäre in der Wüste Gobi führt in ein vollkommen inneres Paradies, das Paradies der Ur-Substanz. Die Wesen dort sind im All-eins-Sein Gottes, sind in ihrem noch unmanifestierten Zustand.

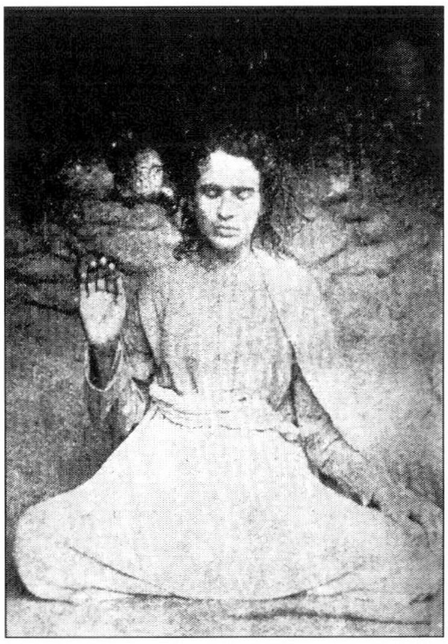

Babaji (1972)

3. Feuerzeremonie am Manasarovar, Nordwestseite, Mittwoch, den 11. Juli 2007

Das In-Erscheinung-Treten Gottes

Ein Tempel war über uns fühlbar. Dem Blick nach oben zeigte sich ein Shri Yantra in erhabener Form, ein Meru-Shri-Yantra. Das Shri Yantra ist eine Darstellung in geometrischer Form. Es stellt dar, wie das Göttliche die Schöpfung getanzt hat. Es gilt als das zentrale Yantra der Göttlichen Mutter.

In reinem Kristall erhob es sich über uns, wahrhaft einem Tempel gleich! Unzählige Wesen waren dort auf den verschiedenen Ebenen präsent und nahmen teil an unserem Feueropfer.

Weiter weg wurden mit einem Mal mehrere graublau gekleidete Wesen sichtbar, die eher verschlossen wirkten.
Auf die Frage an Babaji: »Dürfen sie teilnehmen?«, kam die Antwort: »Oh Yes!« –
»Sind sie gut?« – »Very good!« –

Es wurde klar, dass dies die in Shivas Armee aufgenommenen, transformierten, ehemals »Schwarzgekleideten« waren.

Auf der Suche nach den Raksastalis wurde vernehmbar: »Wir sind hinter euch!« Das jedoch waren die Worte der Platin-Prinzen.

Bei den Bhairav-Baba-Mantren saßen an der linken Seite des Feuers lauter winzige, runde Bhairav Babas, einer dicht neben dem andern, ebenso klein wie intensiv, mit weit geöffneten Augen.
Hinter ihnen befanden sich die Raksastalis Bombo, Tuli und Carello mit ihren Freunden, die sich ganz offensichtlich im Prozess der Einweihung befanden, um selbst Bhairav Babas zu werden. Wie wunderbar!

Bombo schaute mit unbeschreiblichem Blick um sich. Er und seine Freunde waren total überwältigt durch die Ereignisse: Gestern das Offenbarwerden ihrer Urvergangenheit im inneren Platin-Paradies mit Babaji und heute die Einweihung zu Bhairav Babas. Wie tief das alles ging!

Beim Purusha-Mantram geschah etwas sehr Berührendes: Die sehr kleine Insel im Raksastal, die auf der Landkarte ohne Namen ist und die sich inzwischen als »Insel des Purusha« offenbart hatte, kam mitsamt Purusha zum Feuer und bat um Chandan! Der Purusha ist das göttliche Selbst in jedem Menschen.

Mit dem Aussprechen der Namen Shivas trat Lord Shiva in Erscheinung: Platinfarben saß er da – in vollendeter Transzendenz – im Lotossitz, ein aus sich selbst leuchtendes Wesen von unergründlicher Tiefe, Ausdruck des Mysteriums des Ewigen.

Es war, als ob er sich in jedem Augenblick aus der Erscheinung zurück ins Sein nehmen könnte – und umgekehrt jederzeit wieder in Erscheinung zu treten vermochte.

Bei den weiteren Namen Shivas nahm er eine kristallene Erscheinungsform an, durchsichtig, leuchtend, vollkommen rein und klar, einfach wunderschön!

Während wir ihm in seinen 108 Namen opferten, begann seine kristallene Form in den verschiedensten Farbschwingungen zu leuchten, mal mehr oben, mal mehr rechts oder mehr links, mal unten. Er nahm alle Variationen von Farbzusammenstellungen in sein reines Leuchten hinein und drückte auf diese Weise die sehr verschiedenen Schwingungen der 108 Namen aus.
Es war atemberaubend schön, wie er, der jenseits aller Farben, aller Formen ist, als eine leuchtende Symphonie aus farbigem Licht erschien.

Beim Opfern für die verschiedenen Inkarnationen Gottes auf Erden fand der gleiche wundervolle Prozess nun im Meru Shri Yantra der Göttlichen Mutter statt. Es erhob sich über uns als als reiner, klarer Kristall-Tempel. Es wurde mehr und mehr mit farbigem Licht erfüllt.

Rama schenkte in die rechte Seite des Meru Shri Yantras Goldengelb, Krishna in die linke Seite Feuerblau, Hanuman weiter unten Orange, LORD Dattatreya oben strahlendes Weiß, Baba Goraknath unten leuchtendes Rot. Brahma schenkte eine Fülle von Rosa von oben herab ins Meru Shri Yantra, Vishnu füllte unten den Saum des Shri Yantra mit festlichem Violett, Shiva durch das Mantram Shams schenkte feuriges Rot.

Die Sonne ließ ein leuchtend-goldenes Licht entstehen und die Sterne übersäten das Meru Shri Yantra von außen mit unzähligen kleinen Diamanten.

Der Gautam Ganga bildete rund um das Meru Shri Yantra einen Strom und sprudelte zugleich innen, in der Mitte, als Quelle hervor.

Chamunda, eine der Manifestationen der Göttlichen Mutter, öffnete die Erde darunter weit und formte nun auch in die Tiefe einen ebensolchen Kristall Tempel wie oben, ein Meru Shri Yantra mit der Spitze nach unten. Sie schenkte ihm in der Tiefe alle Tönungen von Rot bis tiefes Purpurrot.
So befanden wir uns in einem vollkommen lebendig-farbig-leuchtenden Tempel der Göttlichen Mutter, einer Doppelpyramide.

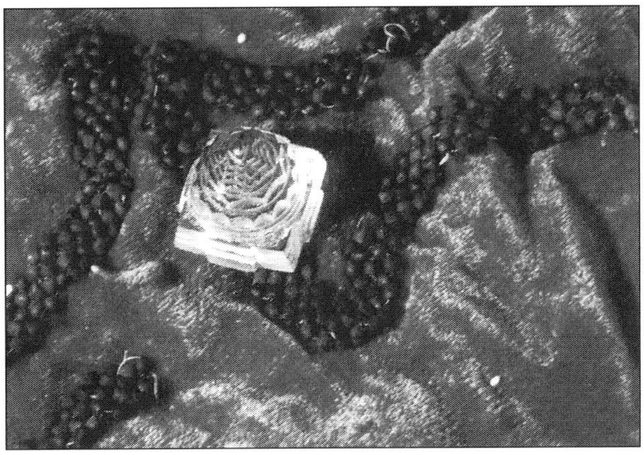

Kristallenes Meru Shri Yantra
(höchstes Yantra der Göttlichen Mutter)

Bei »Bhur Bhuwah Swah« erfüllte das göttliche Sonnenwesen auch die Felsen und Steine, die seitlich das Shri Yantra berührten, mit goldenem Licht.

Bei seinem Mantra erschien Christus in der unteren Spitze des Meru Shri Yantra und ragte bis in die Spitze des obersten Meru Shri Yantra empor. Die göttliche Mutter umarmte während des Aarti mit tausend Armen alle Wesen, die hellen wie die dunklen, alle hielt sie in ihren Armen, graue Kleine wie lichte Große: Alle waren sie in ihren Armen, in ihrem Licht.

4. Feuerzeremonie am Manasarovar, Ostseite, Donnerstag, den 12. Juli 2007

Die alldurchdringende Einheit: Das Herakhan-Paradies entsteht

Zuerst, beim Chandan-Geben, leuchtete Babajis Blick als Herakhandi-Baba.

Beim Aussprechen der Shiva-Namen geschah es, dass Babaji sich selbst opferte. Er gab sich in allen 108 Aspekten seines Wesens in das Feuer. – So war dereinst die Schöpfung entstanden.

Das Feuer, in das er opferte, war die Devi, die Göttliche Mutter selbst, die immer eins mit ihm ist, die stets in seinem Herzen wohnt.

Er, der jenseits der Schöpfung ist, schenkte sich durch die 108 Namen in all seinen Wesenszügen in die Schöpfung. Er ist die Schöpfung – und zugleich ist er jenseits davon.

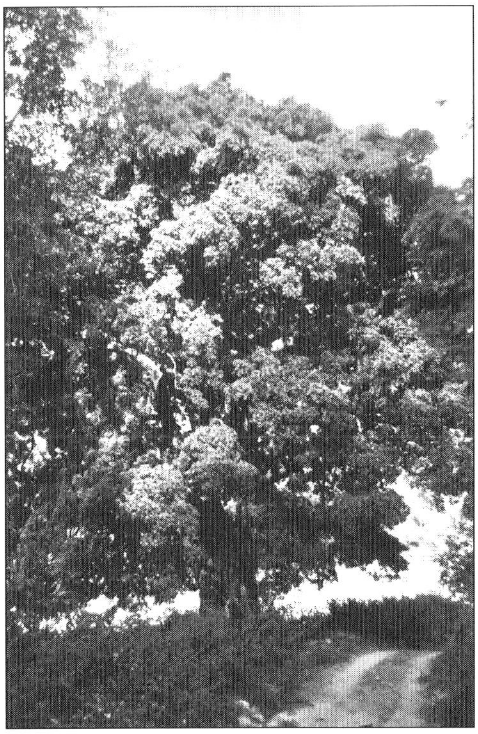

Der Jesusbaum im Herakhantal

Dies ist voll, das ist voll.
Vom Vollen kommt das Volle.
Nimm das Volle vom Vollen,
bleibt das Volle.
OM Friede, Friede, Friede.

Durch des Höchsten Wesens Selbstopfer schuf es den Baum des Lebens – und damit die Entfaltung des Lebens. Der Baum des Lebens stellte die ganze Schöpfung dar. Es ist ein aus sich selbst leuchtender Baum, der die gesamte Schöpfung in sich enthält, alle Farben, alle Töne, alle Substanzen, alles vorstellbar Schöne – und noch viel mehr als das.

Der Baum des Lebens war riesengroß.

Die Farben, fast flammend, waren so lichtvoll und leicht, dass sie sich jederzeit wieder in Flammen hätten auflösen können. Die Farben waren zugleich auch Töne und die Töne Tanzbewegungen.

Es gab keine festen Formen, alles war in wunderbarer Weise miteinander verwoben, leuchtend, schwingend und klingend.

Mit dem Aufrufen der weiteren Namen der göttlichen Wesen schenkten sie das, was sie waren, der Schöpfung:
Rama Goldgelb, Krishna Blau und die Musik, Hanuman Orange. Lord Dattatreya Weiß, aus dem alles zu kommen schien. Baba Goraknath schenkte ein sehr schönes helles Rot, das zu Füßen des Baumes war.
Brahma gab all sein Rosa, leicht schwingend in Bewegung. Vishnu schien zu Festigung und Formbildung mit Magenta-Violett beizutragen. Shiva schenkte die Kraft des Wiederauflösens durch sein Rot.

So war diese höchste heilige Materie in einem äußerst lebendigen Zustand gehalten, nicht zu weit in die Verdichtung gehend, aber sich auch nicht gleich wieder auflösend. Alles war ausgeglichen.
Die Licht- und Daseinsfreude war vollkommen in diesem ersten Paradies-Zustand.

Eine äußerlich sichtbare Sonne existierte nicht, da alles aus sich selbst leuchtend war.

Der Gautam Ganga, direkt aus dem Platin-Untergrund hervorkommend, füllte das ganze Paradiesland mit seinen reinen Wassern.

Beim Jesus-Mantram war jeder Grashalm, – absolut alles, was lebte –, von Seinem leuchtenden Wesen erfüllt.

Der Christus ist das göttliche ICH.

Babaji selbst stellte sich in den Baum des Lebens, entließ aus sich die Form des Menschen.

Damit war der Archetyp Mensch geschaffen worden.

Er, der Mensch, in seinem Bilde.

In diesem ersten und ursprünglichen Paradies gab es nur das eine göttliche Wesen, das alles war, das Eins war mit dem Baum des Lebens.

Es gab den Menschen nur in vollkommener Einheit mit Gott.

Gott, Mensch, alles, was existierte, war absolut Eins.

Diese erste Manifestation des Lebens war ein Paradies auf höchster Ebene.

Das war das Herakhan-Paradies.

Der Herakhan-Kailash (2011)

5. Feuerzeremonie am Gurla Mandhata, Ostseite, Freitag, den 13. Juli 2007

In Zeit und Raum: Das Tibet-Paradies

Erst ein kleines, dann sehr großes, riesig werdendes Feuer mit orangen Funken nach allen Seiten.

Beim Chandan-Geben war der Blick vom Alten Herakhan Baba sehr tief, ebenso der vom jungen Babaji. Jesus drückte immense Liebe aus.

Es nahmen viele teil. War unsichtbar über uns das Meru Shri Yantra? Jedenfalls opferten Zahlreiche über uns bzw. von oben her mit und ebenso von unten, es war eine rege Beteiligung.
Die Platin-Prinzen waren präsent, ebenso die Raksastalis.
Es wurden viele Blumen, zum Teil riesige, dem Feuer übergeben. Das fiel wirklich besonders auf.
Wir befanden uns ganz offenbar in Tibet, in dem Bereich zwischen dem heutigen Mount Kailash und Gurla Mandhata, wo jetzt die beiden Seen, Raksastal und Manasarovar, sind. Damals lag dort offenbar nur ein großes, Platinum-erfülltes, fruchtbares Stück Land in Form eines riesigen Ovals.

Während der Bhairav-Baba-Mantren schuf Bhairav Baba unterhalb der Platinum-erfüllten Erde eine überdimensionale ovale Schale, die er ganz mit Hellblau füllte. Geschah es, um damit den Himmel unter der Erde zu verankern, auf dass die Erde selbst Himmel werde?

Bei den Shiva-Mantren saß Babaji in diesem mit Platinum erfüllten fruchtbaren Bereich auf der rechten Seite – da waren er und der Baum des Lebens. Dann gab es eine Bewegung – und Babaji nahm in der Mitte des großen, ovalen Platinums Platz.

Auf der rechten Seite am Baum des Lebens geschah etwas: War es das Entstehen des Menschen aus einer Kugel aus Licht?

Inzwischen gingen die Mantren weiter, und bei »Chandra Maulishwara« erschien auf der linken Seite des Platin-Bereichs eine stark leuchtende Mondsichel mit einer schlangenartigen Energie, die sich darin bewegte.

Mit Nennung der Krishna-Namen kam das Menschenwesen mehr und mehr aus dieser Kugel, dem einfach runden Alles-Sein.

Dann wurde der geschaffene Mensch sichtbar, der wie reglos und bewusstlos auf Babajis Schoß ruhte. Sein Kopf hing über Babajis linken Arm. Babaji bewirkte das: Leben kam in ihn und er gab ihm noch ein zweites Wesen dazu. Traumhaft bewegten sich beide, ganz aus sich selbst leuchtend, getragen und genährt von allem, was da war.

Dann begann es unter der Erde, in dem hellblauen Himmelsoval, das Bhairav Baba zu Beginn dort verankert hatte, heftig zu brennen.

Bei »Suryaya Swah« erschien auf einmal eine Sonne außerhalb der beiden Menschenwesen und des Baums des Lebens, und damit begann das Beleuchtet-Sein anstelle des Aus-sich-selbst-heraus-Leuchtens.

Durch »Bhur Bhuwah Swah« wurde offenbar, dass das innere Sonnenwesen wirklich in allem war, was ist.

Christus ging während des Christus-Mantras in der Mitte, zwischen dem Menschenpaar, als würde Er sie immer begleiten, d. h. zwischen ihnen sein. Solche Liebe, solche Freundschaft, die sich hier ausdrückte! Und Er ging mit ihnen zusammen hinaus.

Zum Schluss das Aarti vor Babaji, der deutlich männliche und weibliche Attribute in sich vereinte: Ein Aarti vor ihm nach allen Himmelsrichtungen.

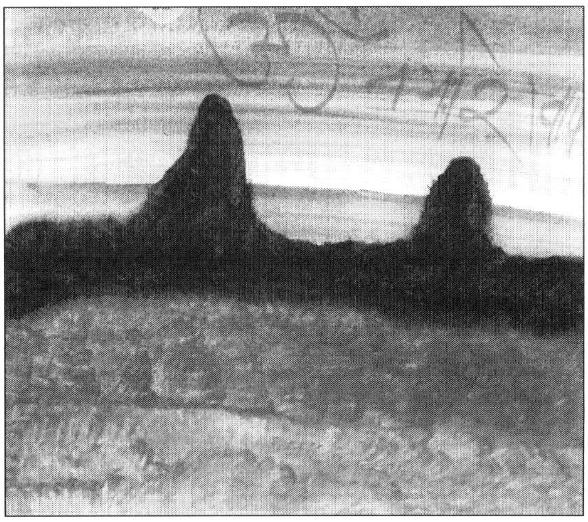

»Würde«, gemalt von Babaji (1977–79)

6. Feuerzeremonie am Gurla Mandhata, Mitte, Samstag, den 14. Juli 2007

… nicht mehr aus sich selbst leuchtend, sondern beleuchtet

Die Purusha-Insel wollte teilnehmen am Feueropfer und Purusha durfte sogar den süßen Reis opfern.

Das Licht, das in allem, auch im Menschenpaar und im Paradies, war, ging langsam heraus und erschien draußen, am Himmel, als Sonne, um alles zu beleuchten, weil das Selbstleuchtende nicht mehr war.

Und wiederum bei »Bhur Bhuwah Swah« war es klar, dass das Licht der Sonne jenseits der Sonnen weiterhin in allem ist.

Das Aarti:
Vor der Göttlichen Mutter,
nach den acht Himmelsrichtungen.

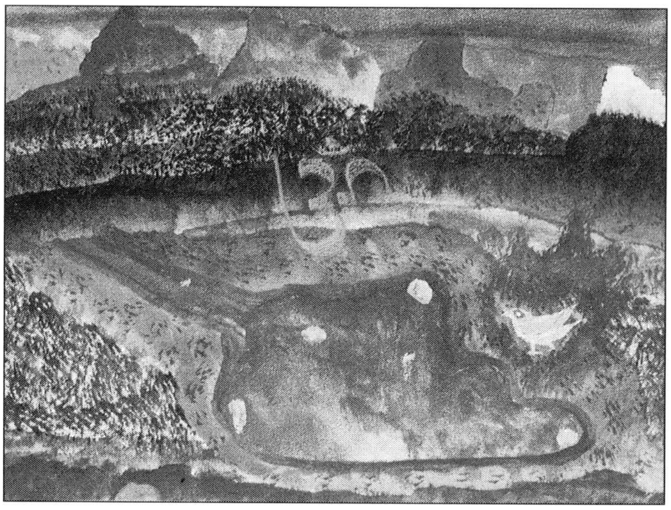

»Paradiesisch«, gemalt von Babaj

7. Feuerzeremonie am Gurla Mandhata rechts, Westseite, Sonntag, den 15. Juli 2007

Dualität entsteht

Es waren sehr viele, die um das Feuer rundum teilnahmen.
Im Westen standen die Raksastalis als Garde, nicht opfernd, sondern jetzt bewachend. Im Osten Lucifer-Hanuman und die Nandan-Van-Freunde. Im Norden die Erhabenen Weißen Wesen, die unter der Erde Raksastals lebten. Im Süden: Waren das die in Lord Shivas Soldiers Verwandelten?

Dazwischen spielte sich alles ab. Wir waren im Tibet-Paradies: Babaji saß in der Mitte, der Baum des Lebens stand dort, rundum Paradieses Land. Es gab nur diesen einen Baum, den Baum des Lebens, und er war jetzt nicht, wie vorher, im Osten rechts, sondern in der Mitte.
Die ersten Menschen kamen aus dem Baum des Lebens durch die Kraft von Babaji.

Babaji war einmal als Er selbst da, ein andermal saß die Devi strahlend weiß neben ihm, dann war sie wieder in seinem Herzen.

Die beiden Menschen waren – wie alle Wesen, wie die Götter und die Engel –, durch Babajis Haare, seine sehr langen Locken, mit ihm verbunden.
Zuerst waren sie leise im Traumschlaf. Dann rollten sie sich – allmählich erwachend – aus seinen langen Locken heraus. So waren sie nicht mehr in ihm.
Dann erst entstand der Kailash, und Babaji saß auf dessen Spitze. Nun mussten sie zu ihm aufschauen, beten lernen, während sie zuvor innerlich in ihm gewesen waren.

Dann geschah es auch, dass die Sonne, die vorher in ihnen und in allem, was war, geleuchtet hatte, herausgenommen wurde. Sie wurde an den Himmel versetzt, um von dort aus alles erstrahlen zu lassen, zu beleuchten.

Ganz zu Anfang schon war zu beobachten gewesen, dass durch das horizontale Oval des Tibet-Paradieses das vertikale Oval des Herakhan-Paradieses hindurchstrahlte. In der Mitte von beiden, die eine offene Art Kreuz miteinander bildeten, schimmerte verborgen die Kugel des Platinum-Paradieses. Alles war gleichzeitig da und wirksam.

Heute zeigte sich, dass das ganze lichtvolle Paradies-Sein umgeben war vom Dunkelblau, das dem Schwarz der Weltraumtiefe gleichkam.
Ein gewaltiger Kreis hielt beides – das Paradies-Sein und das Dunkelblau – umfasst.

Das Sein, das sich abhebt vom Nicht-Sein, das Licht von der Dunkelheit.
Beides ist Babaji – und dennoch ist er jenseits davon.
Das In-Erscheinung-Treten Gottes ist immer ein Verzicht auf die Fülle und Wahrheit seines All-Seins, jenseits von Licht und Nicht-Licht.

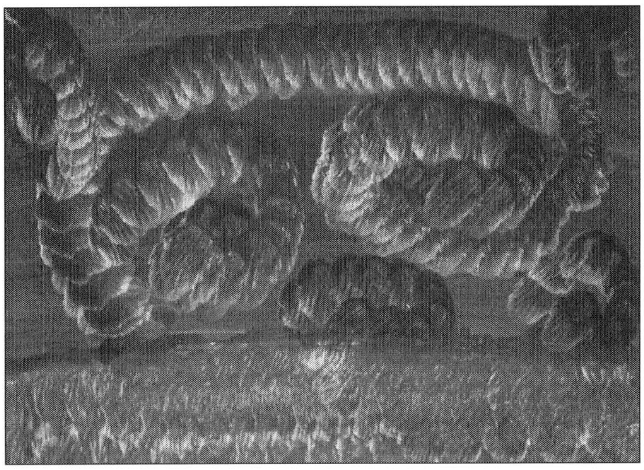
»Die Weltenschlange«, gemalt von Babaji

Bei dem Mantram »Hare Hare Gange« entstand ein tiefdunkelblauer Fluss, der das ganze Paradies umströmte und die Grenze zwischen Sein-Paradies und Nicht-Sein-Weltraumdunkelheit bildete.

Bei »Shes Naga Pati« erschien die Weltenschlange um den Paradiesbaum, in dem sich die Hostie befand. Der Baum und die Hostie nährten vollkommen!

Als das Menschenpaar sich wie im Traum aus Lord Shivas Locken herausgerollt hatte, entstand die Distanz zu allem. Die Distanz zu Pflanzen, zu Bäumen, die Absonderung von Gott. Danach erst wurde die Verehrung Gottes möglich. Während sie vorher unbewusst EINS mit allem waren, wurden sie sich jetzt ihrer Zweifel bewusst.

8. Feuerzeremonie am »Panoramaplatz«
Montag, den 16. Juli 2007

Alle drei Paradiese durchdringen einander – Die zwei Heiligen Seen entstehen

Das Feuer war wie eine Lotosblume.

Wir waren wieder im ursprünglichen Paradies, dem Herakhan-Paradies.
Der Herakhan Kailash wurde sichtbar in seiner ursprünglichen Gestalt: ein gewaltiges Oval, eine riesige, vollkommen lebendige, weiße Substanz, so geschmeidig, so absolut rein, alle Macht, die alle Kraft enthält.
Es war, als wäre der Berg Kailash Lord Shiva selbst.

Zugleich ließ Babaji uns wieder das ursprüngliche Paradies erleben. Welch eine unbeschreibliche Musik war das, ein Ineinanderschwingen der Farben, ein immerwährendes Ineinanderweben. Die Wesensenergien der Sterne waren in dieser alles umfassenden, alles durchdringenden Einheit.

Bhairav Baba hatte in ganz feinen, hellblauen Flammen eine Acht gelegt – den einen Kreis um das Herakhan-Paradies, den anderen um das Tibet-Paradies – und beide vollkommen schwingend miteinander verbunden.

Babaji erfüllte uns dann ganz mit dem ursprünglichen, vollendeten Paradies-Zustand.
Später waren wir in Tibet.

Es zeigte sich diesmal Blau in den Bereichen, wo später die beiden Seen entstehen würden. Das Blau an beiden Orten schien gleich zu sein.

Auf der Manasarovar-Seite bewegte sich das Blau in einer immer weiter und größer werdenden Spirale nach oben, wurde zu Hellblau und schließlich zu einem immer lichterem wolkigem Weiß.

Das Blau auf der Raksastal-Seite zog sich in einer immer kleiner werdenden Spirale nach unten zusammen. Er wurde dabei dichter, tiefer und schärfer.

Wie Geschwister gehörten beide zusammen. Es gab kein Gut und Böse, sondern nur »Es ist, was es ist! «.

Beim Aarti erschien Babaji erstmalig zusammen mit der Devi, mit Parvati, wunderschön! Dann kam noch ein Dritter hinzu: der Archetypus Mensch.

Vor allen Dreien: ein festliches Aarti.

9. Feuerzeremonie am Kailash, Nordantlitz, Dienstag, den 17. Juli 2007, Danksagung

Gott und Mensch und Paradies

Als Erstes waren die Raksastalis zu sehen, wie sie Hand in Hand mit Bhairav Baba in seligem Tanz durch die Höhen und Tiefen unterwegs waren.

Es war eine äußerst glückliche Feuerzeremonie,
erfüllt von Dankbarkeit für all das Paradiesische, das Babaji offenbart hatte.

Beim Aarti erschien Babaji wieder zusammen mit der Devi, erst nebeneinander, dann war er hinter ihr. Anschließend erschien der Menschensohn.

Er ähnelte dem erhaben-wunderbaren Wesen der ersten inneren Feuerzeremonie von »Wie Schöpfung entsteht«, ein göttliches Wesen, welches das Menschsein kennt und in sich erlöst hat.

So etwas Schönes, das Aarti vor den Dreien,
das Paradies – Gott und Mensch!

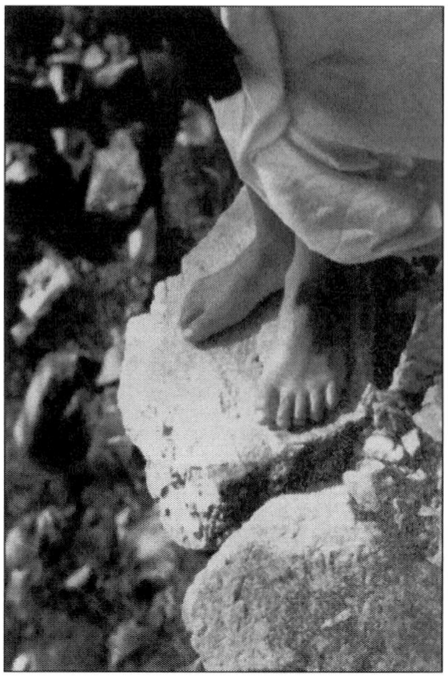

Babajis Füße

10. Feuerzeremonie – für das Wohl des Großen Menschen, die Menschheit
Mittwoch, den 18. Juli 2007

Pralaya, die Auflösung – und ein Neuer Lebensbaum entsteht

Zuallererst war ein großes Berührt- und Erfreutsein des göttlichen Teams über das Ausführen dieser zehnten zusätzlichen Feuerzeremonie spürbar.

Wir begannen auf einem Hügel an der Ostseite vom Gurla Mandhata. Es war ein großes, lebendiges Feuer in der Mitte, sanft und weiß, mit einer feinen, goldenen Flamme darin.

Die erhabenen Weißen Wesen nahmen alle teil. Die Göttliche Mutter hatte sie geschickt.

Links, auf der Westseite, befanden sich die Raksastalis und die Platinprinzen, rechts, auf der Ostseite, Lucifer-Hanuman. Vorne, bei Babaji, war der sehr zarte und feine Purusha, der jetzt alle Kraft und Unterstützung brauchte.

Es geschah beim »Ananda rupam«, dass wir uns plötzlich mit dem Feuer am Fuß des Gurla Mandhata befanden, und zwar in dessen Mitte, an jenem äußerst kostbaren Platz, wo all die vom Kailash ausgesandten Ströme münden, um tief unter die Erde von Gurla Mandhata zu fließen, nachdem sie beide Seen umkreist haben.
Wie wunderbar, mit dem Feuer an diesem Ort sein zu dürfen!

Mit den Shiva-Mantren begannen gewaltige, weiße Wassermassen aus dem Kailash hervorzubrechen, den ganzen Bereich mitsamt den heiligen Strömen überflutend, eine nur noch weiße, tosende Wassermasse. Wunderbarerweise hielten die Wasser kurz vor dem Gurla Mandhata inne. Da zogen sich die Fluten zurück. Das ganze Tal bestand nun jedoch aus weißem Wasser. Es gab keinen Raksastal und Manasarovar mehr!

Babaji erschien in der Mitte des tosenden, weißen Elements und formte wundersanft eine Insel um sich herum, während er die Wassermassen zur Ruhe brachte.

Ein wunderschönes Moosgrün, frisch und sanft, entstand um ihn herum. Die erhabenen Weißen Wesen waren jetzt mit Babaji und um ihn herum. In der Haltung des Yogis, mit Asche bedeckt, saß er nun, in tiefer Konzentration und in vielfacher Form, im Lotossitz im Kreis um die ganze Insel herum.

In der Mitte, wo Babaji stand, enstand an seiner Stelle der Baum des Lebens.

Dieser Baum des Lebens, vollkommen berührend, hatte überall Augen, in jedem Blatt ein Auge, ein Bewusstsein.

Auf der wunderbaren Insel war mehr und mehr im Entstehen begriffen, und zwar durch Babaji und die Mithilfe der großen Weißen Wesen, die seit Beginn der Schöpfung da sind und bis zu ihrer Vollendung mitwirken.
Mit dem Dattatreya-Mantram wurde die Dreiheit zu einer Einheit in weißer Gestalt.

Aus den Wurzeln des Lebensbaumes kam während des Baba Goraknath-Mantram der rote Rosenblutstrom empor und durchpulste die Insel nach allen Seiten.

Die Sonne war als Leuchten überall präsent, und die Sterne, so liebevoll, sie waren zum Greifen nahe, golden, dicht über uns und glücklich im Tanz.

Der Gautama Ganga kam aus der Tiefe des Lebensbaumes als wundervoller Quell des Lebens empor. Chamunda ging in die Tiefe, zu seinen Wurzeln, dort alle Schätze hervorbringend.

Bei »Bhur Bhuwah Swah« erfüllte die Sonne von innen her alles mit Weisheit und Seligkeit.

Jesus war mit dem Jesus-Mantram vollkommen für immer als die Hostie, als das Brot des Lebens, in der Mitte des Lebensbaumes.

Aarti:

Die Göttliche Mutter über der Mutter, über der Mutter ...
Zuerst zeigte sich die Göttliche Mutter ganz in Weiß, in achtfacher Gestalt, in die acht Himmelsrichtungen schauend,
dann stand sie da, alles umarmend, in tiefem Rubin-Purpurrot,
und darüber, vor den Ufern der Insel emporsteigend bis in große Höhe, war die Devi ganz groß in Gold zu sehen, mit ihrem goldenen, königlichen Mantel die ganze Insel umfassend.

Da geschah es, dass in der Mitte der Insel die ewige Göttliche Mutter erschien.
Sie, die ohne Namen ist, stand da, so fein und zart und ewig.
In ihren beiden Händen hielt sie eine sehr lebendige,
aus sich selbst leuchtende Kugel, deren Licht wunderbar, feuerfarben, lichtvoll-glühend, so majestätisch und zugleich unendlich tief war.

Höchst ergreifend.

Ist dies der heilige Gral, das Licht des Lebens, das nie stirbt,
das ebenso zart wie unzerstörbar ist?

Und es war die Ewige Mutter, sie, die ohne Namen ist,
die es in den Händen hielt.

OM namah Shivay!

Welche Gnade ist das alles.

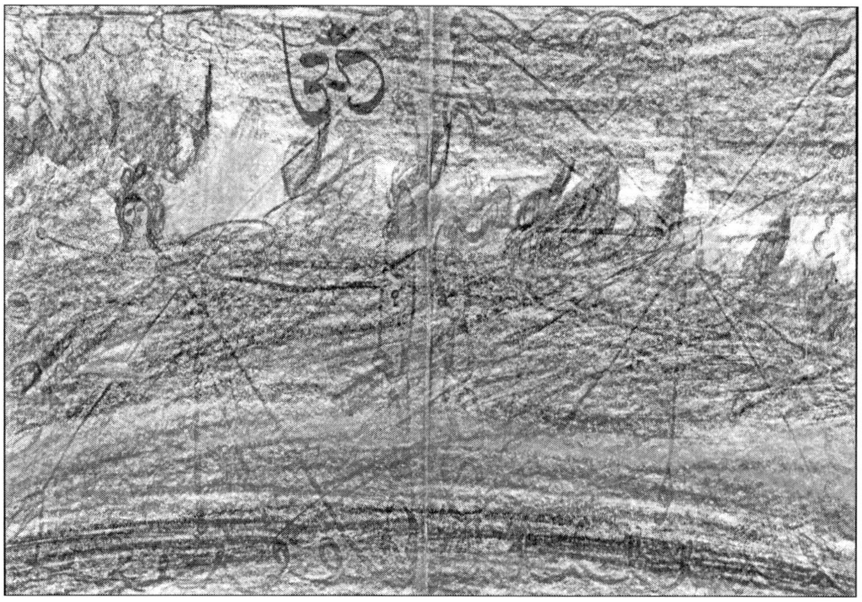

»Tanzender Shiva«, gemalt von Babaji (1978)

V. Der Geburt der Neuen Welt entgegen

Die inneren Feuerzeremonien vom 30. Juli bis 9. August 2007,
ausgeführt im »Quell des Heilens« am Bodensee,
im Geiste in Tibet in der »Kailash-Festung«

1. Feuerzeremonie im Geiste am Fuß des Mount Kailash in Tarboche, Montag, den 30. Juli 2007 am Guru Purnima, dem Tag des Juli-Vollmonds Widmung: OM namah Shivay: Dein Wille geschehe

Hingabe

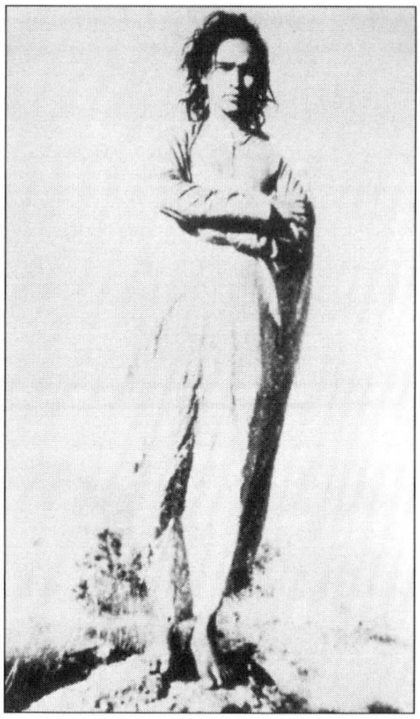

Babaji (1972)

Wie stets bat ich Babaji und das Team seiner göttlichen Freunde, zu diesen weiteren neun Feuerzeremonien zu kommen, und ebenso bat ich Muniraji um alle Hilfe, allen Segen dafür.

So viel gegenseitige, tiefe Liebe war da!

Herakhan Baba war heute in viel jüngerer Erscheinungsform präsent, mit langem, schwarzem Haar und leuchtenden Augen, einfach wunderschön!

An diesem Guru-Purnima-Tag schien es während der ganzen Feuerzeremonie nur um Hingabe zu gehen.
Zu Beginn nahm uns Babaji mit in den Herzraum des Herakhan Kailash. Jedes Mantra war erfüllt von Hingabe, reiner Hingabe ...

Unterdessen stand Purusha – Ausdruck des inneren Selbst eines jeden Menschen – weiß und kraftvoll in den Flammen.

2. Feuerzeremonie am Raksastal, Dienstag, den 31. Juli 2007

Das Baby in Babajis Herzen

Es ging um die Geburt der Neuen Welt.
Im Inneren des Herakhan Kailash saß Babaji im Lotossitz mit einem leuchtenden Baby in seinem Herzen. Das Baby: Ausdruck der Neuen Welt.
– So etwas unendlich Zartes und Tiefes!

Am Anfang war das Feuer am Raksastal hellblau, dann weißrosa, mit einem tiefen, dunklen Rot in der Mitte.
Auf der Seite, wo Muniraji am Feuer saß, ging es felsig nach oben. Hinter ihm, auf dem Felsen, erschienen die erhabenen Weißen Wesen. Vorne, bei Babaji, saßen die jungen, erlösten Raksastalis in ihrer früheren Form als Platinprinzen, rechts von Babaji der Purusha.

Von Anfang an war eine solche Tiefe der Liebe fühlbar, die alles trug.

Es ging um das, was im Herakhan Kailash geschah.

Wieder erschien der ursprüngliche, vollkommen weiße, innere Herakhan Kailash, pur, geschmeidig und wunderbar.
Babaji selbst saß in der Mitte im Lotossitz.

Im Herakhan-Kailash leuchtete ein rotes Herz, Babajis Herz, umgeben vom Tibetischen Kailash, groß und weit.

Durch »Ananda rupam«, das Mantram der Göttlichen Mutter, wurde unten, im Feuer, etwas sichtbar, das im Tiefrot zur Geburt kommen wollte.

Während der Bhairav-Baba-Mantren fand die Formung des Babys, das sich in Babajis Herz befand, statt.
Welch ein hochheiliger Vorgang!
Das tiefe Dunkelrot umgab und trug das zarte, rosa Wesen.

Während dies geschah, bildeten die erhabenen, großen Weißen Wesen einen Schutzkreis rund um das Feuer.

Die Platinprinzen, die viel kleiner waren als die großen Weißen Wesen, bildeten den inneren Kreis.

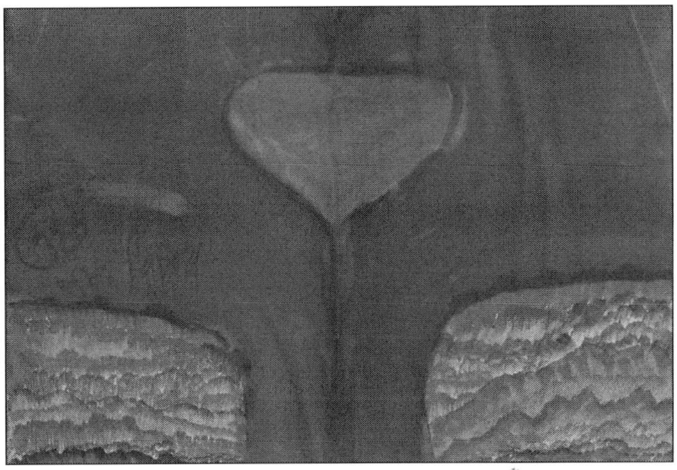
»Bhole Babas Herz«, gemalt von Babaji (1979)

Unser In-Liebe-dem-Feuer-Opfern, besonders während der Shiva-Mantren, schien das Babylein zu stärken.

So wie damals Shiva sich in die Schöpfung hineingeopfert hat – die Schöpfung also durch sein Opfer entstand – so scheint jetzt der umgekehrte Vorgang notwendig, sodass alles Beste, das im Prozess der Evolution gewonnen wurde, nun dem neu entstehenden Baby, der neu entstehenden Welt, geopfert wird.

Bei den verschiedenen göttlichen Namen, den Mantren, offenbarte sich, dass die einen nach innen, in den Kailash, wirkten, die anderen nach außen. Zum Beispiel war Durga innen, im tibetischen Kailash, wirksam und umgab den gesamten Herakhan Kailash, in dem Babaji als Yogi mit dem Baby im Herzen saß. Sie trug alles und schützte es vollkommen.

Kali und Saraswati wirken außerhalb des Kailash, Lakshmi mehr innen. Rama saß in vielfacher Form und strahlendem Goldgelb im Kreis um Babaji. Babaji spielte im Lotossitz auf Krishnas Flöte. Chamunda bildete einen großen rosa Schutzkreis um Babaji und das Baby in seinem Herzen.
Das Baby saß zwischendurch, so klein es war, aufrecht im Lotossitz, als winziger Yogi.
Die Sonne erfüllte alles um Babaji und das Baby herum mit goldenem Licht.

3. Feuerzeremonie am Manasarovar, Nordwestseite, Mittwoch, den 1. August 2007

Das Opfer aller Opfer

Ernst drückte sich im göttlichen Team aus – nur in Krishna spürte man eine gewisse Leichtigkeit. Herakhandi Baba machte eine weite Geste über seinem Haupt. Christian Rosenkreutz war heute in seiner uralten, erhabenen Gestalt anwesend, als Ausdruck seiner ewigen Präsenz.

Während der Feuerzeremonie saßen die großen Weißen Wesen um Babaji im Halbkreis.
Das Feuer: orange und sehr groß, kraftvoll, hoch und weit.

In vierfacher Form saß eine sehr schöne Gestalt mit schwarzem, schulterlangem Haar, schlank, weiß gekleidet, am Feuer, in der Mitte der vier Seiten vor der Feuerstelle. – Wer war das?

Bei den Kailash-Mantren erschien der Herakhan Kailash wieder in seiner ursprünglichen, weißen, vollen Lingam-Form, pur, kraftvoll und wunderschön.

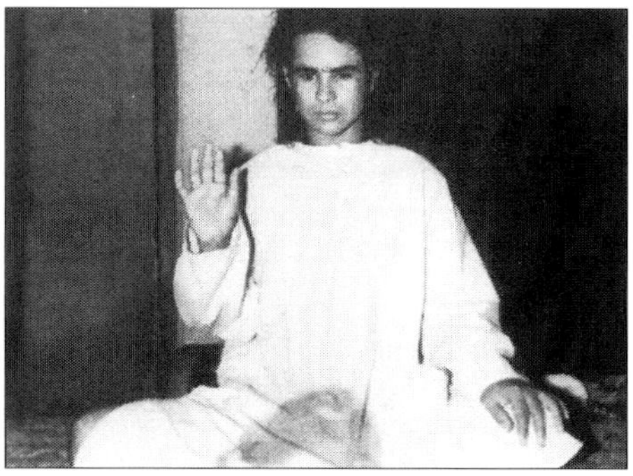

Babaji (1972)

In seinem Herzbereich war ein geheimnisvolles Leuchten.
Dort saß Babaji als Bhole Baba im Lotossitz mit dem Baby im Herzen.

Der Herakhan Kailash befand sich wiederum im tibetischen Kailash, der ebenso in seiner ursprünglichen Form sichtbar war: als leuchtender Kristall.

Babaji saß innen, auf der untersten Ebene des tibetischen Kailash, im Lotossitz in 1008-facher Form, und zugleich thronte er als Herakhandi Baba oben, auf der Spitze des tibetischen Kailash.
Von dort aus hüllte er den gesamten Kailash in Platin.

Bei »Ananda rupam« erschien die Devi mit dem Baby in ihren Armen im Kailash sitzend, es ganz in ihrer Liebe, ihrem Licht wiegend.

Während der Bhairav-Baba-Mantren geschah es, dass die sehr aufrechte, schöne Gestalt in Weiß mit schwarzem Haar, die in vierfacher Form in der Mitte vor dem Feuer saß, zu opfern begann. Es war Babaji selbst, mit der Devi in seinem Herzen, der jetzt von allen vier Seiten gleichzeitig dem Feuer opferte.

Alle anderen Opfernden traten jetzt zurück.

Bhairav Baba stand in 16-facher Form Schulter an Schulter um dieses Feueropfer von Babaji, es schützend. Höchst beeindruckend!

Opferte Babaji jetzt die Schöpfung zurück in das Feuer – nahm er die Schöpfung durch das Feuer aus der Erscheinung zurück ins Sein?
Im Herzen wussten jedoch die Anwesenden: Es ist wahr.

»Rote Rose auf weißer Rose, weiße Rose auf roter Rose« – für dieses Opfer aller Opfer, das Opfer der Auflösung der Schöpfung, waren Babaji und die Göttliche Mutter vollkommen eins. – Sie vollbrachten es gemeinsam.

Om namah Shivay!

Bei den Shiva-Mantren spielte sich alles innen, im Herzbereich des weißen Herakhan Kailash, ab, der sich wiederum innen, im großen, kristallenen, tibetischen Kailash befand, welcher umhüllt war mit Platin.

Im Herzraum des Herakhan Kailash, dessen Kuppe das Herz des tibetischen Kailash berührte, wurde Babaji als Bhole Baba sichtbar, mit dem Baby in seinem Herzen, tiefwarm leuchtend. Welch eine geheimnisvolle Tiefe des Lichts! Er saß auf einem kristallenen Meru-Shri-Yantra, während die anderen Aspekte Shivas sich rund um ihn versammelten.

Als Herakhandi Baba saß er oben, auf der Spitze des mit Platin umhüllten tibetischen Kailash, und ging in »Alak Niranjana«, unsichtbares Licht – er selbst wurde somit unsichtbar und hob den gesamten Kailash mit in die Unsichtbarkeit.

Von oben aus gesehen gab es, so weit der Blick reichte – von der Höhe bis in die Tiefe –, nur dunkelblaue Weltennacht. Es war fast schwarz.
Es gab nichts mehr als das. – OM namah Shivay!

In dieser tiefdunklen Weltraumnacht waren mehrere sternschnuppenartige, weißdiamantene Feuer mit breitem Schweif sichtbar. Fünf waren es. –

Das war das Einzige, was draußen noch zu sehen war.
Es schien Pralaya zu herrschen, Auflösung.

Ein totales Pralaya?

Waren die fünf sternschnuppenartigen weißen Feuer, die da in der Weltraumnacht schwebten, die Archetypen der fünf Sinne, der fünf Elemente, die – jetzt heimatlos geworden – im Weltraum umherirrten?

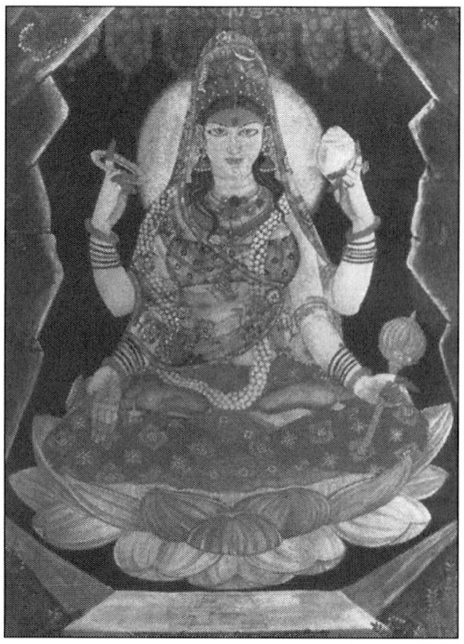

Die Göttliche Mutter in ihrer Erscheinung als Herakhandeshwari

Alles Leben befand sich nun innen, im Kailash. Alle göttlichen Wesen waren dort, um Bhole Baba und das Licht des Babys in seinem Herzen versammelt.

Chamunda erschuf einen ebensolchen Kailash, genau so, wie er in die Höhe ragte, nun jedoch in die Tiefe der Erde, mit der Spitze nach unten. Dieser neu geschaffene, in die Tiefe reichende Kailash-Raum war innen sanft rötlich und als Schutzraum für all jene Menschen bestimmt, die das Göttliche lieben und verehren, in welcher Form auch immer. Für alle, die sich bemühen, in Wahrheit und Liebe zu leben, die fair und gut miteinander sind.

Es war dann erkennbar, dass auch die mächtigen Außenkonturen des Kailash bis weit nach unten in die Erdentiefe verlängert wurden. Dieser »Schlafraum« in der Erde war für all jene anderen, die sich nicht der Liebe, der Freude und Freundschaft mit sich und dem Leben zu öffnen vermochten.

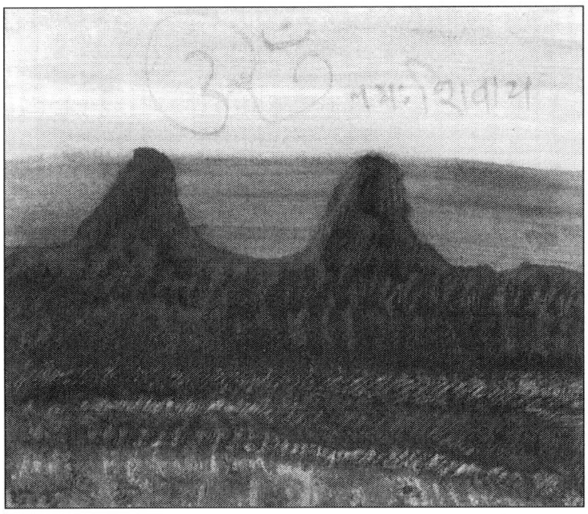
»Wahrheit«, gemalt von Babaji (1977–79)

Krishna bewirkte mit einer einzigen Bewegung, dass wir uns innerlich plötzlich auf der grünen Insel befanden. Inmitten der tosenden, weißen Wasser hatte Babaji diesen Ort erschaffen, aus dem der Lebensbaum emporwuchs. Dieser war voller Augen.

Dann fand alles wieder tief im Innern des Kailash statt.

4. Feuerzeremonie am Manasarovar, Ostseite, Donnerstag, den 2. August 2007

Die Süße des Lichts – Das Göttliche Baby

Christian Rosenkreutz war präsent in junger Erscheinungsform, innig leuchtend – auch Herakhandi Babas Blick war voller Licht.

Angesichts der Süße des Lichts, des Babys, das der Herakhan Kailash im Herz seines Herzens trug, schmolz dieser aus lauter Verehrung vollkommen in seiner weißen ursprünglichen, machtvollen Lingam-Form dahin.

Herakhandi Baba, Lord Shiva auf dem tibetischen Kailash, nahm eine ganz und gar kristallene Gestalt an und hatte das wunderbare Baby in seinem Herzen, das bezaubernd schön durch sein kristallenes Wesen leuchtete.

Bhairav Baba legte um das wunderschöne Kind lauter rote Rosenblütenblätter. – Rama füllte den Boden rundum mit sonnengelben Rosenblüten.

Durch Lord Dattatreya entstand ein Lilienbaum hinter dem Kind.
Dieser Baum wurde zum Lebensbaum.

Es schien, dass einige freiwillig verzichten würden auf diese Süße –
wie zum Beispiel Chamunda, weil sie sich um all jene anderen kümmern musste, die solch eine erhabene Schwingung und Süße gar nicht zu fassen und zu ertragen vermochten.

Dann wurde die Erhöhung der Insel mit dem Kind sichtbar. Um die Insel entstand eine felsige Umrundung, über die eine Fülle von Rosen herabhing.
Diejenigen, die liebten, konnten durch die Schwingung der Rosen mühelos auf den Felsen kommen und auf der goldenen Insel landen – die anderen nicht. Um sie kümmerte sich Chamunda.

Beim Aarti erschien die Göttliche Mutter mit ihrem Herzen voll der Süße und Wonne, groß werdend wie der Kosmos und absolut alles umarmend – Dunkel wie Licht. Alles das ist Sie.

5. Feuerzeremonie am Gurla Mandhata, Ostseite, Freitag, den 3. August 2007

Die Schöpfungsinsel

Das Feuer war groß, hell und zur Mitte hin weiß. Eine dunkelblaue, vertikale Linie flammte darin empor. Die Raksastalis standen im Westen, die Platinprinzen rund um das Feuer herum, und die erhabenen Weißen Wesen befanden sich im Süden.

Beim Chandan-Geben war eine Bewegung bei der Devi,
Babajis Blick intensiv,
Herakhandi Baba machte eine Geste des Auflösens.

Der Herakhan Kailash, in seiner inneren Form, die aus einer weißen Substanz bestand, die wie Eis aussah, war am Tag zuvor aus tiefer Liebe und Verehrung vor dem unsagbaren Licht in Babajis Herzen geschmolzen.

In diesem Moment verwandelte sich der Kristallpalast des tibetischen Kailash in einen Kristall-Lingam, der in sich das wunderbare Licht trug.

Die Neue Schöpfungsinsel war von Felsen umgeben, die senkrecht abfielen. Auf ihr befand sich das kostbare Licht in einem Kristall-Lingam.
In achtfacher Form saß Herakhandi Baba selbst im äußersten Kreis im Lotossitz um die Heilige Insel herum, und zwar an den Punkten der acht Himmelsrichtungen, als ihr Hüter und Wächter.

Vor dem Kristall-Lingam mit dem ewigen Licht sprudelte aus der Tiefe der Gautam Ganga als lichtblauer Quell hervor. Der Lingam selbst war von frischem, sanftem Moosgrün umgeben. Das reine, blaue Wasser bildete, in einigem Abstand das Grün umkreisend, einen lichten Himmelssee. Am äußeren Rand der Insel wuchsen Rosen, nichts als Rosen. Die ganze Schöpfungsinsel war umgeben von dunklem, weitem Wasser.

In einigem Abstand zur Insel entstand ein Streifen schönen, grünen Landes, einer Lagune ähnlich, fruchtbar, geschaffen für das neue Leben der menschlichen Wesen. In der hohen Schwingung der Schöpfungsinsel, diesem höchst heiligen Bereich, vermochten sich nur die reinsten Wesen, vor allem göttliche Wesen, aufzuhalten.

Es gab Rosenboote, um die Schöpfungsinsel von anderen Orten aus erreichen zu können.

Bei den 108 Shiva-Mantren, vor allem den ersten Shiva-Namen, lösten sich viele der Aspekte Shivas weißhell in eine höhere Ebene auf.

Durch Lord Dattatreya senkte sich ein weißer Lichtbaum herab, an den Ort, wo der Kristall-Lingam mit dem Lebenslicht in sich stand.
Baba Goraknath verwurzelte den Lichtbaum in der Erde und erfüllte ihn mit farbigem Leben. – Da geschah es, dass das geheimnisvolle Licht im Kristall-Lingam in den Lebensbaum einging.

Alle göttlichen Wesen schenkten der Insel etwas:
Brahma Rosarot, Vishnu festigendes Rot. Beim Mantram Sham bewirkte Shiva, dass – als Frucht der Evolution der Menschheit der alten Schöpfung – nun das Bewusstsein der Menschen in Form von Augen in den Lebensbaum eingehen würde. Der neue Lebensbaum trug auf seinen Blättern unzählige Augen.

Die Sonne schien nicht mehr als Sonne, sondern als ein – den ganzen Himmel erfüllendes – warmes, zartgoldengelbes Leuchten.

Über der heiligen Insel strahlten die Sterne golden und waren ihr ganz nah.

Es schien mehrere Himmel zu geben.
Bei »Bhur Buwah Swah«: ein Leuchten überall und in allem.

Mit dem Kailash, den Chamunda in umgekehrter Form in die Tiefe der Erde hinein erschaffen hatte, als Schutzraum für die Menschheit, schien zugleich, in äußerst lichtvoller Weise, ein geistiger Kailash nach oben hin entstanden zu sein, in großem Umkreis um die gesamte Schöpfungsinsel.

Jesus schaute auf der neuen Schöpfungsinsel nach allem, voller Liebe und Fürsorge.

Durga umgab und schützte die Heilige Insel vollkommen.

Die göttliche Mutter, erst ganz weiß, tief in die Erde hineinreichend, wurde nun riesengroß und himmelblau – und umgab die ganze neue Welt.
Es gab viel dunklen Meeres- oder Himmelsraum und nur wenig Land. Mit einem machtvollen Kreis umschloss die Göttliche Mutter den zur Neuen Erde gehörenden Weltraum. Als Tara, die himmelblaue Göttliche Mutter, trug und hielt sie alles.

Beim Aarti sah ich etwas unbeschreiblich Weißes im Zentrum der Erde, wie eine riesige weiße Perle von unsagbar kostbarer Substanz.

Ist es die Seele der Erde,
die dort, im Zentrum der Erde,
die göttliche Gegenwart aufrecht hielt,
und die jetzt frei wurde
– sanft emporschwebend –
zurück ins Höchste zu gehen?

OM namah Shivay!

Wie tief ergreifend ist das!

6. Feuerzeremonie am Gurla Mandhata, Mitte, Samstag, den 4. August 2007

Die Neue Erde: Die Heilige Insel mit dem Baum des Lebens

Viel Liebe war spürbar, vor allem die Liebe des jungen Christian Rosenkreutz, blühend und so tief wie das Leben selbst.

Die erhabenen Weißen Wesen standen hinter Babaji, die Raksastalis links von ihm, die Platinprinzen hinter uns und dahinter Lord Shivas Soldaten.

Das Feuer: weißblau und riesengroß.
Hoch oben, im Feuer, saß eine weiße Gestalt im Lotossitz.

Die Göttliche Mutter erschien, ganz in Feuerfarben, in den Flammen – der obere Teil ihres Körpers war im Feuer sichtbar, der untere Teil reichte in die Erde hinab.

Es schienen mehrere Neuschöpfungen wirklich zu werden:
Eine auf der Sonne – in der Welt des Lichts und der göttlichen Wesen:
Dort war alles ananda-feuerfarben, wie aus feinstem, durchscheinendem Gold.

Es gab den Kailash,
Gurla Mandhata
und die beiden Seen –
und ein Leben in aller Freude.

Die Archetypen der fünf Sinne, die im nachtblauen Pralaya-Weltraum wie Sternschnuppen mit sehr breitem Schweif sichtbar waren, versammelten sich, jetzt weiß diamanten leuchtend, um Babaji im Sonnenland.

Krishna war auf der Neuen Erde am Werke, er schuf auf der Ostseite der göttlichen Insel ein neues Brindavan Land – Rama wirkte im Nordwesten der Insel.

Es schienen die heiligen Ströme von vor dem Pralaya zu sein, welche die Neue Schöpfungsinsel als großes Wasser umgaben, zusammen mit den beiden Seen von damals. Es entstand der Eindruck, dass die beiden Seen, Raksastal und Manasarovar wieder entstehen würden, im Westen und im Osten, umrundet von den Bergen des Himalaja.

Die Seen befanden sich noch im Prozess, aus dem breiten Wasser, das die heilige Insel umgab, hervorzukommen und sich zu trennen von den heiligen Flüssen, die sie früher umflossen hatten.

Die Neue Erde wurde offenbar. Sie war ganz erfüllt mit dem Baum des Lebens. Die heilige Insel mit dem Baum des Lebens war das Ganze. Es gab nichts anderes als das.

Das Land der Sonne war vollkommen, kostbar und wunderbar, aber die Göttliche Mutter als Chamunda zeigte, dass das Allerkostbarste, was existiert, das ewige Leben ist, das durch das göttliche Kind repräsentiert wird. Und das war auf der irdischen heiligen Insel. Das sei kostbarer als alles auf Sonnenland.

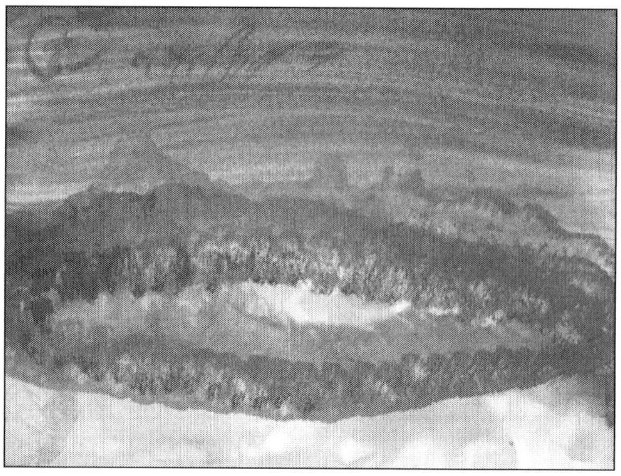

»Ein neues Königreich«, gemalt von Babaji (1982)

Beim Mantram von Lord Dattatreya senkte sich der Lichtbaum wieder von der Sonnenebene herab, und Baba Goraknath verankerte ihn erneut auf Erden. Es wurde deutlich, dass einige Aspekte Gottes mehr hier am Werk sind, andere in der Sonne oder jenseits davon.

Wird das Sonnenland-Paradies in Herakhan erscheinen?

7. Feuerzeremonie am Gurla Mandhata, Westseite, Montag, den 6. August 2007

Der Schöpfungsprozess geht weiter

Zuerst war da ein sehr hohes Feuer, oberhalb des Feuers war eine hellgrüne Flamme.
Unser Feuer landete diesmal sehr bald in der Tiefe des unteren, inneren Kailash, dem Schutzraum für die Menschen, die in Freundschaft, Wahrheit und Liebe leben mit Gott und den Mitmenschen.
Die Flamme stieg hoch empor.

Darüber befand sich die heilige Insel mit Babaji und dem wunderbaren Licht, dem göttlichen Kind in seinem Herzen, lichtvoll umhüllt vom neu entstandenen, geistigen Kailash, der sich etwas darüber befand.

Herakhan Baba hob das Unsichtbarsein auf.
Jetzt ging es um die für Gott geöffnete Menschheit, um die dem Licht, der Freude, der Wahrheit und der Liebe geöffnete Menschheit, die sich im Inneren des hellrötlichen Menschheits-Kailash befand, dem »umgekehrten« Kailash, dessen Spitze in die Tiefe, nach unten gerichtet ist. Die Menschen, alle präsent in ihren feinstofflichen Körpern, durchlebten offenbar einen Prozess.

Die Göttliche Mutter tat alles, damit es für jeden dort gut sei, sodass sich die Beziehung all der Menschen zum Göttlichen vertiefen und intensivieren konnte. Sie schenkte Ananda, jedem in dem Maße, wie er es aufnehmen konnte. Purusha stand licht- und kraftvoll hinter jedem Wesen.

Shiva wirkte bei den Kailash-Mantren durch seine verschiedenen Aspekte auf unterschiedlichen Ebenen und Bereichen. Bhole Baba befand sich hoch oben mit dem Baby auf der Insel.

Rund um den Erdball schien wieder Land geschaffen zu werden. Bei »Dhurjati Shiva« sah man alle menschlichen Wesen in Lord Shivas vielen Locken, die bis in die Tiefe reichten. Wenn Lord Shiva sein Haupt drehen oder schütteln würde, würden sie – je nach Intensität – herausfliegen und jeweils an den für sie oder ihn bestimmten Platz landen. – Jetzt wurden erste Landstriche geschaffen.

Im Raksastal-Bereich, bildete sich der See in Form einer waagrechten Mondsichel, mit einer gen Norden liegenden Flammenform. Wasser der Liebe strömten von oben herab, um den See zu füllen. –
Rund um Raksastal standen unzählige Bäume, auf denen sich Schlangen befanden.

An der Ostseite des früheren Manasarovar schuf Krishna paradiesisches Land. Das Wasser war ganz zurückgetreten. Das Land, durchdrungen von einer intensiven Schwingung der Liebe, ging dort unendlich sanft in die Tiefe.

Es entstand dort der Lebensbaum mit der Weltenschlange.

Während des Gautam-Ganga-Mantrams war zu beobachten, wie vollkommen wundervoll und sanft der Gautam Ganga aus dem ewigen Platingrund unterhalb des Manasarovar hervortrat.
Sanft schwingend, füllte der Gautam Ganga den See neu mit der vollkommenen Reinheit und Schönheit seiner Wasser.

So strömte das Wasser im Raksastal von oben nach unten, im Manasarovar von unten nach oben.

Im Schutzraum der dem Licht geöffneten Menschheit entstand eine hohe Sammlung auf das Göttliche – Die Menschen im Schutzraum gingen alle durch einen intensiven Prozess, in dessen Zentrum die göttliche Flamme war. Dattatreya brachte wieder den göttlichen Licht-Lebensbaum herab, und Guru Goraknath verwurzelte ihn tief auf der heiligen Insel, die sich über dem »Menschheits-Schutzraum« befand. Jetzt war deutlich zu sehen, dass die mächtigen Wurzeln des Licht-Lebensbaumes von oben herab eine breite Kuppel über diesem Menschheits-Schutzraum bildeten. Die menschlichen Wesen hatten in diesem Schutzraum, dem umgekehrten Kailash, dem Menschheits-Kailash, die Gelegenheit, sich von noch vorhandener Dunkelheit zu befreien – daher die rötliche Atmosphäre.

Wie wären sie auch sonst in der Lage, die absolute Süße des Neuen Babys, des Neuen Menschen zu erleben!

Brahma schenkte so viel Rosa in den unteren Kailash – es wurde sichtbar heller darin, dann sonnig, schließlich zur Kuppel hin weiß.

Es scheint, als ob nur der nach oben zu kommen vermag, der ganz tief die Freude des Dienens verstanden hat.

Jesus weilte bei den menschlichen Wesen, bei jedem einzelnen.

Beim Aarti stand die Göttliche Mutter riesengroß in der Mitte des Menschheits-Kailash, als Gestalt, als Flamme, als beides in einem.

8. Feuerzeremonie am »Panoramaplatz«, Dienstag, den 7. August 2007

Neue Schöpfungen auch in anderen Welten

Heute stand neben Babaji Christian Rosenkreutz, wie wir ihn auf unserem Weg zum Gurla Mandhata gesehen hatten: Groß, aufrecht, schwarz gekleidet, mit einem sehr weißen Angesicht, alt, eine solche Würde ausstrahlend, dass man für einen Moment denken konnte, er sei Lord Shiva.

Babaji war umgeben von reinen, goldenen Gestalten. Es hieß, das sei Christian Rosenkreutz in seinen verschiedenen Inkarnationen auf Erden. –
Das göttliche Geschenk an die Menschen ist, dass er, der eins ist mit dem Vater, aus dem Vater heraus, immer wieder zu uns kam und kommt.

Im Süden des Feuers erschienen die erhabenen Weißen Wesen.

Auf mehreren Ebenen entstanden Schöpfungen, diesmal – zum allerersten Mal – im Weißen Land.
Das ist die erste Manifestationsebene nach dem All-Eins des Platinlands. Alles war weiß in weiß, von einem wundervollen Leuchten erfüllt.

Eine weiße Lotosblume wurde sichtbar, darin saß strahlend Lord Shiva. Christian Rosenkreutz war in ihm. Im Weiß der Lotosblume erschienen sie wie ein Wesen.
Die Sterne funkelten wunderschön im Weißen Land,
die Archetypen der fünf Sinne leuchteten im diamantenen Weiß.

*

Am Tag zuvor hatte sich die Form des Raksastals als waagrechte Mondsichel mit einer Flammenform darin gezeigt, heute konnte man aus der Mondschale eine vertikale Flamme aufsteigen sehen.

Krishna war weiterhin aktiv auf der Ostseite des Manasarovar, dort ein neues Brindavan erschaffend.

Beim Aussprechen der Shiva-Namen wurde offenbar, dass diese Aspekte Shivas auf anderen Ebenen wirkten, die meisten auf der Sonnenebene, dort offenbar mit einer neuen Schöpfung befasst.

Der Lebensbaum entstand auch in Herakhan, im Nandan-Van-Bereich. Der Gautam Ganga bildete dort um den Lebensbaum einen wunderschönen himmelblauen See.

Nun geschah etwas tief Bewegendes:

Im unteren, umgekehrten Kailash, am tiefsten Punkt, saß ein König, ganz in Rot gekleidet, mit sehr weißem Antlitz. Es war Christian Rosenkreutz!

Von dort aus stieg die Flamme senkrecht empor, genau zum »Panoramaplatz«, wo wir alle dem Feuer opferten.

Chamunda trug die Menschheit in ihren hunderttausend Armen.
Sie selbst war wie ein gewaltiger Lebensbaum,
der alles umfasste.
Jener, der am tiefsten unten saß, schuf eine erste Öffnung nach oben.
Er allein vermochte das zu tun: Christian Rosenkreutz.

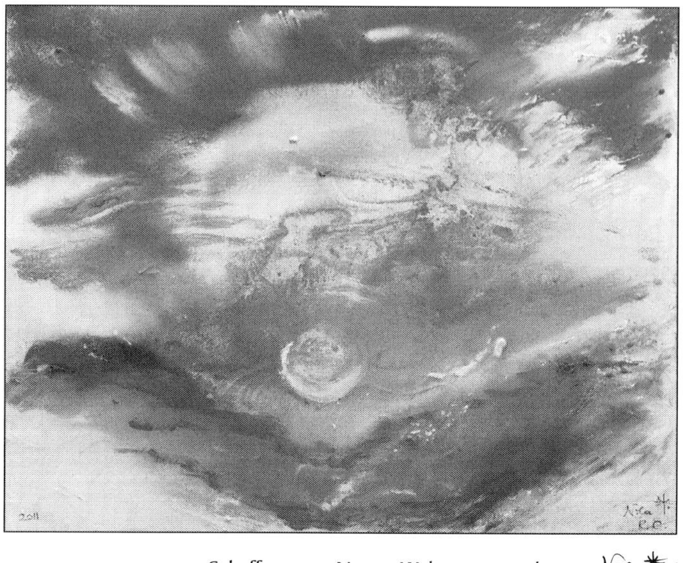

»Schaffung von Neuen Welten«, gemalt von Nita / Renata Caddy (2008)

Beim Aarti erschien die Göttliche Mutter,
von den Tiefen bis nach oben,
als der alles umfassende, alles tragende Lebensbaum.
Alle Wesen waren in ihr.

9. Feuerzeremonie am Nordantlitz des Kailash, Mittwoch, den 8. August 2007

Lord Shiva: Die Sonne im Weißen Land

Welch eine Gnade, dies sehen und erleben zu dürfen:
Lord Shivas Ananda im Weißen Land,
seine »Zero-Land-Manifestation«.

Schon zu Beginn war zu beobachten, wie das Feuer eine herrliche Lotosblume bildete, ganz licht, fast weiß, nach außen hin voller Lichtkristalle, mit den feinsten Regenbogenfarben darin.

In der Mitte saß Lord Shiva, der Herr,
leuchtend weiß, und das Weiß war durchsichtig wie Kristall,
zugleich war es erfüllt mit feinstem diamantenem Licht.
Er war atemberaubend schön,
und diese Schönheit war Seligkeit,
Liebe, nichts als reine, göttliche Liebe,
die sich in dieser vollendeten Schönheit ausdrückte.

Angesichts davon – wie kann da überhaupt noch ein Wunsch nach Schöpfung sein, weil diese doch in jedem Fall nur weniger zu sein imstande wäre als diese erste Manifestation der leuchtenden Wahrheit des göttlichen Wesens?

*

Beim Feuer nahmen diesmal viele Wesen teil, alle in weiß gekleidet, auch die Raksastalis. Sie trugen über ihrer weiße Kleidung blaue Schärpen, denn sie waren jetzt unter Bhairav Babas Führung.
Die erhabenen Weißen Wesen nahmen rund um das Feuer Platz.

Christian Rosenkreutz war zunächst in der Erscheinung vom Tag zuvor präsent, in Schwarz, mit sehr weißem Angesicht.
Er verjüngte sich zusehends, sah schließlich frisch und wunderschön aus.

Es gab im Weißen Land keinen Kailash:
Lord Shiva war in der Lotosblume präsent.
Christian Rosenkreutz war eins mit ihm.
Alles im Weißen Land spiegelte sein Leuchten wider.

Die Devi war ganz in seinem Herzen, als pures Ananada. Um ihn zu durchdringen, um das Fest des Einsseins, des immer und ewigen Einsseins mit ihm zu feiern, erschien sie ebenfalls als Lichtgestalt.
Nun erschuf Bhairav Baba einen hohen feuerblauen Sockel aus kostbarster Akasha-Substanz. Darauf befand sich Lord Shiva in seinem weißen Feuer-Lotos. Er saß von uns aus erhöht, sodass wir beim Feuer unser Opfer zu ihm nach oben übergaben.

Durch das Aussprechen seiner Namen riefen wir Shiva in die Schöpfung.

Im Weißen Land war nur noch das EINE, das All-Eins, höchste Einfachheit.
Er leuchtete in Wahrheit, Bewusstsein, Seligkeit.

Bei dem Durga-Mantram wurde deutlich, dass sie es war, die allein ihn hineinzuholen vermochte in die Schöpfung. Erst durch die Entfaltung einer Schöpfung wurde Erbarmen möglich und nötig. Sie war so voll Erbarmen. Im All-EINS der Wonne Shivas war alles absolut vollkommen.

Ebenso verhielt es sich mit den Attributen Shivas, die erst in einer Schöpfung zum Ausdruck kommen würden, die aber in der Seligkeit des Weißen Landes keines Ausdrucks bedurften.
Wie Schuppen konnte es einem von den Augen fallen:
Die Sonne des Weißen Landes – das ist Shiva selbst!

Die Sonne des Weißen Landes, nach der – bewusst oder unbewusst – gewiss jeder sich sehnt, ist dieses ewig aus sich selbst leuchtende Wesen in Weiß. LORD SHIVA, der Herr, ist das diamanten-kristallene Licht des Weiß.

Zum Schluss erschien zwischen ihnen ein neues, weiß-diamantenes, kristallenes Wesen. Ein Wesen, sehr jung und zeitlos zugleich. Ist das Babaji, wenn er in Erscheinung tritt? Ist das Er, in seiner Gestalt als Christian Rosenkreutz?

Eindringlich war das Ananda von Shiva und der Devi, ewig, im Weiß!

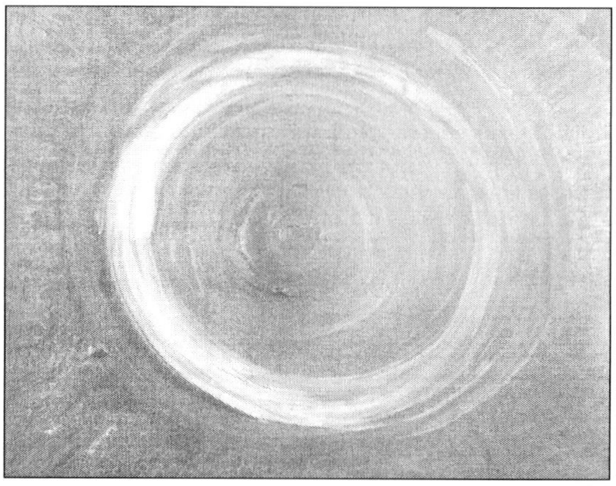

Aus der Serie »Der Grundlagenstein des Universums«, gemalt von Nica / Renata Caddy (2014)

10. zusätzliche Feuerzeremonie: Der Menschheit gewidmet. Donnerstag, den 9. August 2007

Die Geburt des Neuen Menschlichen Wesens

Die erhabenen Weißen Wesen standen wieder rund ums Feuer.

Nach einigem Hin und Her bezüglich des Ortes für diese besondere Feuerzeremonie landeten wir mit unserer Feuerzeremonie schließlich am »Panoramaplatz«.
Der Ruf, dorthin zu gehen, war immer klarer geworden.

Während der Bhairav-Baba-Mantren wurde deutlich,
dass sich unter dem Platz, an dem unsere Feuerzeremonie stattfand,
der Menschheits-Kailash befand.
Bhairav Baba brachte himmelblaue Flammen
in die rötliche Atmosphäre dort,
es war, als hätte er ein Stück Himmel
dorthinein gebracht.

Ein schlanker, aufrechter Mensch mit schwarzem, schulterlangem Haar und einem weißen Hemd bekleidet ging auf dem Platz hin und her. Einmal sprach er mit jemandem.
Der da neben ihm stand, war Bhairav Baba.

Da nahm die schlanke Gestalt am Feuer Platz – in achtfacher Form – und begann zu opfern.

Es war niemand anderer als Babaji selbst!

Während er in achtfacher Form opferte, sprach er die 108 Shiva-Namen aus und schenkte sich dadurch in die Schöpfung hinein.

Lord Dattatreya brachte erneut den Licht-Lebensbaum herab, und Guru Goraknath verwurzelte ihn, jedes Mal tiefer.

Da stand er nun, der herrliche Baum des Lebens.

Brahma schenkte rosa Leuchtendes in die Krone des Lebensbaumes hinein.
Vishnu tat das Seine, ebenso Shiva und das ewige Sonnenwesen. Es war ein aus sich selbst leuchtender, singender, schwingender Baum des Lebens.

Er war das Leben selbst.

Jesus hatte das unsagbare Wonnelicht, das Licht des Lebens selbst, in den Herzbereich des Lebensbaumes eingelassen und darin versiegelt – auf dass es immer darin atme und sei.

Chamunda war die liebende Kraft, welche die Menschheit aus dem Schutzraum des tiefen Kailash emportrug. Sie selbst war zur göttlichen Lebensflamme geworden, die auf unzähligen Flammenarmen all die menschlichen Wesen, die dafür reif waren, lichtvoll emportrug.

Sie, als die mit allen Wesen von unten machtvoll emporsteigende Lebensflamme, und Babajis Opferfeuer darüber waren eins geworden.

So strömten – durch die Macht der Liebe beflügelt – die menschlichen Wesen empor, in den Baum des Lebens, und füllten seine Blätter mit ihrem Bewusstsein und Wesen.

Auf den Blättern des Baumes des Lebens entstanden Augen,
überall Augen.
So wurde der Baum des Lebens mit Bewusstsein erfüllt.

OM namah Shivay!

Welch ein Fest …

»Nothing less but the birth of the New Human Being«,

vernahm ich innerlich ganz deutlich:

»Nichts weniger als die Geburt des Neuen Menschenlichen Wesens.«

VI. Das Licht der Neuen Welt

Babajis Herabkommen in Herakhan

Die inneren Feuerzeremonien vom 30. August bis 9. September 2007,
ausgeführt im Quell des Heilens am Bodensee,
im Geiste in Tibet in der »Kailash-Festung«

I. Feuerzeremonie am Fuß von Mount Kailash in Tarboche,
Donnerstag, den 30. August 2007,
gewidmet dem Licht der Neuen Welt

Babaji als Sonnenkönig

Wie jedes Mal bat ich Babaji, mit dem Team seiner göttlichen Freunde zu kommen und seine Hilfe sowie seinen Segen zu gewähren für diese weiteren neun Feuerzeremonien.
Ebenso bat ich Muniraji, diese wieder durch mich auszuführen.

Sehr bald erschien Babaji, inmitten des Herakhan Kailash, in einem riesigen, leuchtend-roten Herz sitzend. Ein König aus dem Land der Sonne, aus purem Gold, auch wenn sein Angesicht von natürlicher Farbe war. Er hatte mehrere Gesichter nach allen Seiten hin. Die Zahl fünf war hierbei wichtig und – wenn auch auf eine andere Weise – die Zahl drei.

Später wurde das Bild noch deutlicher:
Babaji, mitsamt leuchtend rotem Herzen, zeigte sich in einer goldenen Kugel im Herakhan-Tal im Osten, vor dem Nandan-Van-Bereich*, der sich zwischen dem Herakhan Kailash und Siddheshwar befindet. In der goldenen Kugel schwebte er dort über den Steinen im Tal. –
Der Gautam Ganga ließ einen wunderschönen, himmelblauen See, einen »Himmelssee«, unter der Kugel entstehen.

Beim Aarti bildete sich eine herrliche, goldene Lotosblume über dem See, flammend, wie aus Feuer-Blütenblättern, und in dieser goldenen Feuer-Lotosblume landete die Kugel.

Dieser goldene Feuer-Lotos war die Göttliche Mutter selbst.

Offenbar vermag die goldene Kugel nur dann zu landen, wenn die Menschen sich sehr nach Babaji sehnen, ihn wirklich rufen, flammend rufen! Nur dann kann die Devi als Gefäß da sein, um den Sonnenkönig aufzunehmen.

Krishna erschuf wunderschönes, paradiesisches Land.

Bei dem Mantram »Hanuman« saß ein junges, menschliches Wesen auf Babajis Schoß.
Der Neue Mensch?

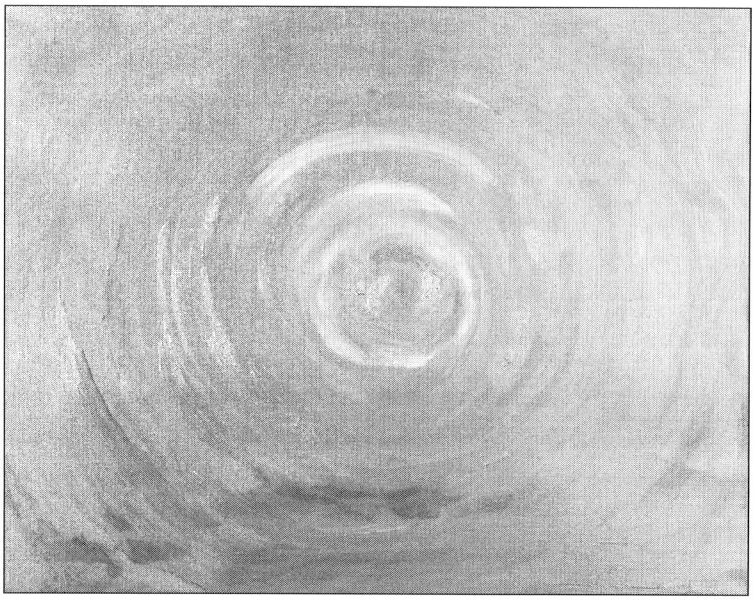

Aus der Serie »Der Grundlagenstein des Universums«,
gemalt von Nila / Renata Caddy (2014)

2. Feuerzeremonie am Raksastal, Freitag, den 31. August 2007

Die Perle der Tiefe wird befreit

Bei diesem Feuer am Raksastal liefen beim Chandan-Geben Gauri ein paar große Tränen über die Wangen. – Warum wohl?

Das Feuer war sehr groß und lebendig, im Außen viel Hellblau. Oben, in der Mitte, schossen drei weiße Flammenspitzen hoch empor, die einen Trishul zu bilden schienen.

Gleich zu Beginn erschien etwas leuchtend türkisblaues, vollkommen Rundes beim Feuer – sehr berührend.

Bei Nennung der Shiva-Namen geschah es dann, dass die Feuerstelle innen ganz rund und türkisblau wurde und – einem Schacht gleich – in die Tiefe führte.

Wir landeten im Inneren der Erde, an einer Art See. Die Farben dort waren gedeckt, ein fahler Himmel wölbte sich über allem. Bildete unsere Erdkruste für diesen Ort die Himmelsdecke?

Wir brachten das Feuer dorthin. Ein paar der neun Raksastalis, die uns begleiteten, sollten dort wachen.

Nun ging es sehr rasch weiter in die Tiefe, zum Mittelpunkt der Erde, zu dem Ort, wo es absolut still war.
Nur tiefes, dunkles Blau, der Atem des Ewigen, ...

In diesem nach unten schwingenden, tiefen, samtenen Blau
befand sich in der Mitte etwas, das aussah wie eine große, weiße Perle.
So erhaben schön wie still lag sie dort,
in vollkommener Einsamkeit.

Die anderen der neun Raksastalis, die früheren Platin-Prinzen, wachten hier.

Dieser Ort schien die Polarität zum allerhöchsten göttlichen Bereich zu bilden, dem Platin-Land, dem Ausdruck des ewigen Seins, dessen erste Manifestation das Land der Weißen Sonne ist:

Als weiße Sonne in unermesslicher Freiheit
erschien in der Höhe Lord Shiva.

In der Tiefe die Perle, die Göttin,

in vollkommener Einsamkeit.

Eine Ebene über diesem Reich der absoluten Stille in der Tiefe der Erde zeigte sich unten, in der Entsprechung zu oben, ein Sonnenland. – Wahrhaft: wie oben, so unten. – Dort wirkten besonders Rama und Krishna.

Es wurde klar, wie wichtig es ist, dass eine Feuerzeremonie auf jeder Ebene der Schöpfung stattfindet, sodass das Licht und die Energie durch alle Ebenen, von oben nach unten und von unten nach oben, fließen können.

Durch Lord Dattatreya kam das Licht von oben herab. Es entstand eine Verbindung vom Höchsten zum Tiefsten, von Lord Shiva, der Sonne im Weißen Land, zur Devi[1], der Perle in der absoluten Tiefe.

Es schien, als ob im Inneren der Perle der Makrokosmos als Mikrokosmos enthalten sei. Die Schale der Perle öffnete sich, und die feinsten Regenbogenfarben wurden im Perlmutt der Perle sichtbar. Dies war eine ganz andere Substanz als das Kristallene im Weißen Land!
Im Inneren der Perle zeigte sich, einem Schloss gleich, ein riesiger Diamant, die Urkraft selbst.

---

1 Devi = Göttin.

Der Gautam Ganga erhob sich aus den Platintiefen im Erdinneren und formte mit seinen liebevollen Wassern eine sanfte, runde Erhebung unterhalb der Perle. Darauf schwamm die geöffnete Perle mit dem mächtigen Diamanten.

Während des Chamunda-Mantrams zeigte sich ein Auge in den erhobenen Wassern des Gautam Ganga – das Auge: reines Schauen aus dem Wasser.

Beim Rezitieren von »OM Bhur Bhuwah Swaha« leuchtete das Auge im Wasser unterhalb der Perle.

Jesus kam als Christus voll seiner Macht des Lichts herab in die Tiefe. – Da wurde aus dem Diamanten ein unbeschreiblich strahlender Brillant, vielfältig geschliffen, durch alle Facetten sein herrliches, göttliches Licht ausstrahlend.

Während des Aarti geschah es, dass sie, die Göttin, aufstieg.
Aus der Tiefe erhob sie sich in ihrer leuchtenden, weißen Gestalt, wurde groß und immer größer, ragte hoch empor, bis hinauf ins Weiße Land. – Während ihre Füße unten blieben, berührte sie mit ihrem Haupt die Sonne des Weißen Landes, Lord Shiva selbst.

Gleichzeitig tauchte Lord Shiva kopfüber hinab ins Erdinnere, wobei seine Füße nach oben zeigten, bis er mit seinem Haupt den machtvoll strahlenden Brillanten der Tiefe berührte.

Dann formten sie gemeinsam – sie mit ihrer, er mit seiner Gestalt – einen Kreis, der die gesamte Schöpfung umarmte. Jenseits dieses Kreises: nichts, das Nicht-Sein.

Als nach dem Aarti jedem der Teilnehmer das Licht dargebracht worden war, waren Tränen im Angesicht fast eines jeden.

Wie jeder, so war auch ich total ergriffen von diesem Ereignis.
Lange danach war mir noch ganz kalt.
Unten, in der Ewigkeit, um die Perle in der Tiefe und ihre Einsamkeit,
waren die Temperaturen zeitlos tief.

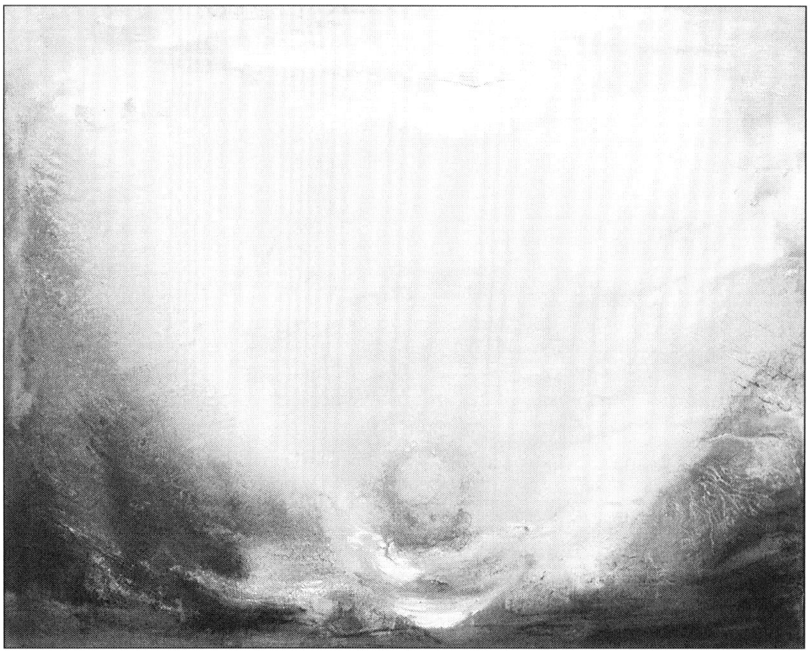

»Die Perle in der Tiefe«,
gemalt von Nila /Renata Caddy (2006)

3. Feuerzeremonie am Manasarovar, Nordostseite, Samstag, den 1. September 2007

Der Träger des Dharma kommt, um zu sterben

Ein hohes, weiß-rosa Feuer, umgeben von hellgrünen Flammen und einer einzigen hohen Flamme an der Spitze. Zahlreiche nahmen teil, die erhabenen Weißen Wesen, die neun Raksastalis und viele weiß-rosa Engelwesen.

In den Augen von Shastriji leuchtete beim Chandan-Geben ein besonderes Licht.

Gleich zu Beginn der Feuerzeremonie wurde, auf einem Stuhl sitzend, ein Mensch hereingetragen und vor Babaji hingesetzt – der urälteste Mensch der Welt.
Eine tiefe Würde ging von ihm aus.

Die erhabenen Weißen Wesen ließen sich nun rund um Babaji und an den Seiten dieses großen Menschen nieder.

Er schien so alt wie die Menschheit zu sein und die gesamte Geschichte der Menschheit in sich zu tragen, zu bewahren und zu halten mit allem, was der Mensch je getan hat an Gutem und Schrecklichem.
Ein tiefer Ernst war um ihn. Man fühlte das Gewicht seiner Verantwortung, – aber er wirkte dennoch nicht schwer.

Nun geschah etwas Bezauberndes:
Bhairav Baba ließ einen Tanz entstehen. Er nahm Bombo, den jungen Führer der neun Raksastalis, bei der Hand, alle anderen taten das Gleiche und sie begannen, um die Feuerstelle herum eine Art Polonaise zu tanzen. Auch die anwesenden Engelwesen, große und kleine, tanzten mit. Alle Tanzenden bildeten einen Kranz.
Am Ende wurden diese glücklichen Tanzbewegungen als Mala, als eine innere Girlande, dem uralten, aber sehr aufrechten Menschen umgehängt. Andere Tanzbewegungen wurden innerlich zu einer doppelten Girlande verflochten und ihm als eine sehr schlichte Krone aufs Haupt gelegt.

Es war bei den Shiva-Mantren, dass der Uralte Mann zu opfern begann.
Bombo saß zu seinen Füßen und half ihm dabei.
Der Uralte Mann opferte nun ganz allein.
Alle anderen traten zurück und nahmen innerlich tief an seinem Opfer teil.

Er, der die ganze Evolution der Menschheit in sich trug,
mit allem Vollkommenen und Unvollkommenen –
opferte nun beides
an das höchste göttliche Wesen.

Am Ende der 108 Shiva-Namen hatte er es vollbracht.

Er lehnte sich zurück an Babajis Brust,
Babaji hielt ihn liebevoll.
Da gab der Uralte Mann,
der das Ur-Gedächtnis der Menschheit verkörperte,
das Dharma-Rad an Babaji zurück.

Das Dharma[2]-Rad bildete einen Kreis um Babajis Herz –

und in Babajis Herz wurde ein Baby sichtbar …

---

2 DHARMA: Das innere Gesetz Es gibt das Swa Dharma – das ureigene Gesetz eines jeden Wesens. Es gibt das Yuga Dharma – das Gesetz eines jeden Zeitalters. Es gibt das Sanatana Dharma – das ewige Gesetz. Wie die Natur des Wassers ist zu fließen, die des Windes ist zu wehen, die des Feuers zu brennen ist … – … ist die innere Natur des Menschen, sich selbst und das Göttliche zu erkennen und zu lieben in allem, was ist.

In diesem Moment kam ein junger Mann frisch zu Pferde angeritten, sprang vor der Feuerstelle, an der sich noch immer Opfernde befanden, ab und fiel vor dem Uralten Mann, dessen Körper nun, zum Sterben bereit, in Babajis Armen lag, auf die Knie .

Er fragte ihn: »Wie kann ich dir helfen, was kann ich für dich tun?« –
Es war Parzival, der so die Mitleidsfrage zu stellen vermochte.

Die Antwort lautete: »Gib allen hier Anwesenden von meiner Asche, auf dass sie sich diese auf die Stirn, ans Herz und in die Mitte der Handflächen sowie der Fußsohlen reiben. Ebenso lass meine Asche zu allen Kontinenten dieser Erde fliegen und dort ausstreuen. – Das ist mein Wunsch!«

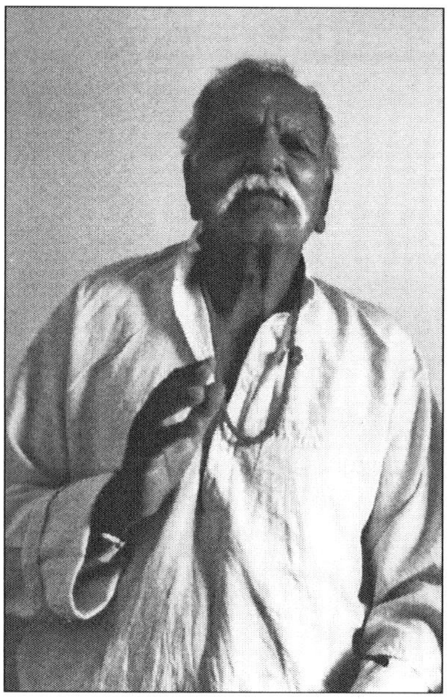

Shri Vishwa Acharya
Vishnu Dutt Mishra –Shastuji
(1906–2003)

Der kostbare Leib des Uralten Mannes wurde seitlich vom Feuer, im Nordosten, auf einer Bahre niedergelegt.

Der Gautam Ganga ließ sein wundervolles Wasser um ihn strömen.

Es war Chamunda, die es vermochte, den Leib des urältesten Menschen der Welt, des Dharma-Trägers, ganz sanft in Asche zu verwandeln.

Sein Wesen aber war das Dharma selbst.

Der junge Parzival war von Kopf bis Fuß mit seiner Asche bestrichen – das war das Geschenk des Uralten Mannes dafür, dass er im richtigen Moment die richtige Frage gestellt hatte. – Die anderen taten, wie er gewünscht hatte. Dann kamen weiß-goldene Himmelsvögel, flogen seine Asche in alle Teile der Welt und verstreuten sie dort.

Beim Aarti schließlich wurde eine kraftvolle,
leuchtend rote Rose sichtbar.
Vor ihr das Aarti.
Sie enthielt alles!

4. Feuerzeremonie am Manasarovar, Ostseite, Sonntag, den 2. September 2007

Das Neue Dharma ersteht

Wirklich ein Fest:
Das In-Erscheinung-Treten des Göttlichen Kindes
in einer Kugel aus goldenem Licht

Ein großes, sanftes, weiß-goldenes Feuer. Rot in der Mitte und darin Gold. Viel Hellblau rundum.

Unser Feuer begann am Manasarovar und fand sehr bald im Herakhan-Tal statt.

Babaji war umgeben von den erhabenen Weißen Wesen.
Die neun Raksastalis hielten Wache.

Ein großer, weiß gekleideter Mensch nahm Platz vor Babaji, genau dort, wo gestern der Uralte Mann gesessen hatte. Dieser große Mensch, etwa 50 Jahre alt, ein reifer Mann, fein und kraftvoll, wirkte zugleich sehr wissend und still.

Während der Kailash-Mantren öffnete sich zu den Seiten hin der Herakhan Kailash, und aus der Mitte hervor erschien – strahlend, in einer goldenen Kugel – das Göttliche Kind.

Die goldene Kugel schwebte mit ihm ins Tal von Herakhan, dorthin,
wo vor kurzem Babaji gelandet war.

Während der Rezitation der Bhairav-Baba-Mantren bildete sich erst ein himmelblaues Kreuz unterhalb der Kugel, dann – versetzt dazu – ein feuerblaues Kreuz, sodass ein Stern entstand, als Zeichen der Neuen Welt.

Während der Shiva-Mantren wurde das Göttliche Kind in seiner unbeschreiblichen Schönheit und substanziellen Macht des Ananda tief erfahrbar.

Das leuchtende Kind war am Feuer präsent.

Da geschah es, dass die Substanz seines Wesens sich in das Herz des großen Weißen Mannes senkte. Dort wurde die Substanz seines Wesens als das Dharma der Neuen Welt versiegelt.

»Sei Selig!«

Das ist das innere Gesetz,

das Dharma der Neuen Welt.

*

Das Kind, vollkommen lebendig in seiner unbeschreiblichen Wonne-Substanz, befand sich nicht nur in seiner goldenen Kugel, es wurde auch an anderen Plätzen sichtbar. Schon allein es zu sehen, wirkte vollkommen heilend.

Während wir intensiv und hoch beglückt das Göttliche Kind erlebten, rumpelte es einige hundert Meter hinter uns kurz, aber kräftig. Eine hohe, feinstoffliche Wand war an dieser Stelle durch Bhairav Baba als Schutz entstanden. Mit Getöse klopften verschiedene Wesen dagegen. –
Die Göttliche Mutter brachte sie mit einer Bewegung zur Ruhe und ließ dann viele rote Rosenblätter auf die Liegenden fallen, sie völlig damit bedeckend.

Lord Dattatreya stand weiß leuchtend hinter dem Kind und seiner Goldkugel. Er verankerte dort das Licht des Lebensbaumes.

Das neue Göttliche Kind bestand aus Ananda-Feuer-Substanz, war jedoch zugleich so klar und kraftvoll wie Stahl, allerdings ohne hart zu sein, einfach, weil es in der leuchtenden ewigen Wahrheit begründet war.

Brahma brachte all seine rosa Wonne ins Tal, Vishnu schenkte Magenta, Shiva – durch das Mantram Sham – sein Rot, das stets alle Verfestigungen zur rechten Zeit auflösen würde.

Viele Sonnen saßen im Kreis um das Kind,
und die Sterne standen rundum – ganz golden – zum Greifen nah.

Bei »Bhur Buwah Swah» war die Göttliche Mutter präsent als die Mutter der Galaxie, durch die hindurch das Göttliche Kind herabgekommen war.

So wie die Sonne in vielfacher Form rund um das Kind leuchtete, so saß die Göttliche Mutter, in ihren verschiedenen Ausdrucksformen, in vielfacher Form im Kreis um das Göttliche Kind.

5. Feuerzeremonie am Gurla Mandhata, Ostseite,
Montag, den 3. September 2007,

Babajis Erscheinen und der Neue Herakhan Kailash

Ein starkes Feuer, dessen Flammen im oberen Teil orange, fast rot waren.

Muniraji lächelte liebevoll.

Die erhabenen Weißen Wesen standen heute im Halbkreis um das Feuer.
Christian Rosenkreutz war präsent in jener Gestalt, der wir 2004 begegnet waren, schwarz gekleidet, sehr alt und aufrecht, mit einem von Leid gezeichnetem, weißen Angesicht.

Wieder nahmen viele teil.
Mit unserem Feuer befanden wir uns bald wieder im Herakhan-Tal.

Der neue Herakhan Kailash entstand. Der frühere innere weiße Herakhan Kailash war aus lauter Liebe und Verehrung für das Göttliche Kind geschmolzen. Der neue innere Kailash schimmerte golden, in mächtiger Lingam-Form.

Babaji, in der Mitte des Tals in einer goldenen Kugel, befand sich zugleich auch im goldenen Lingam.

Ein Meru-Shri-Yantra aus natürlichem Marmor entstand unter ihm.
Die Göttliche Mutter bewirkte dies.

Darauf stand nun Babaji, sehr aufrecht, jetzt ohne Goldkugel. Er war kein Kind mehr, hatte schulterlanges, schwarzes Haar. Das Ananana-Feuerwesen von gestern war jetzt in seinem Inneren.

Wenn er wegging, wurde auf dem Meru-Shri-Yantra eine Flamme sichtbar, wenn er wiederkam, wurde die äußere Flamme unsichtbar;
er selbst war dann die Flamme.

Bhairav Baba hatte rund um Babaji und seinen Meru-Shri-Yantra-Thron große himmelblaue Flammen entstehen lassen.

Babaji schien nach allen Seiten gleichzeitig zu schauen und voll präsent zu sein.

Als Erster kam aus dem Osten Christian Rosenkreutz in seiner alten Gestalt – schwarz gekleidet, mit weißem Angesicht. Er schritt in voller Würde das Meru-Shri-Yantra empor zu Babaji. Was geschah?
Ging er ganz in Babaji ein?
Man sah ihn nicht wieder heruntergehen.

Ein großer Segen breitete sich aus.

Beim Rezitieren der Shiva-Namen stiegen einige seiner 108 Aspekte empor zu Babaji.
Sie sind wohl in ihn eingegangen.

Babaji war feurig, sehr gerade und klar in seinen Bewegungen.

Die Göttliche Mutter saß in vielen ihrer Ausdrucksformen im Kreis um Babaji.

Bei »Bhur Bhuwah Swah« begann das ganze Meru-Shri-Yantra von innen her zu leuchten. Es war kristallen geworden.

Beim Aarti geschah es, dass Babaji in drei übereinander schwebenden, goldenen Kreisen präsent war. Im untersten als Sonnenkönig, im nächsten stand der junge Babaji von heute auf dem Meru-Shri-Yantra, im obersten Kreis war das feurige Kind, Babaji als absolutes Ananada, als Wonne, Seligkeit –

das machte
das bisher Geschehene
tief verständlich.

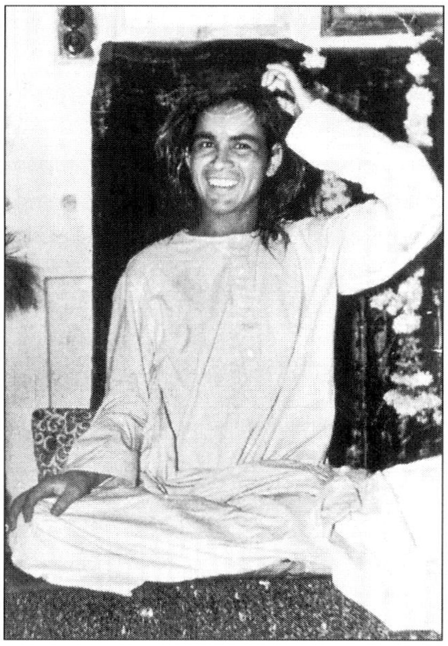

Bababij (1972)

6. Feuerzeremonie am Gurla Mandhata, Mitte, Dienstag, den 4. September 2007

Lord Shiva – »das Nichts, das Alles ist« – kommt herab

Beim Chandan-Geben leuchtete besonders Muniraji,
ebenso Gauri, die heute weiß-golden war,
und Herakhandi Baba schaute mit einem Blick
wie aus der Ewigkeit!

Viele nahmen teil, auch von der Höhe herab.
Die erhabenen Weißen Wesen waren zu beiden Seiten des riesigen Feuers.

Sehr schnell befanden wir uns alle mit dem Feuer in Herakhan.

Bei den Kailash-Mantren sah man den jetzt sanft golden schimmernden Herakhan Kailash von innen her ganz feurig warm werden: So wie das Göttliche Kind war er erfüllt mit Ananda, Seligkeit.
Goldorange-feurig war sein Leuchten.

Während »Ananda rupam« brach am Platz von Babajis wiederholtem Herabkommen urgewaltig aus der Erde ein machtvoller Wasserstrahl hervor, zusammen mit vielen kraftvollen Schlangen. Gleichzeitig und wie zusammengehörend kamen sie empor – als eine rasante Energie, die aus dem Leib der Erde völlig überraschend genau an Babajis heiligem Landeplatz emporschnellte.

Bhairav Baba war höchst intensiv am Werk: Er schuf um den Ort von Babajis Herabkunft mehrere ineinandergreifende himmelblaue Ovale. Einen mächtigen Schutz für das Herabkommen des Herrn!

Hoch oben, im blauen Oval, erschien in einer Art Kugel etwas offenbar sehr Kostbares.

Unten versammelten sich viele »Mütter«. Jede Einzelne hatte sich in mehrfacher Form zu einem betenden Kreis um das Göttliche Licht versammelt, das oben, im Blauen Oval schwebte. So waren mehrere Kreise betender, singender Aspekte der Göttlichen Mutter anwesend.

Das Erstaunliche war, dass auch Babaji – wohl, um den Prozess zu unterstützen –, in menschlicher, physischer Erscheinungsform mehrfach präsent war – aber niemand erkannte ihn.

Bei dem Mantram »Chandra Maulishwara« bildete sich über den Schlangen eine breite Schale.
Während der weiteren Shiva-Mantren entstand darin eine große, weiße Lotosblume, sehr festlich, aus der Substanz des ewigen Weiß.

Als Kailash so warm und feurig wurde, entstand auf der gegenüberliegenden Talseite, am hoch gelegenen, uralten Devi-Platz, eine lichtvolle Substanz, ein breites, oben geschwungenes Lichttor. Eine Lichtlinie wurde sichtbar, die vom Kailash zu der in der Höhe schwebenden Kugel und zum Devi-Platz führte.

Durch Dattatreya strömte auf die hohe Kugel eine erhabene weiße Substanz hernieder. Konnte dadurch die Kugel schon zum Herabkommen bewegt werden?
Unten, auf der Erde, war ein intensives Beten, Singen und Verehren des göttlichen Wesens, vor allem durch die weiblichen Aspekte Gottes.

Schließlich war es der Gautam Ganga, der voller Liebe aus der Höhe Wasser über die erhabene Kugel herabfluten ließ – und sie dadurch auf wunderbare Weise zum Herabkommen bewegte.

In der Lotosblume landete – erst jetzt deutlich wahrnehmbar –
ein mächtiger, vollendeter Diamant-Lingam.

Undurchdringlich fest
und – wie ewig still –
eine große Friedenskraft

Es erhob sich aus der Tiefe eine fast durchscheinende Gestalt, die es vermochte, den Diamant-Lingam von unten her durch die Mitte senkrecht zu durchdringen. –
Es war Gauri, nur sie konnte dies vollbringen.

Der Diamant öffnete sich, und aus ihm kam ein absolut durchsichtiges Wesen hervor, nicht kristallen, sondern ein reines: ES IST.

Es war das Nichts, das Alles ist,
als Wesen.
– Lord Shiva –
Das Höchste Bewusstsein, fast ohne Materie,
– eine machtvolle Präsenz –

Davor Aarti!

7. Feuerzeremonie am Gurla Mandhata, Westseite, Mittwoch, den 5. September 2007

Gauri schenkt sich ganz und gar

Das Feuer war zur Mitte hin grün, im Zentrum weiß-golden. Im Umkreis waren zahlreiche weiße Feuer.

Herakhandi Baba schaute in erhabene Weiten,
Christus blickte mit großen Augen, voller Liebe,
Christian Rosenkreutz erschien in seiner reifen Gestalt,
Muniraji hatte einen sehr glücklichen, lichtvollen Ausdruck,
Gauri, in einer besonderen Bewegung, war voller Licht.

Viele nahmen wieder teil, auch von den Höhen herab.

Alles war von Anfang an sehr tief und konzentriert.
Wieder befanden wir uns mit unserem Feuer im Tal von Herakhan.

Kailash leuchtete glückselig in seinem feinen Gold aus der Tiefe heraus.

Am uralten Devi-Ort, oben, auf der Südostseite des Herakhan-Tals, war der zum Brillanten gewordene Diamant der Perle aus der Tiefe der Erde jetzt wunderbarerweise präsent.

Bhairav Baba verdichtete – um dem Höchsten Wesen einen noch größeren Schutz zu gewähren – eine herrliche, himmelblaue Kugel, die tief unter die Erde reichte und weit nach oben. Sie war durchdrungen von einem achtstrahligen Stern, dessen Strahlen – aus der Mitte kommend – weit über die Kugel hinaus in alle Himmelsrichtungen vordrangen.

Unzählig viele, vor allem weibliche Aspekte Gottes versammelten sich in zahlreicher Form rund um das Wesen des Großen Nichts – das sich vollkommen schweigend in ihrer Mitte befand.

Vor lauter Sehnsucht nach ihm waren die Schlangen über die blaue Schale mit der weißen Lotosblume hinausgewachsen und hielten ihre Köpfe voller Verehrung Shiva entgegen.

Alle beteten und sangen, auf dass er doch mehr herauskommen möge und nicht nur als machtvoll-schweigendes Wesen, als Verkörperung des Großen Nichts hier unten sein, sondern Anteil nehmen möge. Aber es gab keinerlei Bewegung oder Zeichen von ihm, Shiva, dem höchsten Herrn und Bewusstsein.

Da kam das Wesen des Kailash und begann, in seiner Liebe für ihn zu tanzen. Am Ende seines Tanzes vollzog es Niederwerfungen vor ihm, dem Herrn. – Aber auch das ließ Lord Shiva scheinbar unberührt.

Schließlich kam Gauri, die wunderbar Leuchtende, die nun den mit unzählig vielen Facetten geschliffenen Diamanten als Brillant in sich trug und ausstrahlte.

Erst nahte sie sich dem vollkommen stillen Wesen, um es in Liebe zu durchdringen, aber da war keinerlei Resonanz in ihm. –

Da legte sie sich mit ihrem Herzen unter seine Füße, sodass diese auf ihrem Herzen ruhten – und er über seine Füße das Leuchten ihres Wesens aufnehmen würde.

Ganz langsam begann die Lichtkraft ihrer Liebe durch seine Füße und Beine emporzusteigen. Sie wurden ganz mit intensivem Leuchten erfüllt. Nachdem es die Knie erreicht hatte, stieg das Licht weiter in seinem Körper empor – ihn ganz erfüllend mit brillantener Kraft. – Nur das Herzchakra in der Brustmitte war unberührbar: Es blieb ein Oval – erfüllt mit reinem Nichts.
Es gab für Shiva nichts Größeres.

Als Gauri ihm wirklich alles von sich gegeben hatte und nichts mehr hatte, zog sie sich zurück. In einen weißen Sari gehüllt, der auch ihr Haupt bedeckte, saß sie ihm still gegenüber, in der Reihe der anderen Devis.

Bei den Hanuman-Mantren wurde ihr weißer Sari ganz licht-orange.

In ihrem Herzen war in der Mitte ein Oval aus reinem Nichts entstanden, ebenso wie bei ihm. Orange leuchtende, duftende Rosen wurden von allen Seiten um sie gelegt.

Shiva schaute sie an, sie, die ihm alles gegeben hatte. Da war plötzlich sein Herz ergriffen von ihrer absoluten Hingabe. Er empfand tiefe Liebe für sie, die jetzt nichts mehr hatte, gar nichts mehr, außer ihrem großen Mitgefühl und Erbarmen für alle Geschöpfe.

Es strömte Wärme in sein Herz.
Sein Herz wurde flammend. Ganz warm leuchtete es.

OM namah Shivay!

Da geschah es, dass Lord Shiva – über Gauris selbstloses Opfer in Liebe zu ihr entflammt – sie mitsamt ihrer Liebe zu allen Geschöpfen in sein Herz nahm. Sein Herz wurde tiefdunkelrot, auch wenn in seinem Innersten immer die Substanz des ewigen Nichts blieb. – Es war, als hätte Shiva nun mit diesem tiefdunklen Rot des Erbarmens Gauri in Form von Mutter Durga, der großen Beschützerin aller Wesen, in sein Herz genommen.

Während dieses hochheiligen Vorgangs von Shiva und seiner Shakti war Babaji in menschlicher Form präsent. In 108-facher Gestalt saß er rund um den erhabenen Zeroland-Shiva, seinen eigenen höchsten Aspekt. So half Babaji mit, dass Er als Höchstes Wesen tiefer herabzukommen vermochte. Als das geschehen war, war Babaji in seiner physischen Gestalt nicht mehr sichtbar. Das Wesen des Kailash, der der Herr der Berge ist, erschien in 108-facher Form im Kreis um das Höchste Wesen und machte in seiner 108-fachen Form Pranam vor Lord Shiva, dem Herrn.

Lord Dattatreya ließ eine intensiv leuchtende weiße Substanz herabkommen, aus der sich sogleich ein Tempel um das Höchste Wesen formte.

Alle schenkten nun ihr Schönstes.
Brahma füllte das ganze Tal von Herakhan mit freudigem Rosa, Vishnu mit Magenta, Shiva gab Rot durch das Mantram Sham, wobei er jetzt schon dafür sorgte, dass alles auch wieder aufgelöst werden konnte – zurück ins große Nichts.

Die sieben Planeten unseres Sonnensystems, als Sinnbild der Archetypen der Schöpfung, waren ganz golden und sehr nah um den Herrn, Lord Shiva, auf dass er durch sie wirken würde.

Der Gautam Ganga – in seiner Liebe das Allerheiligste umkreisend – stieg voller Freude in acht großen Fontänen ringsum hoch, zur Ehre des Herrn.

Chamunda saß in 108-facher Form im innersten Kreis um den Herrn.

Mit »OM Bhur Bhuwah Swah« begann alles von innen her ganz fein zu leuchten, im ganzen Tal.

Da ging Jesus zum Herrn, zu Lord Shiva, der in der Mitte von allem war, und brachte die Hostie seinem Herzen dar.

Als wir »Shiva und Shakti in Einheit« rezitierten, entstand große Freude.

Aarti:

Das göttliche Wesen begann, die unbeschreibliche Substanz,
die es herabgebracht hatte, überall hin zu schenken,
auf dass sie im Innersten aller Wesen und Dinge wirken möge –
zunächst im Herakhan-Bereich und dann,
durch die Strahlen des achtfachen Sterns,
noch weiter darüber hinaus, in Welt und Kosmos.

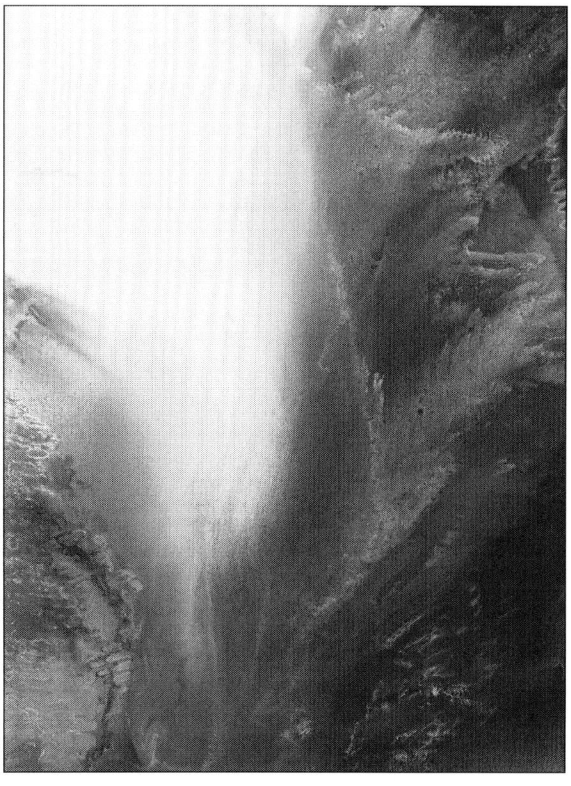

»Die Göttin steigt auf«,
gemalt von Nila✶ /Renata Caddy (2005)

8. Feuerzeremonie am »Panoramaplatz«, Donnerstag, den 6. September 2007

Die Göttliche Hochzeit im Herakhan-Tal

Ein machtvolles Feuer, tiefdunkelrot nach außen und nach innen orange werdend, ganz innen weiß und im Weiß golden.

All die erhabenen Weißen Wesen waren um Babaji versammelt. – Was geschah, ist, dass wunderbarerweise jetzt, da Lord Shiva in seinem höchsten Aspekt herabzukommen vermochte, jene drei erhabenen Weißen Wesen – die jeweils eine Energie von Shiva, Christus und von der Göttlichen Mutter darstellten – die bis zuletzt in der Erde um Raksastal das Licht gehalten hatten, frei geworden waren hervorzukommen.

Welch ein Segen, welche Freude, welch ein Fest!

Nach Äonen von Jahren unter der Erde um Raksastal waren sie nun alle frei!

Würden wir heute mit dem Feuer am »Panoramaplatz« bleiben?
Nein, es ging wieder nach Herakhan.
Diesmal fand die Feuerzeremonie am Satikund statt. Heute sollten nur die neun erhabenen Weißen Wesen zusammen mit Babaji opfern.

In den Flammen erschien – vollkommen wundervoll in einer Neuen Form – Gauri, die in ihrer ersten Erscheinung auf Erden Sati geheißen hatte und als Parvati wiedergekommen war, um zu Gauri zu werden.

Jetzt erschien sie ganz neu, aus dem höchsten Himmelsbereich kommend. Sie brachte, ebenso wie zuvor Lord Shiva, etwas mit herab, was so noch nie auf Erden gewesen war.

Gauri, aus der höchsten glücklichen Liebe geformt, groß, zart und fein, ebenso leuchtend wie frei, war von unendlicher Schönheit und ihre Bewegungen wie ein bezaubernder Tanz.

Nach den Geschehnissen, die sich am Vortag ereignet hatten, war Lord Shiva heute in brillant-diamantener Schönheit und ungeheurer Kraft präsent.

Weiß-golden und zugleich durchscheinend war Gauri nicht nur weiß, sondern auch erfüllt von ganz beseligendem, weißem Gold. Zugleich strahlte sie das brillantene Licht in ihren Umkreis aus, das sie in der Erdentiefe gewonnen hatte.

Durch ihr Erscheinen am Heiligen Feuer am Satikund, ausgeführt von den neun erhabenen Weißen Wesen mit Babaji, entwich das viele Rot des Feuers rasch nach außen.

Bhairav Baba hatte bei ihrem Erscheinen sogleich eine herrliche, akasha-blaue Lotosblume für sie erschaffen am Satikund.

Shiva befand sich vorne, im Osten des Tals von Herakhan, in seiner weißen Lotosblume –
Gauri hingegen befand sich am Satikund, im Westen des Tals, in ihrer blauen Lotosblume.

Sie schien das Ananda aus einem Bereich herabzubringen, wo die Sonne, aus der wiederum alle Sonnen hervorgehen, wohnt, verborgen in der innersten Tiefe des Weißen Landes.

Eine Ur-Sonne-Wonne-Substanz brachte sie mit.

Shiva hatte das tiefrote Erbarmen in seinem Herzen. Und da geschah es, dass er seiner neu erschienenen Gauri dieses Erbarmen aus seinem Herzen in ihr offenes, freies Herz schenkte.

So war ihr Herz nun erfüllt von jener tief erbarmungsvollen Liebe, die sie als Parvati, Gauri, Durga und Chamunda entfaltet und ganz dem Herrn dargebracht hatte – und die nun aus seinem Herzen als tiefer Akt der Liebe ihr neu geschenkt wurde. – In ihrem Herzen wurde diese Liebe zu reinstem Sonnenlicht.

Nun geschah etwas Unerwartetes:

Es fand eine Große Hochzeit im Tal statt:

– von LORD SHIVA und GAURI –

Sie hatte ein neues Unberührtsein, eine Freiheit und lichte Reinheit herabgebracht – und zugleich wurde ihr durch ihn nun die ganze Kraft der tiefen Reife aller auf Erden gewesenen Aspekte ihres Wesens geschenkt, die sie in ihrer neuen Erscheinung vollkommen transzendierte.

Die Hochzeit fand in der Mitte des Tales statt – zwischen seinem und ihrem Erscheinungsort.

Brahma war der Trauzeuge und hatte alles im Tal mit der rosa Wonne vollendeter Hingabe erfüllt. Vishnu und alle schenkten das Ihrige. Beim Mantram Shams entstand ein roter Teppich für sie, der Gautam Ganga sprang voller Frische mit seinen köstlichen Wassern in allen Variationen entlang ihrem Weg empor.

Christus stellte das göttliche Paar in einen breiten, goldenen Kreis, in dem sich ein ebenso breites, gleichseitigen Kreuz befand, und brachte ihnen beiden den Gralskelch dar, gefüllt mit dem höchsten, göttlichen Ananda.

Shiva nahm seine neue Gauri in ihrer Ganzheit in sein Herz, mit ihrem weiß leuchtenden Gold, dem brillanten Strahlen um sie herum und dem Tiefrot in ihrem Sonne-Wonne-Licht-Herzen darin. In dem zartgold durchscheinenden Gewand ihres Wesens befanden sich unzählige Augen. – Sie trug die Menschheit, das Bewusstsein aller Wesen, in Form all dieser Augen in dem Lichtkleid ihres Wesens. – All das nahm Shiva in sein Herz.

Gauri nahm Lord Shiva mit der unbeschreiblich aus dem Nichts heraus leuchtenden Macht seines Wesens in glücklicher Liebe in ihr Herz.

OM namah Shivay

Halleluja!

*

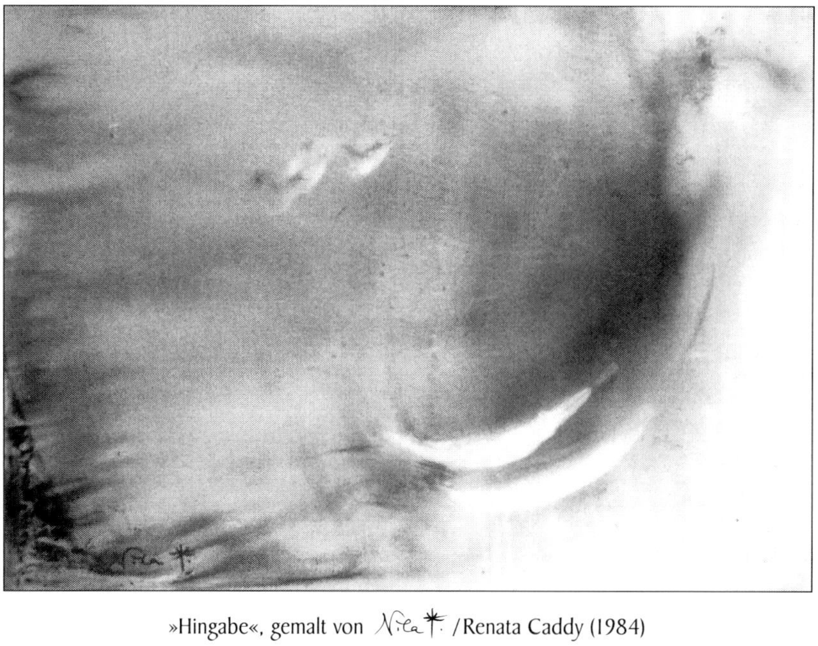

»Hingabe«, gemalt von Nila✝ /Renata Caddy (1984)

9. Feuerzeremonie am Nordantlitz des Kailash,
Freitag, den 7. September 2007,
Danksagung

Eine verborgene Alchemie im Herzen des Kailash

Es herrschte große Freude vonseiten der göttlichen Freunde, da war eine Freuden-Substanz, die reinste Liebe ist.

Die erhabenen Weißen Wesen umgaben Babaji.
Alle nahmen teil, die Raksastalis, die Platin-Prinzen, Lucifer-Hanuman und viele weiße Lichtwesen.
Christian Rosenkreutz war in seiner uralten Gestalt präsent, als Ausdruck seiner immerwährenden Gegenwart.

Wir befanden uns mit dem Feuer wieder in Herakhan.

Ein wunderbar weiche, breite, große, goldene Substanz wurde am Tibetischen Kailash sichtbar.

Das Feuer fand am Eingang zum Herzen und im Herzen des Herakhan Kailash statt.

Aus der Serie »Der Grundlagenstein des Universums«, gemalt von Nila / Renata Caddy (2014))

Es ging um Babajis Herz,
um das Ineinanderschwingen des Göttlichen
– Shiva männlich/Shiva weiblich –,
um Sein Herz – erfüllt mit Ihr, um Ihr Herz – erfüllt mit Ihm.
Es ging um die Neue Substanz,
die jeder von ihnen herabgebracht hatte,
und die jetzt ineinander zu schwingen begannen.

Immer schon war es uns Menschen durch yogische Bemühungen
und durch göttliche Gnade möglich, das höchste Bewusstsein zu erreichen.

Aber jetzt war die höchste göttliche Dimension herabgekommen,
das änderte alles.

Lord Shiva brachte die Zeitlosigkeit herab,
das höchste ewige Sein.

Gauri, in ihrer neuen Gestalt, brachte die Energie jener Sonne,
aus der alle Sonnen hervorkommen, herab.

Er, das Große Nichts,
Sie, der Punkt im Nichts,

erfüllt mit der Substanz all dessen, was sie in der Alten Welt gewonnen hatte,
besonders mit unendlichem Erbarmen.

Bhairav Baba hatte inzwischen verschiedene Stellen in Herakhan unter hellblaue Flammen, größere und kleinere, gesetzt.

Welch eine Verwandlungsarbeit und welch ein Schutz. Es war klar, dass das, was da in Herakhan geschah, auch in der Welt geschehen wird.

Bei den Shiva-Mantren ging alle Energie vollkommen nach innen, im Mikrokosmos zu wirken. –

Dies ganze Geschehen ist so tief und so hoch, dass es kaum zu fassen war.

Im Herzfeuer des Herakhan Kailash vollzog
sich eine verborgene Alchemie,
wie es nur die göttliche Liebe zu vollbringen vermag.
Das wird eine Wirkung auf den Mikrokosmos
und den Makrokosmos haben.

Krishna stand mit seiner Flöte seitlich im Herzbereich des Herakhan Kailash und spielte …

Alle Anwesenden waren in eine ganz wunderbare Schwingung erhoben und voller Dank!

OM namah Shivay!

Möge der göttliche Wille geschehen.

10. zusätzliche Feuerzeremonie am Gurla Mandhata, Samstag, den 8. September 2007, der Menschheit gewidmet

Seligkeits-Nahrung für alle Wesen

Mit der Feuerzeremonie begannen wir auf einem Hügel am Gurla Mandhata, landeten dann aber sehr bald am »Panoramaplatz«. Das Feuer war diesmal nach Norden ausgerichtet –
früher war es nach Süden ausgerichtet gewesen.

Babaji, umgeben von den erhabenen Weißen Wesen,
hatte Purusha rechts neben sich, links den Dharmaträger, jener wunderbare, Uralte Mann von früher, der jetzt jünger, mit seiner tiefen Reife präsent war. In seinem Herzen trug er das neue Dharma.
In der Mitte, vor Babaji, saß ein Wesen, sehr breit und groß, das viel Platz einnahm. Wer war das wohl?

Der verwandelte Lucifer, jetzt Lucifer-Hanuman, durfte den süßen Reis opfern.

Die Flammen des Feuers stiegen gewaltig empor, viel Orange, zunächst nach allen Seiten hin mächtig züngelnd – aber schließlich wurde es ein ganz klares, kraftvolles Feuer, mit einer herrlichen, weißen Flammenspitze oben, in der alle anderen Flammen sich bündelten, wie zu einem einzigen, großen Gebet.

Sehr bald wurde der riesige Feuerbaum in den Flammen sichtbar, den Chamunda mit all den unzähligen Wesen gebildet hatte, als sie aus dem unteren Kailash, dem »Menschheits-Kailash«, mit ihnen emporgestiegen war.

Es herrschte eine hohe Konzentration!

In der Mitte des Feuerbaums erschien das Höchste göttliche Wesen, Lord Shiva, der Herr, mit der Devi in seinem Herzen und jener Substanz, die er und sie aus den höchsten, göttlichen Bereichen herabgebracht hatten.

Unten, an der Feuerstelle, war alles Akasha-Blau. Daraus hervor ließ Bhairav Baba eine wunderschöne, blaue Lotosblume – und in ihr eine leuchtende, weiße Lotosblume entstehen. Dort stand nun der Herr, Lord Shiva mit der Devi im Herzen.

Da es unbeschreiblich ist,
was das Wunderbare war,
das dann geschah,
wurde Babaji gebeten,
es am nächsten Tag
in einer erneuten Feuerzeremonie zu zeigen.

Weiterführung der 10. Menschheits-Feuerzeremonie, Sonntag, den 9. September 2007

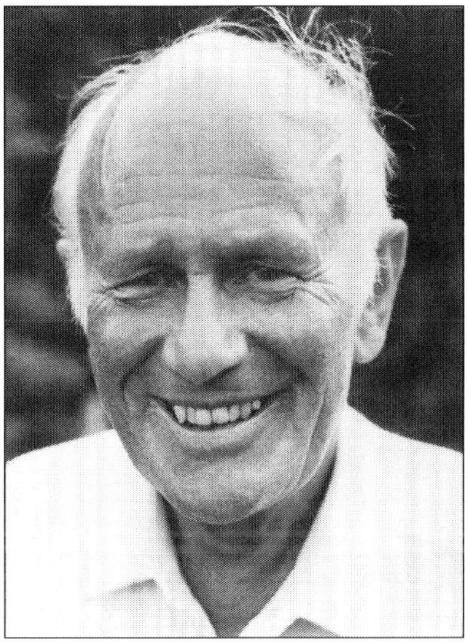

Peter Caddy (1917–1994)

Es begann wieder auf demselben Hügel am Gurla Mandhata, sehr schnell waren wir jedoch erneut am »Panoramaplatz« – so wie ich ihn von früher in Tibet kenne.

Der Dharmaträger nahm wieder teil. Ebenso erschien das Wesen des Herakhan Kailash, um zu opfern. Er nahm in der Mitte vor Babaji Platz, rechts von ihm saß Purusha, links von ihm Dharma. Jetzt wurde klar, wer das große, breite Wesen gestern gewesen war, das so viel Platz eingenommen hatte – es war das Wesen des Herakhan Kailash!

Den süßen Reis opferte heute, bei diesem Menschheitsfeuer, der geliebte Peter Caddy, der 1994 in die geistige Welt gegangen und von Anfang an Teil des göttlichen Freundeskreises gewesen war.

Das Feuer war orange, sehr groß und voll, in der Mitte ein helles Blau – das Empfinden war, dass außen Gold erscheinen und ebenso die hellblau flammende Mitte sich öffnen und Weiß mit Gold darin aufleuchten würde.

Diesmal zeigte sich in den Flammen nicht mehr der herrliche Lebensfeuerbaum mit all den Wesen, die Chamunda auf ihren hunderttausend Armen aus der Tiefe des Menschheits-Kailash emporgetragen hatte.

Heute war zu beobachten, dass all die unzähligen menschlichen Wesen in ihren feinstofflichen Körpern in immer größer werdenden Kreisen um das Feuer herum auf den Hügeln saßen, die sachte zu den beiden Seen abfielen. Die Hügel waren bis unten, zu den Seen hin, mit all den Wesen des Menschheitsfeuerbaumes erfüllt.

In der Mitte der mächtigen Feuersäule stand jetzt – groß, leuchtend und weiß – Babaji. In seinem Herzbereich war das unbeschreibliche Licht fühlbar, die Substanz aus dem höchsten Bereich, die nun erstmalig herabgekommen war.

Es wurde sehr bald klar, dass dies ein Menschheitsfeuer zur Verehrung des Göttlichen war.

Um diese riesige Versammlung von menschlichen Wesen im Licht zu halten, hatten sich die neun erhabenen Weißen Wesen jeweils verdreifacht und standen wie wundervolle Leuchttürme auf geordnete Weise dazwischen, im Meer all der Teilnehmenden.

Bhairav Baba umgab sie alle von unten, von der Basis des Panoramahügels her, in 1008-facher Form!

Die Feuerstelle in der Tiefe schimmerte wunderschön blau, Akasha-Blau. Es entstand jetzt eine Schale, die wie der empfangende Mond aussah, mit einer herrlichen, 16-blättrigen, rosa Lotosblume. –
In ihr entfaltete sich eine zwölfblättrige, weiße Lotosblume und darin wiederum eine achtblättrige, goldene Lotosblume.

Mittendrin stand nun Babaji als Lord Shiva, er trug die höchste Substanz im Herzen.

Wie durch einen tausendfach geschliffenen Kristall schenkte sich sein Licht strahlend-weiß überallhin.

Bei Nennung der weiblichen Shiva-Namen erschien die Devi in Gestalt von Gauri in der Lotosblume, in ihrer absoluten Wonne. Sie, deren Gestalt aus Wahrheit und Seligkeit gebildet war, bezauberte die menschlichen Wesen vollkommen.
Gestern noch, als LORD SHIVA inmitten des Lebensfeuerbaumes, in dem alle Wesen mit Chamunda emporkamen, erschienen war, da waren die Menschen ein Teil gewesen von ihm, der den großen Lebensfeuerbaum mit Licht erfüllte. Heute waren sie außerhalb von ihm. Dadurch erst wurde das große Andachts- und Verehrungsfeuer der menschlichen Wesen für das höchste göttliche Wesen möglich. Tief beglückt und ergriffen schauten sie jetzt zu ihm auf.

Bei den Hanuman-Mantren war Lucifer-Hanuman zu sehen,

in vielfacher Form in der untersten Reihe sitzend, bereit, allen zu dienen.

Die Sonne saß in unzähliger Form als Freude zwischen den menschlichen Wesen.

Die Sterne leuchteten golden um Babaji in den Flammen.

Der Gautam Ganga umkreiste das Feuer mit seinen köstlichen Wassern und floss dann in den acht Himmelsrichtungen die Hügel hinab, jedes Wesen erfrischend und erquickend.

Chamunda saß in vielfacher Form ganz unten, hinter der kompletten Menschheitsversammlung, um sie alle von unten her zu stärken und zu schützen. Nachdem sie ihr Werk, die menschlichen Wesen emporzutragen, vollbracht hatte, kümmerte sich Chamunda nun um all die vielen, die noch im unteren Kailash-Bereich waren.

Es waren inzwischen auch einige aus den angrenzenden Schlafbereichen erwacht und in den rötlichen Kailash hinübergekommen.

Chamunda arbeitet unermüdlich weiter an der Reinigung und Befreiung aller menschlichen Wesen, um sie auf ihre Neugeburt vorzubereiten.

Beim Mantram »Bhur Buwah Swah« geschah es, dass die unsagbare Substanz aus Babajis Herz in alle vier Himmelsrichtungen herauszuströmen begann. Diese höchste Frequenz wurde nun in jede menschliche Seele geschenkt, die dafür offen war. All jene, die von tiefer Verehrung erfüllt waren für das göttliche Wesen, vermochten sie zu empfangen.

Christus hielt einen breiten Goldkreis, in den ein gleichschenkliges Goldkreuz eingelassen war, um das göttliche Herz und gleichzeitig in alle vier Himmelsrichtungen. – Damit wurde das unsagbare Licht in jeder menschlichen Seele, die es empfangen hatte, versiegelt, auf dass es darin atme, wirke und sei!

Bei den Mantren »Shiva/Shakti« stand das göttliche Paar und strömte in vierfacher Form in alle vier Himmelsrichtungen seinen Segen aus.

Während des strahlenden Aarti, das alle menschlichen Wesen von allen Seiten aus gemeinsam vor dem Göttlichen ausführten,

wurde alles, aber auch alles,

erfüllt mit Seligkeit.

Das geschah am 9. September 2007
mit göttlicher Gnade.

VII. Segen

Die inneren Feuerzeremonien vom 31. Oktober bis 9. November,
ausgeführt im Quell des Heilens am Bodensee,
im Geiste in Tibet in der »Kailash-Festung«

1. Feuerzeremonie am Fuß von Mount Kailash in Tarboche, Mittwoch, den 31. Oktober 2007

Die Devi tanzt mit dem Weiß

Diese neun Feuerzeremonien sind dem »OM namah Shivay« gewidmet, dem göttlichen Wirken überall.

Wieder lud ich Babaji mit seinen göttlichen Freunden ein zu kommen und bat von ganzem Herzen um seine Hilfe, seinen Segen für diese weitere Arbeit. Und wieder rief ich Muniraji an mit der Bitte, erneut diese weiteren Feuerzeremonien durch mich auszuführen. So geschah es.

Beim Dattatreya-Mantram war das ganze Tal um den Kailash herum mit wundervollem, weißen Licht erfüllt.

Beim Aarti für die Göttliche Mutter erschien sie, in vielfacher Form, tanzend. Überall dort, wo die Berge ins Tal mündeten, tanzte sie mit dem weißen Licht.

2. Feuerzeremonie am Raksastal, Donnerstag, den 1. November 2007, Allerheiligen

Auflösung der 108 Formaspekte Shivas in Platin-Substanz

Es war ein orangerotes Feuer von großer Intensität, umgeben von einer riesigen, himmelblauen Flammenaura, die sehr hoch aufstieg. In diesem Himmelblau waren viele Bhairav-Baba-Gesichter zu erkennen, auch die der neun Raksastalis, die früher die Platinum-Prinzen gewesen und nun zu Bhairav Babas geworden waren.

Zuerst entstand um das Feuer ein strahlend kraftvolles Grün, unter dem Feuer war es tiefschwarz, darüber intensiv weiß – und durch das Rezitieren der Mantren entstand schließlich ein sehr lebendiges, wonniges Rosa, besonders als die Mantren für die Göttlichen Mutter angestimmt wurden.

Bei den 108 Shiva-Namen erschien ein Aspekt Lord Shivas nach dem anderen. Jeder legte der Reihe nach die Form seiner Erscheinung als dunkelgraue Substanz in die Fläche und ging in das ewige Wesen ein.
Diese dunkelgraue Substanz war Platin, reines Platin, ganz fein, glatt und sanft. – Da die 108 Aspekte Shivas von sehr unterschiedlicher Art und Größe waren und eine seiner Erscheinungsformen über die andere gelegt wurde, entstand eine gewaltige dunkle, an den Rändern sich vielfach überlappende Platinmasse.

All das geschah in Herakhan.
War das Pralaya in Lord Shiva selbst?

Wenn er sich auch, durch die Auflösung der Formen seiner verschiedenen Wesensaspekte, ganz und gar in sein ewiges Sein zurücknahm, war doch fühlbar, dass seine Wesenaspekte in anderen Frequenzen ihrer selbst jederzeit wieder neu in Erscheinung zu treten vermochten.

Beim Dattatreya-Mantram geschah es, dass aus der Mitte, offenbar dem geheimen Herzen der gewaltigen, dunklen Platinmasse, eine dynamische, lichte Spirale aufstieg, ganz frei sich bewegend.

Beim Aarti erschien ein junger Mensch in Orange – einfach und klar stand er da. – Ist dies der Neue Mensch – entstanden aus dem Wesen dessen, der dient?

Weit über ihn hinausreichend
und tief unter ihn hinabreichend,

erschien die Devi in Weiß.

Ihr herrliches Licht umgab
den jungen Menschen vollkommen.

3. Feuerzeremonie am Manasarovar, Nordwestseite, Freitag, den 2. November 2007

Das Erscheinen der 108 Flammen

Viele nahmen teil.

Das Feuer leuchtete groß und weiß, umgeben von lichtem Grün. In der Flammenkrone erschien ein Trishul, einen dreiblättrigen Lotos bildend.

Aus der Tiefe des Manasarovar stieg die wunderbare weiße Spirale empor, die gestern beim Dattatreya-Mantram aus der mächtigen Platinummasse hervorgekommen war.
Sie erhob sich, einer Blume gleich. In ihrem Blütenstempel bildete sie die rosa Wonne-Substanz des Lebens selbst.
Der Manasarovar ruhte auf Platingrund, wie früher offenbart worden war.

Bhairav Baba ließ überall auf Tibets Boden – wie es schien, im ganzen Land – eine hellblaue Substanz entstehen, vor allem um die »Kailash-Festung«.

Mitten im Herakhan-Tal – etwa dort, wo früher Shivas Hochzeit stattgefunden hatte – entstand eine riesengroße, himmelblaue Flamme. Entlang den Hügeln und Bergen war ebenso alles himmelblau.

In dieser riesigen, hellblauen Flamme sah man Herakhandi Baba sitzen. Dann wurde die Flamme unsichtbar, doch er selbst blieb sichtbar.

Bei der Nennung eines jeden weiteren Shiva-Namens kam eine Flamme vom Berg oder Hügel herab, wobei jede Flamme einen Aspekt Lord Shivas ausdrückte. Alle Flammen gruppierten sich im Kreis um den Herakhan Baba, im inneren Kreis waren die kleineren Flammen. Die immer größer werdenden Flammen bildeten den weiteren Kreis bis zu den Hügeln und dem Berg.

Bei dem Anrufen der folgenden Shiva-Namen in ihren weiblichen Aspekten erschienen diese als flammende Blütengestalten, in den schönsten Farben leuchtend. Wie Feuer-Blumenbäume standen sie bis oben hin am Berg .

Ein höchst beeindruckendes Bild.

Bei den letzten drei Shiva-Namen sammelte sich die Energie wieder ins Zentrum des Seins.

Während des »Avinashi Shiva« – das ist der unsterbliche Shiva – löste Herakhan Baba sich auf.
Zurück blieb weiße Asche.
Während »Sambasada Shiva« – das ist Shiva, ewig eins mit der Göttlichen Mutter – rezitiert wurde, erschien genau dort, an der Stelle, wo Herakhan Baba gesessen hatte, die wundervolle weiße Spirale. Sie trug den kostbaren Stempel des Lebens selbst in sich. Offenbar war im Energetischen jetzt der Manasarovar, aus dem die Lebensspirale emporgestiegen war, unterhalb des Herakhan-Tals.

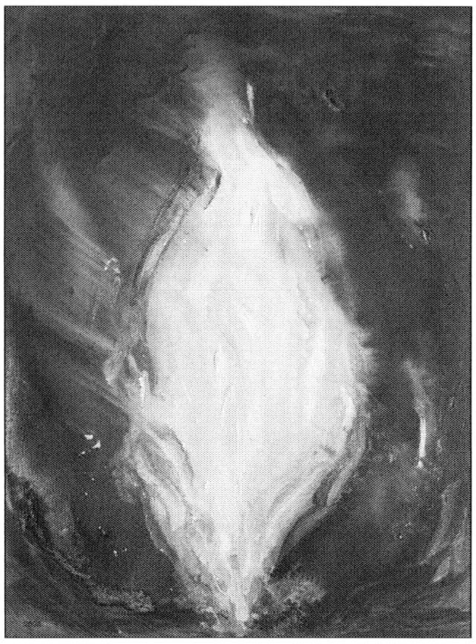

Eine himmelgroße weiße Lotosblüte aus feinster Substanz, fast ein leuchtendes Nichts, bildete sich um dieses Geheimnis des ewigen Lebens.
Alle Flammenwesen strömten zur Mitte, dorthin, wo der Herakhan Baba gesessen hatte und wo die wundervolle weiße Spirale erschienen war. Sie bildeten gemeinsam eine Art flammenden Berg, um auf diese Weise die Lebensessenz in ihrer Mitte vollkommen zu umhüllen, zu hüten, zu schützen.
Es sammelte sich alle Energie in dieser unendlich kostbaren Lebenssubstanz und bildete einen Mikrokosmos.

Es war nicht leicht, die Schwelle zu überschreiten, um das Werden des entstehenden Mikrokosmos wahrzunehmen. Die Formen und Substanzen wurden kleiner, immer kleiner, bis zum winzigsten Punkt.

»Weiße Flamme«,
gemalt von Nila / Renata Caddy (1984)

4. Feuerzeremonie am Manasarovar, Ostseite, Samstag, den 3. November 2007

Das Buch Gottes

Da war ein großes, volles, lichtrosaweißes Feuer.
Es war fühlbar, dass sich in seiner Mitte etwas offenbaren wollte.

Bei den Kailash-Mantren erschien in der Feuersäule eine weiße Krone, aus einfachem Holz geschnitzt.

Während wir »Ananda rupam« rezitierten, öffnete sich die Krone. Ein sehr lebendiges, kleines, leuchtendes Kind war darin zu erkennen, das sich gleich freudig bewegte, halb aufgestützt, strahlend. – Dann löste sich das Kind auf, und sichtbar wurde DAS BUCH!

DAS BUCH GOTTES – das Heilige Buch – geöffnet lag es da.
Auf der linken Seite waren einige Lettern in breitem Gold zu erkennen und rechts etwas Zeichenhaftes, ebenfalls in Gold.

Das Buch war erfüllt von unglaublicher Kraft, Schönheit und Einfachheit.

Bei der Nennung der 108 Namen Shivas offenbarte sich, Seite für Seite, das Wesen Gottes.

Auf jedem Seitenpaar war das Wesen eines der Aspekte Gottes gemalt, einfach, lebendig, und klar.

Es war so ergreifend, Seite für Seite Gottes Wesen sehen und erleben zu dürfen.

Die Göttliche Mutter umgab das Buch mit ihrer Liebe in Form von blühenden Rosen.
Rama erhob es in strahlendes Goldgelb.
Jeder tat das Seine.
Lord Dattatreya erfüllte das Buch mit herrlichem Weiß.
Brahma verströmte von oben rosa Licht, das Vishnu vertiefte.
Beim Mantram Sham schenkte Shiva eine rote Substanz.
All das betraf die verschiedenen Ebenen des Buches.
Beim Mantram der Sonne strahlte das Buch machtvoll von innen her.
Durch das Sternen-Mantram leuchtete das Buch im Sternenglanz, der in ihm war.

Es atmete aus dem Buch die Ewigkeit – alles war in Einheit schwingend.

Bei der Anrufung von Christus wurde das ganze Buch von großer Innigkeit beseelt, leuchtete wie gedunkeltes Gold.

– So berührend!
Mit Shiva/Shakti wurde das Buch leicht, einfach strahlend, von nichts als Freude durchdrungen.
Beim Aarti zeigte sich:

DIE DEVI SELBST WAR DAS BUCH!

– Reine Liebe –

Das Buch ist in den Himmeln zu lesen, es ist das Ewige Buch. Es leuchtet herab, es will auf Erden zu schauen sein.

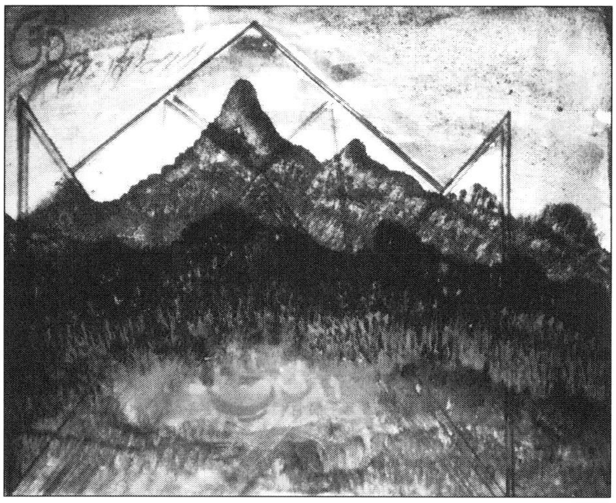

»Weite der Gedanken«, gemalt von Babaji

5. Feuerzeremonie am Gurla Mandhata, Ostseite, Sonntag, den 4. November 2007

Babaji holt die für die Menschen ins Vergessen getauchte Devi zurück

Ein rosafarbenes Feuer, weich und sanft.

Während des Chandan-Gebens war ein Aspekt der Göttlichen Mutter in Dunkelrot zu sehen, abseits, ganz allein dasitzend. Als auch sie Chandan bekam, fand sie zu Füßen der Großen Mutter ihren Platz.

Es wurden für einen Kranz in der Flammenaura schöne Blüten aus Feuer geschaffen, die noch unverbunden waren.

Bhairav Baba ließ in Tibet wieder überall eine hellblaue Substanz entstehen. Auch die beiden Seen waren von Bhairav Babas Blau durchdrungen. Raksastal erschien unter dem Manasarovar.

Babaji selbst stand groß, sehr aufrecht und kraftvoll auf dem bloßen Erdboden. – Während der weiteren Shiva-Namen begann er, intensiv durch den Boden hindurch zu strahlen. All seine Energie ging in die Tiefe.
Dann war zu beobachten, dass ganz unten ein Aspekt der Göttlichen Mutter in viele Teile auseinandergefallen war, ein Aspekt, der aus Liebe die Menschheit auf ihrem Weg in die Tiefe begleitet hatte. Dieser Aspekt der Göttlichen Mutter hatte sozusagen eingewilligt »zu vergessen«, wie die Platin-Prinzen auch.

Es ging nun für Babaji darum, all die verlorenen und auseinandergefallenen Teile der Göttin zu finden und wieder zusammenzufügen.
Gautam Ganga half sehr, indem er eine Fontäne bildete, in der die Devi emporströmte und ebenso – wie durch einen Magneten angezogen kamen all ihre einzelnen Stücke zusammen.
Heilung geschah besonders bei dem Mantram »Vasundara«, das heißt schöne Mutter Erde: Sie heilte die Devi, machte aus ihr ein Stück, einen Leib – ganz klein war sie dabei geworden und schimmerte in einem sanften Grün.

Hanuman trug sie dann in seiner mächtigen Hand hoch empor zum Herrn, zu Babaji. So erreichte sie, ganz klein, wie sie nun war, sein Herz. – Darin durfte sie ruhen.
Sie wurde sofort schneeweiß und fiel in Tiefschlaf.
Der Herzschlag von Babaji durchdrang sie tief heilend, wie eine Welle, die dann das ganze Universum erfüllte.

6. Feuerzeremonie am Gurla Mandhata, Mitte, Montag, den 5. November 2007

Asche im Herakhan Kailash

Ein großes Feuer, weiß, auch sanft, mit viel lichtem Lila in der Aura.

Bei den Kailash-Mantren war Babaji, oben auf dem Herakhan Kailash stehend, zu sehen – groß –, in der gleichen Gestalt wie am Tag zuvor.

Zugleich war der ganze Heilige Berg mit hellbläulichen Formen der Devi bedeckt. Seltsam: Die ganze äußere Form des Berges war aus Devi-Körpern gebildet, die durch das nächtliche Hellblau fast schattenhaft wirkten.

Bei den Mantren von Bhairav Baba zeigte dieser einen verborgenen Eingang, einer blauen Öffnung, die ins Innere des Herakhan Kailash führte.

Es gab einen inneren Schacht, der von unten geradewegs hinaufführte. Unten waren die Devi-Formen als Materie zu sehen – sehr breit und groß. Shiva – als Licht – erschien ganz klein. Je weiter es nach oben ging, desto mehr nahm die Materie der Devi ab und desto mehr nahm das Licht Shivas zu. – Auf Herzebene waren beide gleich groß.
Je höher sie kamen, desto größer wurde Shivas Licht, und desto kleiner wurde die Materie der Devi.

Wir befanden uns auf Herzebene.

Bei dem Mantram »Bajnath Shiva« – Shiva als Same – war der göttliche Same präsent, als vollkommen wunderbare, strahlend weiße Substanz. Großes, intensives Licht ging davon aus, im Umkreis von mehreren Metern war es dadurch sehr hell.

Nun wurde sichtbar, dass rundum eine riesige Menge schwerer, dunkelgrauer Asche lag, nichts als Asche – ja, dass der ganze Kailash mit lauter dunkelgrauer Asche gefüllt war.

Nur um den göttlichen Lichtsamen gab es ein paar Meter Freiraum – ansonsten war rundum nichts als all die schwere, dunkle Asche – was einen starken Gegensatz zur sanften Feinheit des Platins und zu Shivas weißer heiliger Asche darstellte.

Ständig war die Notwendigkeit einer weltweiten, jedes Wesen betreffenden, totalen Umpolung bewusst. Das war schon anfangs deutlich gewesen, als die bläulich-schattenhaften Devi-Formen um den ganzen Heiligen Berg sichtbar geworden waren.

Angesichts der riesigen Aschen- Masse erhob sich die Frage. – Stellte diese Asche die ganze Alte Welt dar?
Offenbar war der Kailash ganz erfüllt mit der zu Asche gewordenen Alten Welt.
Im Lichtraum des göttlichen Samens konnte man sich sicher fühlen, aber was war zu tun, wenn die Asche sich weiter ausbreitete? Erstickungsgefahr drohte!

Mit »OM namah Shivay« und dem göttlichen Platinum-Wissen, das allem zugrunde liegt, gelang der Versuch, für einen Moment innerlich in die Asche einzudringen – und siehe da: Im Grunde bestand sie aus nichts als lauter Sternen.
Wahrhaftig: eine Umpolung!
Ganz kurz nur gelang es, in diesem Bewusstsein zu bleiben, dann war da wieder die riesige Aschenmasse.

Nur Babaji selbst vermag es, diese schwere Asche aufzulösen und in die Ursubstanz, die Ur-Energie zu verwandeln.

7. Feuerzeremonie am Gurla Mandhata, Westseite, Dienstag, den 6. November 2007

Neue Schöpfungen auf anderen Planeten

Das Feuer leuchtete groß und weiß, in der Mitte war ein diamantenes Wesen fühlbar, rundherum waren zwölf lichtgrüne Flammen zu sehen.

Beim Chandan-Geben fiel besonders der alte Herakhan Baba auf – er saß da mit geschlossenen Augen und einem zeitlos schönen Antlitz – wie im Samadhi.

Während der Kailash-Mantren war die Devi groß, erhaben, anmutig und wunderschön mitten im Tal von Herakhan stehend zu sehen, etwa an der Stelle, wo Babaji zuerst herabgekommen war.

Bei Ananda rupam befand er sich in ihrem Herzen wie in einer Monstranz, 1008-fach geschliffen leuchtete er darin als die allerkostbarste, lebendigste Substanz, das Mächtigste und Schönste, was es überhaupt je geben kann, nach allen Seiten, Höhen und Tiefen vieldimensional strahlend und wirkend.

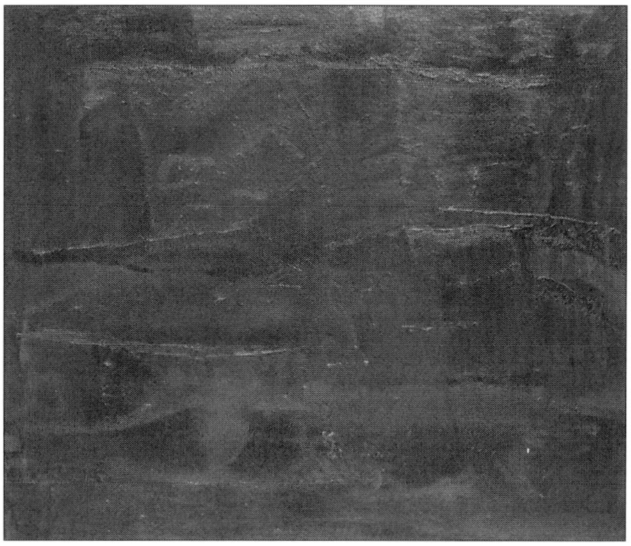

»Meer-Nacht«, gemalt von Nila / Renata Caddy (1964)

Bhairav Baba stellte im weiten Umkreis um die Devi Fernrohre auf.

Jetzt ging es um neue Schöpfungen auf anderen Planeten.

Durch die Nennung eines jeden Shiva-Namens geschah etwas auf einem entfernten Stern. Man konnte durch die Fernrohre gut erkennen, welche Art neue Schöpfungen dort entstanden.

Auf jedem der Sterne agierten während der Anrufung von Shivas Namen einige seiner Wesensaspekte, auf einem anderen Stern wieder andere.

Erst auf der Neuen Erde würden wieder alle Shiva-Aspekte gemeinsam wirken. – Die Neue Erde war ganz und gar verbunden mit der Essenz von Hanuman, aus der das Neue Menschliche Wesen entstanden war.

Zum Beispiel waren drei oder vier Aspekte Krishnas zu sehen, auf einem der Planeten eine neue Welt erschaffend, mit seinen weiteren Aspekten wirkte er auf einem Nachbarplaneten.

Somit ging es also um Neuschöpfungen auf anderen Sternen.

Jetzt erschien Herakhandi Baba, er saß in der Mitte des Herakhan-Tals, nahe beim Hochzeitsplatz. Erst befand er sich auf dem Boden, dann erhöht, mit geschlossenen Augen, tief in sich gesammelt. Fast weiß sah er aus, in zeitloser Schönheit – war er im Samadhi?

Die Devi setzte sich in vollkommener Liebe zu ihm,
im Yogasitz beide, jetzt ineinander, wie reglos –
wohl beide im höchsten Bereich mit ihrem Bewusstsein.
Nur ganz feine, fast unmerkliche Bewegungen aneinander.
Durch diese äußerst feinen, fast nicht sichtbaren Bewegungen
der Berührung und Liebe miteinander, wurde der Mikrokosmos –
die Welt im Inneren – geschaffen.
Sehr berührend – das alles geschah während der Nennung der weiteren
göttlichen Namen.

8. Feuerzeremonie am »Panoramaplatz«,
Mittwoch, den 7. November 2007

Himmel als Erde

Das Feuer war wundervoll, einfach prächtig, groß, voll, anandafarben – wie ein herrliches Gebet.

Beim Chandan-Geben fiel auf, dass alle sehr festlich gekleidet waren.
Christian Rosenkreutz erschien in Violett, diesmal in seiner wunderschönen, reifen Erscheinungsform. Shastriji hatte eine hell-lila Leinen-Kurta an, Jesus trug ein naturfarbenes Leinengewand, das mit einer einfachen Kordel in der Taille zusammengehalten war – alle anderen waren in besonders festlichen, seidenen Gewändern.

Bei den Kailash-Mantren saßen auf einmal wunderschöne, weiß strahlende Kinder rund um das Feuer.

Die göttlichen Freunde hatten sich – aus Respekt vor dem Erscheinen der vollendet reinen, weißen Kinder – erhoben und ihnen den Platz am Feuer überlassen.

Woher mögen sie kommen, diese Kinder aus feinster, lichtvoll schimmernder Substanz? – Von anderen Planeten? »Es sind Kailash-Kinder«, hieß es.
Plötzlich wurde klar: Das sind die neun erhabenen Weißen Wesen, die nun, da die alte Schöpfung sich erfüllte, in der Neuen Schöpfung erschienen. Bei »Ananda rupam« offenbarte sich das.
Welche Freude!

Bei den Shiva-Mantren geschah etwas vollkommen Überraschendes, Wunderbares:
Mit jedem Shiva-Namen erschien Lord Shiva als ein Kind, das genau diesen Aspekt, genau die Frequenz des Mantras, auf die allereinfachste und vollendetste Weise ausdrückte.
Zuerst in der Gestalt von Jungen, später auch als Mädchen.
So erschien das göttliche Wesen in 107 Kindergestalten, eines stärker und schöner als das andere.

108 – Beim 108. Mantram OM Hariyakhandi kam Lord Shiva selbst in die Mitte der Flammen herab, mit der Macht und Schönheit des allein ewigen Wesens. Hier reicht die Sprache nicht, um dieses vollkommene, in allen feinsten Farben geheimnisvoll in sich schwingende Wesen zu beschreiben. – Es war das gleiche Wesen, das gestern in seiner absoluten Wonne, Fülle und Macht in der Monstranz im Herzen der Devi gewesen war und nun von dort aus neue Schöpfungen in den Sternen schuf.

Das göttliche Wesen, das in die Flammen herabkam, bestand ganz und gar, von Kopf bis Fuß, aus dieser Substanz.

Das Zeitlose, Ewige stand in seiner Allmacht als Wesen, jung und vollkommen, mitten in den Flammen, umgeben von den 107 Formen seiner selbst – wie auch von den neun erhabenen Weißen Wesen, alle ganz jung, in der Gestalt göttlicher Kinder.

Beim Dattatreya-Mantram senkte sich ein weißes Dreieck von oben herab, beim Guru-Goraknath-Mantram stieg ein rotes Dreieck von unten herauf, mit der Spitze nach unten, beide gemeinsam ein Hexagramm bildend. In der Mitte darin: der leuchtende Shiva.
Beim Aarti entstand in der Mitte der Flammen, um Babaji, ein großer, leerer Raum. Diese Leere, das Nichts, wurde immer größer, höchst eindringlich umrahmt von den Flammen.
Nun geschah es, dass Babaji selbst sich zusammenzog, bis zum Punkt, wie um zu zeigen: Ich komme von Zeroland, ich bin jenseits von allem. Dann wurde er wieder groß, größer, war jetzt in machtvoll diamantener Form, wurde riesig, durchdrang und umgab das gesamte Universum.

Höchst eindrucksvoll!

Wie sehr kann man sich auf die Neue Welt freuen!

Es wird ein goldenes Zeitalter sein.

Himmel als Erde.

9. Feuerzeremonie am Nordantlitz des Kailash,
Donnerstag, den 8. November 2007,
Danksagung

Das Neue Jerusalem

Viele Wesen versammelten sich in aufwärtssteigenden Kreisen um das Feuer in der Mitte.

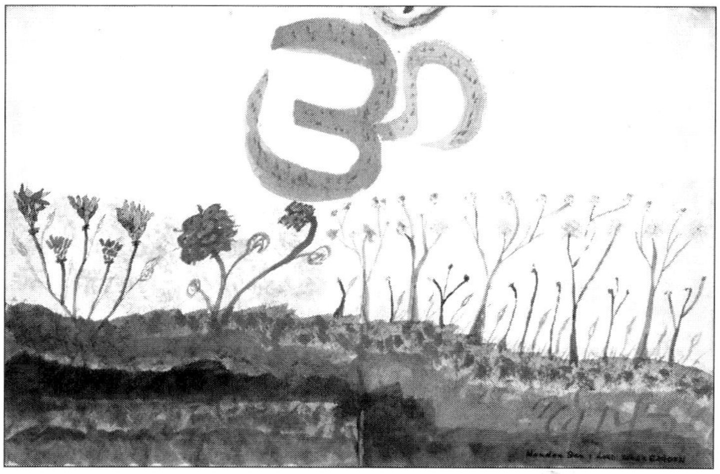

»Nandanvan«, Lord Shivas Garten,
gemalt von Babaji (1978)

Es flammte in Form einer riesigen, weit geöffneten Lotosblume.
Auf den Spitzen der Lotosblätter saßen Wesen, voller Freude.

Bhairav Baba schuf ein tiefes und feuriges Akasha-Blau um die Lotosblume.

Sehr bald schon kam die Wahrnehmung von einer großen, goldenen Kugel in der weit offenen Lotosfeuerblume. Rund um die kostbare goldene Kugel saßen die wunderbaren weißen Kinder, sie hütend.

Während der Shiva-Namen öffnete sich die Kugel – eine goldene Erde.
Noch war nicht sichtbar, was sie alles enthielt.

Dann schloss sie sich wieder. Ein großes Schwarz kam von oben herab, die obere Hälfte der Kugel bedeckend.
Schwarz, wie die große Gottesferne so vieler Menschen. – Es wurde klar: Dies ist der innere Tod.
Große Trauer war da – da blieb nur zu beten und um Hilfe zu bitten.

Gegen Ende der Rezitation der Shiva-Namen wurde beim Mantram von Hanuman die gesamte untere Hälfte der goldenen Erde in Orange gehüllt, was wirklich sehr ermutigend war.
Schließlich legte die Göttliche Mutter unzählige Rosen über all das Schwarz. Liebe, nur die Liebe vermochte das Schwarz zu verwandeln.
Daraus entstanden besonders tiefdunkle rote Rosen.

Als der Tod durch die Liebe verwandelt wurde, das Schwarz in tiefrote Rosen, da konnte sich die kostbare Kugel vollständig öffnen.

Zuvor hatten alle göttlichen Wesen – Rama, Krishna, Hanuman, Dattatreya, Goraknath – ihr Bestes gegeben, um Licht zu schenken.
Nun war die goldene Kugel geöffnet. –
In der Mitte, das war schon zuvor zu erahnen gewesen, war etwas Kristallenes.
Nun war es ganz klar zu sehen: Es war ein Shiva-Lingam, der das Zentrum bildete, ganz rein, ewig, durchsichtig, klar – er war Shiva/Shakti in einem.

Aarti vor dem wundervollen Shiva-Lingam – Er und Sie in Einem.
In sein Leuchten hineingehend, führte es in den Mikrokosmos
– immer tiefer –
Licht im Licht im Licht – in das allerunendlichste Licht.

10. zusätzliche Feuerzeremonie am Gurla Mandhata, Freitag, den 9. November 2007, der Menschheit gewidmet

Das Herz der Menschheit

Mit dieser Feuerzeremonie landeten wir im Herzbereich von Gurla Mandhata.

Das Feuer: eine einzige, sehr aufrechte, schmale, riesenhohe, weiße Flamme. – Ob es die Sehnsucht der Menschen war, die diese Flamme so hoch emporschnellen ließ?
Unter dem Feuer zeigte sich eine sehr harte, feste, runde Masse – das Herz des Menschen – das Herz der Menschheit.

Wie kann das Herz nur so hart, so verhärtet sein?
Ist es so, wenn es sich immer nur um die Erfüllung der eigenen Wünsche dreht?

Bei Nennung der Shiva-Namen erfolgte eine Art Aufstellung – von links nach rechts, entgegen dem Uhrzeigersinn, sich spiralenartig einrollend.

Bei Nennung der 108 Namen Shivas erschienen die entsprechenden Aspekte Shivas, einer nach dem anderen, mit einem Stab in der Hand, und stellten sich in Form einer nach links eingerollten Spirale auf. Es war ein harter Aufmarsch, jeder stieß an seinem Platz den Stab in den Boden, die Spirale wurde immer enger, das Aufstoßen der Stäbe immer härter. Als der innerste Punkt der Spirale erreicht war, wurde ein sehr großer Stab mit weißer Fahne in die Erde gerammt, mehrfach fest hineingestoßen, bis der Stab mit Fahne hoch und aufrecht stand.

Hiermit hatte die nach links sich einrollende Bewegung ihren Stillstand erreicht. Mit der Nennung der weiblichen Shiva-Namen geschah die Kehrtwende.

Dieser erste Vorgang, die Einrollung, sollte wohl unsere Ego-Entfaltung bis zum Egoistischwerden symbolisieren.

Am Punkt der größten Selbstbehauptung begann dann die Ausrollung. Das fühlte sich wie eine unendliche Erleichterung, als Befreiung an. Jetzt musste nicht jeder Schritt mit Stab markiert werden. Es ging weich und fließend nach außen.
Das Herz unter der Flamme war zunächst ganz hart geblieben.
Beim Hairakhandeshwari-Mantra umhüllte die Göttliche Mutter dieses harte menschliche Herz mit großer Wärme, was es weicher werden ließ. Die Wärme bedeutete auch Wunscherfüllung.
Das Herz konnte sich jetzt mehr öffnen, wirklich fühlend werden, auch mitfühlend.

Zugleich wurde die senkrechte, hohe, weiße Flamme durch die Göttliche Mutter von einer weiten, breiten, orangenfarbenen Flammenaura umhüllt, was sehr guttat.

Om namah Shivay!

PS: Persönliche Wünsche sind immer anstrengend. Die Anstrengung drückt sich im ersten Aufmarsch der Shiva-Aspekte aus.

Der letzte Wunsch ist der nach der Göttlichen Mutter, nach ihrer Liebe. Wenn dieser erfüllt ist, dann gibt es keine Wünsche mehr.

VIII. Ein Göttlicher Schlüssel

Die inneren Feuerzeremonien vom 22. November bis 1. Dezember 2007,
ausgeführt im Quell des Heilens am Bodensee,
im Geiste in Tibet in der »Kailash-Festung«

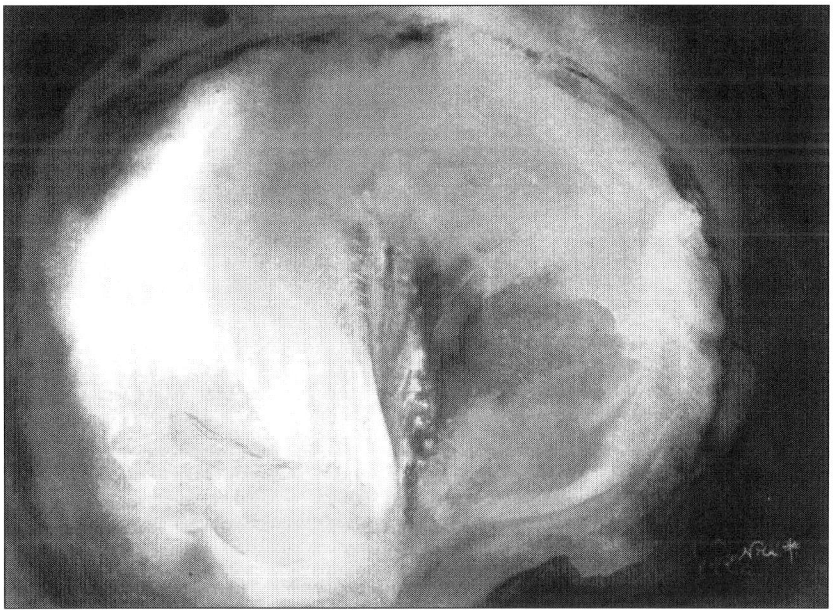

»Herzblume«, gemalt von Nila / Renata Caddy (1984)

Innere Feuerzeremonien
vom 22. November bis 1. Dezember 2007

Transformation der Welt-Asche vom Kailash

Gewidmet dem göttlichen Wirken in der inneren und äußeren Welt

Wie jedes Mal bat ich Babaji, mit seinen göttlichen Freunden zu kommen und um all seinen Segen für diese Arbeit. Ebenso bat ich Muniraji erneut, diese weiteren Feuerzeremonien durch mich auszuführen.

Schon am Anfang war Jesus sehr intensiv wahrzunehmen.
Herakhandi Babas Blick schien unendliche Fernen zu durchmessen. Christian Rosenkreutz war in seiner »uralten« Form da – ein Ausdruck seines tief im ewigen Sein verankerten Wesens.

Das Feuer im tibetischen Kailash war äußerst licht, fröhlich und lebendig, rosa-orange-weiß. Sehr viele nahmen teil, auch die früheren neun Platinprinzen waren um uns, die dann Raksastalis geworden waren und nun, erwacht und groß geworden, Wache hielten.

Im Kailash entstand eine lichte, starke, freie Schwingung, alles wirkte weit und festlich.
In der herrlichen, zentralen Flamme im Kailash stand das Christuswesen, und von dieser machtvollen Mitte aus ging es in zwölf wundervolle Bereiche, groß, weit und in vielen verschiedenen Farben leuchtend. Es waren die Bereiche der zwölf Apostel, durch die die zwölf Archetypen der Schöpfung sich ausdrücken.

Da wurde es deutlich:
Die zwölf wunderbaren Bereiche in diesem freien, großen, weiten Licht mit der strahlenden Christusflamme in der Mitte, das ist das archetypische Bild für das Neue Jerusalem.

Eine herrliche Lotosblume wurde sichtbar, die die zwölf wunderbaren Bereiche mit der Christusflamme in sich trug. Auch ihr Stängel wurde sichtbar, und man konnte sehen, bis wohin er in die Tiefe reichte. »Die Lotosblume erhebt sich aus dem Schlamm«, so heißt es. –
Plötzlich war der Herakhan Kailash präsent, der all die Asche in sich birgt. Energetisch, seiner inneren Wahrheit gemäß, befand er sich im unteren Teil des tibetischen Kailash, mit seinem Kronenchakra das Herzchakra des tibetischen Kailash berührend.

Bei den Bhairav-Baba-Mantren war zu erkennen, dass ein ganz kleiner Teil dieser Asche, mit dem Gautam Ganga durchdrungen, zu dem Schlamm geworden war, aus dem hervor die bezaubernde Lotosblume wuchs, die das Heilige Jerusalem in sich trug.

Bhairav Baba hatte unter dem Herakhan Kailash den Boden weit geöffnet, sodass der größte Teil der Asche aus dem Berg heraus in einen gewaltigen, kosmischen Abgrund fiel. Die kontrahierenden Kräfte verbanden sich sogleich, um eine Art Bleiplaneten aus all der Asche im Kosmos entstehen zu lassen.

Babaji saß sogleich mitten darin, in diesem dichten Blei, mit großer Leichtigkeit im Inneren einen sehr sonnigen Bereich erschaffend. –
Eine Sonne-Saturn-Polarität!
Voller Licht und Freiheit arbeitete Babaji inmitten der zu Blei (Saturn) gewordenen Asche. Er begann, das Blei in Platin zu verwandeln, mehr und mehr.

Beim Aarti war einerseits Babaji als immer größer werdendes Licht in der Bleimasse zu erkennen, Blei zu Platin transformierend, und anderseits sie, die Göttliche Mutter, die mit ihrem Licht das Weltall umhüllte. Durch die Liebe zwischen ihnen wurde das viele Platin, das sich jetzt im Umkreis der fast aufgelösten Bleimasse befand und wie ein breiter Gürtel zwischen ihnen war, immer kleiner. Schließlich wurde das Platin zu 1000 feingliedrigen Toren, durch die Er und Sie zueinanderkommen und verschmelzen konnten.

Am Ende gab es nur noch ein einziges, strahlendes Licht – Er und Sie in Einheit. Durch die Macht der Liebe zwischen beiden waren auch die 1000 Platintore restlos aufgelöst in Licht.

2. Feuerzeremonie am Raksastal, Freitag, den 23. November 2007

Lord Shivas flammende Reiche

Ein mächtiges, weißes Feuer.
Bei Nennung der Shiva-Namen geschah es, dass sich in jeder Flamme des herrlichen Feuers eine Öffnung zeigte – eine Öffnung nach innen.

Jeder Aspekt Shivas war als Flamme präsent und es wurde offenbart, dass es möglich war, durch die jeweilige Flamme einzutreten, durch eine Flamme nach der anderen, einzutreten in das Wesen und den entsprechenden Aspekt von Lord Shiva. Es waren unglaublich wundervolle Reiche, jedes aus feinster, farbiger Flammenmaterie bestehend. Ein leuchtendes Reich nach dem anderen, gebildet aus dieser leuchtenden Feuersubstanz, die schon fast keine Materie mehr war.

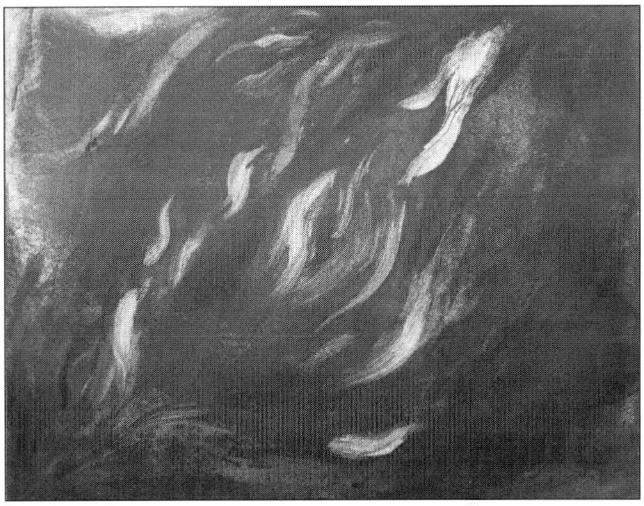

»Violette Flammen«, gemalt von Nila / Renata Caddy (2004)

Vollkommen nährend, beglückend und stärkend war es, diese absolut überirdischen Reiche sehen und erleben zu dürfen.

Die Zugänge zu den weiblichen Aspekten Shivas und deren Reichen waren in den umgebenden Flammen.

Durch das Mantram Bajnath Shiva (»Shiva als Same«) bildete sich unten, in der Mitte des Feuers, die Basis.

Alles hatte seinen genauen Ort in der Lebendigkeit des Feuers.

So war es möglich, bei jedem Shiva-Namen durch eine der Flammen in das entsprechende Reich einzutreten. Es waren große, sehr große Reiche, die zum Teil auch ineinander leuchteten.

Welch ein Geschenk für Seele und Geist!

Es wurde offenbar, dass alle Reiche als Ganzes ein Schloss bildeten, einen allumfassenden, kosmischen Dom mit aufeinander aufbauenden, herrlichen Bogen. Ein vollkommen harmonisches, kosmisches Schloss.

Das Feuer bildete einen schneeweißen Flammenkegel.

Durch Lord Dattatreya drang das weiße Licht in die Tiefe und erschuf dort einen schneeweißen Kegel, dessen Spitze nach unten zeigte.

Die Sterne waren nicht oben, nicht draußen, sondern befanden sich innerhalb des weißen Kegels darin.

Chamunda stellte sich in neunfacher Form an der Basis des Kegels im Kreis herum auf, durch sie bildete sich eine tiefdunkelrote, neunblättrige Rose.

Bei »OM Bhur Bhuwah Swah« ragte Gauri aus der Tiefe des umgekehrten weißen Kegels hoch auf, ebenso wunderschön wie erhaben stand sie da. Ihr Haupt berührte an der Schwelle zum oberen Feuerkegel den göttlichen Samen –

und siehe:
Beim Aarti zeigte sich Lord Shivas herrliche Feuer-Lichtwelt in vollem Unfang mit allen wunderschönen Reichen im 1000-blättrigen Lotos der Devi darin.

OM namah Shivay!

3. Feuerzeremonie am Manasarovar, Nordostseite, Samstag, den 24. November 2007

Die Ebenen um den Kailash als Weltenachse

Zuerst war da ein breites, weißes Feuer, umgeben von hellgrünen Flammen. Es war, als ob die zentrale, hohe Flamme noch fehlen würde.

Es nahmen viele Wesen teil. Bombo, das Haupt der neun Raksastalis, stand – schon ganz groß geworden – als Wächter oder Beschützer im Süden hinter uns allen.

Der tibetische Kailash wurde zur Weltenachse.

Bei »Ananda Rupam« wurde der Kailash zu einer Art erhabenen Weltenachse, an deren oberer Spitze die Devi im Kreis herumgeschwungen wurde. Dadurch bildete sich eine höchste Ebene von reinem Ananda.

Bhairav Baba schuf auf der unteren Seite der Ananda-Ebene ein sehr dichtes Himmelblau – sehr substanziell sah das aus.
So war die Ananda-Ebene oben und auf ihrer Unterseite der intensive Schutz durch das Himmelblau, was die Auflösung all dessen bewirkte, was nicht Ananda war.

Offenbar der höchste Schutz, den es gibt, ist Ananda: Seligkeit in Gott.

Unter der Ananda-Ebene mit diesem hellblauen, substanziellen Schutz befand sich eine weiße Ebene, auf der sich viele weiß gekleidete Gestalten versammelt hatten. Diese Ebene war breit aber nicht hoch, und hatte mit den anderen Ebenen anscheinend keinen Kontakt.

Darunter schien eine Ebene mit lichthellgrauer, leichter Asche zu sein, die ebenso niedrig war wie die weiße Ebene.

Danach erschien eine amethystfarbene Ebene.

Es schien einfach von oben bis unten viele Ebenen um die Weltenachse zu geben.

Auffallend war, dass diese Ebenen zunächst alle für sich waren – bis auf einmal machtvoll, von unten her, durch die Mitte hindurch, das Feuer emporschoss und alle Ebenen und ihre verschiedenenfarbigen Bereiche und Qualitäten miteinander verband.

Das Feuer ist die große verbindende Kraft, der Heiler,
der das Bewusstsein der Ganzheit aktiviert.

Während der Krishna-Namen, besonders bei Gopi Krishna,
wurde ein bezauberndes Spiel in der blühenden Orange-Ebene sichtbar.

Bei »Murlidhara« – Krishna als der Flötenspieler – war er mit seiner Flöte heilend in der akasha-blauen Ebene tätig.

Rama schenkte der gelben Ebene den schönsten, festlichsten Glanz.

Durch »Avinashi Shiva« – der unsterbliche Shiva – zeigte sich Shiva sofort im höchsten, absolut durchsichtigen Bereich.

Während »Sambasadashiva« – was »Shiva ewig eins mit Mutter Amba im Herzen« bedeutet – wirkte Shiva im unteren mit tiefdunkelroter Wärme.

Beim Mantram »OM Hariyakhandi« strömte eine Flut von Gold aus der Tiefe empor und erfüllte alle Ebenen und Bereiche mit festlichem Glanz und strahlender Freude.

Abschließend wurde eine große, weiße Kuppel über all dem gebildet, in der Form eines Lingams, der die verschiedenen Ebenen zusammenfasste, zusammenhielt.

Bei den nun folgenden Gottesnamen entstand eine Plattform unter dem Dom und unter dieser Plattform ein irdisches Tempelhaus mit acht Säulen.

So sind möglicherweise in allen Tempelkuppen die Ebenen um die Kailash-Weltenachse verborgen?

Brahma schuf sein Rosa aus der Tiefe, von unten her.
Vishnu folgte mit Magenta, dann Shiva durch das Mantram Sham mit Rot,
gefolgt von Orange und dem Goldgelb der Sonne. So ging es die Farben des Regenbogens hinauf.

Der Gautam Ganga umkreiste alles spiralenförmig.

Chamunda ließ von unten nach oben einen Lingam entstehen – wie oben, so unten.

Beim Aarti saß die Devi als kleines Mädchen im Lotossitz. Sie drückte sich in mehrfacher Form aus.
Ein kleines Mädchen schwebte über dem anderen, bis ganz nach oben. Jedes war hellblau angezogen. –

So offenbarten sich die Ebenen um den Kailash archetypisch als Tempel, der im Kosmos und im Menschen seinen Ausdruck findet.

4. Feuerzeremonie am Manasarovar, Ostseite, Sonntag, den 25. November 2007

Die Entstehung noch nie da gewesener Sterne

Ein wundervolles weißes lichtes Feuer erschien, das nach oben eine herrliche Lotosblume bildete, umgeben von viel Weiß. Rundherum weites Akasha-Blau.

Oben, in der Höhe, saß Babaji, Shiva, der Herr, im Lotossitz in dieser herrlichen, großen, weißen Licht-Lotosblume.

Beim Herakhandeshwari-Mantra war die Göttliche Mutter zu sehen, in mehrfacher Form in feinsten Regenbogenfarben rund ums Feuer sitzend. Die neun weißen Kinder nahmen teil, ebenso alle Shiva-Kinder. Eine Art Amphitheater war rundum entstanden, gebildet in Form einer Lotosblume, in der jeder Platz fand. Alle opferten mit.

Während der Kailash-Mantren erschien Mount Kailash als vollkommen transparente, riesige Lichtkuppel über allem, weit erhaben und frei.

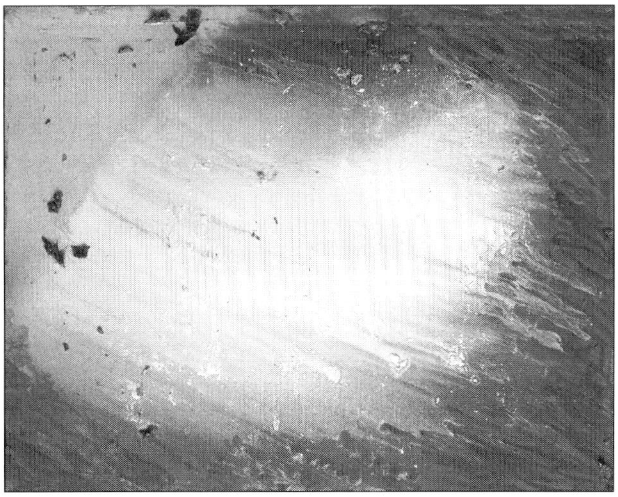

Aus der Serie »Land der Weißen Wasser«,
gemalt von Nila* / Renata Caddy (2013)

Bhairav Baba schuf außerhalb, um die Lichtkuppel herum, einen blauen Flammenkreis.

Während der Nennung der Shiva-Namen opferten alle, in große Tiefe und Sammlung versunken. Lord Shiva ging in eine noch höhere Dimension seiner selbst, und aus dieser erhabenen Dimension erschuf er noch nie da gewesene Sterne. –
Es bildete sich ein Sternen-Lingam um ihn herum.

Während ihr Mantram gesungen wurde, erschuf Herakhandeshwari einen Mond, der unter Shiva schwebte. Ein ganz neuer Mond.

Rama, Krishna und Hanuman bewirkten, dass die Sterne anfingen, nicht nur diamant-platinartig zu leuchten, sondern auch farbig zu funkeln.

Lord Dattatreya brachte ein großes, freies Weiß herab, das den Herrn mit seinem Sternenlingam als Kreis umgab. Guru Goraknath ließ aus dem Feuer rote Rosen diesem erhabenen Ereignis entgegenblühen.

Brahma, Vishnu und Shiva waren alle außerhalb des Lotosfeuers mit dem weiten Akasha-Blau beschäftigt, welches das höchst heilige Geschehen umgab.

Auch die Sonne und die Sterne wirkten außerhalb des Lotosfeuers.

Durch Chamunda ging es in die Tiefe, so tief, wie Shiva hoch war. Ein feines Rot wurde im Kelch der Tiefe sichtbar.

Bei »Bhur Bhuwa Swah« durchdrang die Ewige Sonne, die Sonne jenseits der Sonnen, wirklich alles und ließ es ganz sanft strahlend werden.

Jesus, noch tiefer reichend als Chamunda, war die Kraft, die den Kelch der Tiefe mit dem innig leuchtenden Rot, den Chamunda hielt und in den sie schaute, nährte.

Beim Aarti:

In Shiva, der eine neue Dimension
seiner selbst freigesetzt hatte,
war ein ganz neues Herz entstanden.
Diese neue Herz-Dimension in ihm aber war die Devi.

5. Feuerzeremonie am Gurla Mandhata, Ostseite, Montag, den 26. November 2007

Freundschaft mit Saturn: Saturn, Vertrauen und mutiges Handeln

Das Feuer war klein, rosa,
dann größer, rosa,
dann groß, rosa ... Rosa – in Rosa – in Rosa

Eine dunkelblaue Gestalt wurde tief unten, in der Erde, sichtbar, die aufstieg, groß in der Mitte des Feuers stand und dablieb.

Schon zu Beginn der Zeremonie war Herakhandi Babas Blick sehr eindringlich in die Ferne gerichtet.

Nun war er präsent durch diese Gestalt.

Mit einer weißen Rose im Herzen war er der Herr der Zeit. Dann wurde sein ganzes Herz zu einer weißen Rose.

Sehr saturnal stand er in Blauschwarz in der Mitte des Feuers.

Während der Rezitation aller Shiva-Namen blieb er dort, er blieb und blieb.

Um das Feuer war ein Quadrat mit vier Pfosten entstanden, mit vier Stangen zwischen den Pfosten. Auf diesen vier Stangen waren acht große, schwere Bleikugeln aufgereiht, auf jeder Stange zwei.

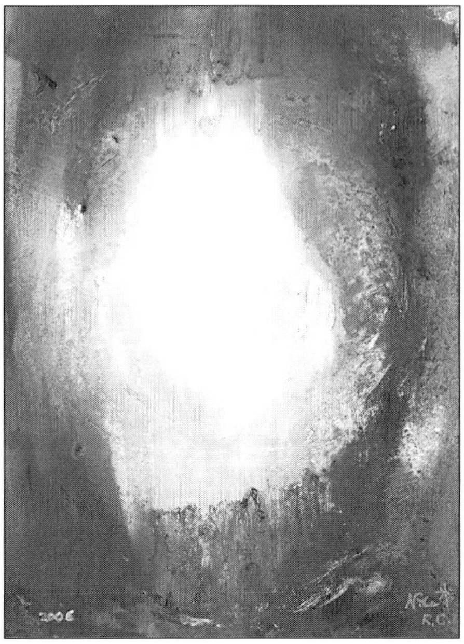

Aus der Serie »Die chymische Hochzeit«, gemalt von Nila / Renata Caddy (2006)

Man sah Hanuman kommen und mit Elan eine Bleikugel nach der anderen abnehmen, wegtragen und in den kosmischen Abgrund schleudern, übergeben, gleiten oder fallen lassen.

Bei der dann folgenden Nennung der Gottesnamen war Saturn schon weiß und
weit geworden, schließlich licht, sogar fein farbig.

Beim Aarti stand – statt dem Hüter der Schwelle –

Gauri selbst in den Flammen.

Dann beide:
Gauri, weiß leuchtend, vorne
und er, tief dunkelblau, sehr gerade und aufrecht,
hinter ihr.

6. Feuerzeremonie am Gurla Mandhata, Mitte, Dienstag, den 27. November 2007

Die Offenbarung des Gralsschlosses

Ein sonniges, festliches Empfinden herrschte heute, ganz im Gegensatz zu gestern. Babaji schaute mit intensivem Blick. Christian Rosenkreutz wirkte jung und innig, Gauri leuchtete, Muniraji lächelte – Bombo stand sehr aufrecht als Wächter im Norden.

Beim Herakhandeshwari-Mantra bildete sich eine wunderschöne weiße Lotosblume mit goldgelben Blütenstempeln innen. Sie war ebenso kraftvoll wie fein, vollkommen schön und lebendig.

Um die weiße Lotosblume entstand eine tiefdunkelrote Blume, die aussah wie eine Pfingstrose.
So ruhte der weiße Lotos im tiefdunkelroten Rosen-Lotos.

Rundherum entstanden hellblaue Flammen. Zunächst kleine Flammen um den roten Rosen-Lotos herum und dann immer größer werdende Flammen.

Auf diese Weise war die kostbare Blume, weiß im rot, weithin nach allen Seiten durch die himmelblauen Flammen beschützt.

Eine lichte, feine Bewegung entstand in der weißen Lotosblüte, als ob etwas durch sie empor atmen würde.

Bei den Kailash-Mantren wurde um das Ganze ein weißes Schloss sichtbar – sehr groß und herrlich.

Während »Ananda rupam«, dem Mantram der Göttlichen Mutter, entstand um alles ein noch größeres Schloss, aus Flammen gebildet, anandafarben. Unbeschreiblich schön!

Bhairav Baba formte tief in der Erde, unter dem weißen Lotos, eine große, blaue Schale, einer liegenden Mondsichel gleich. Er füllte die Schale mit feurigblauer, dichter Akasha-Substanz. Daraus wuchs der weiße Lotos hervor.

Schon zu Beginn waren viele wundervolle Wesen erschienen.
Die neun durchscheinenden, weißen Kinder saßen um den weißen Lotos, die 108 Shiva-Kinder in drei Reihen um den dunkelroten Pfingstrosen-Lotos herum.

Bei den Shiva-Namen ereignete sich über dem kostbaren weißen Lotos etwas Heiliges: Mehr und mehr verdichtete sich eine Art Kugel aus fast transparentem vibrierendem Gold und wurde sichtbar. Unirdisch und doch irdisch – aus allerfeinster Materie, wie aus einem Hauch gemacht –, war sie doch zugleich vollkommen lebendig da – Atem-schenkend – das höchste und wohl zugleich tiefste Geheimnis des Lebens: Der Heilige Gral.

Eine Mondsichel schwebte als Zeichen hoch oben über dem Schloss, in dem sich der Heilige Gral befand.
Oh, das ist das Gralsschloss – jetzt wurde es deutlich.

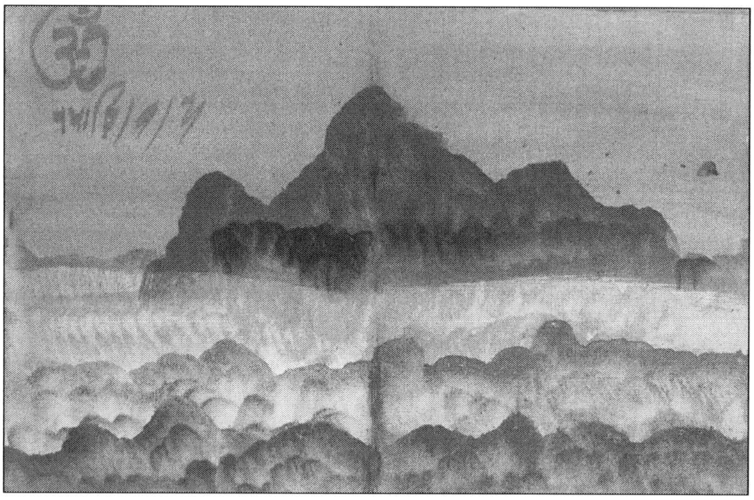

»Gralsschloss«, gemalt von Babaji (1979)

Während »Damaru Dhara« rezitiert wurde, war um das Gralsschloss ein mächtiges Trommeln zu vernehmen.

Durch »Avinashi Shiva« – »unsterblicher Shiva« – begann die heilige Kugel unbeschreiblich zu leuchten.

Bei »OM Hariyakhandi« bildete sich ein Lichthaus um alles herum.

Lord Dattatreya ließ ein ungeheuer intensives, dichtes Weiß entstehen, eine Substanz, die die heilige Kugel mehrere Meter umgab und so substanziell war, dass man die Kugel gar nicht mehr sehen konnte – es sei denn, man hätte die weiße Lichtsubstanz eingeatmet und sie dadurch zu sich genommen.

»Der Gral nährt alle, die ihn schauen«, heißt es im »Parzival« bei Wolfram von Eschenbach.

*

Guru Goraknath schuf eine dunkelrote Erdsubstanz unter dem Gralsschloss.

Brahma, Vishnu und Shams wirkten außerhalb des Gralsschlosses in der Welt.

Mit dem Sonnen-Mantram begann die Kugel zu strahlen wie eine Sonne.

Der Gautam Ganga sandte seine Liebe in Form von Wasser durch die Erde empor und sprudelte außerhalb des Kreises, den die Shiva-Kinder um den Pfingstrosen-Lotos gebildet hatten, hoch empor in den schönsten Fontänen.

Durch Chamunda entstand in der Erde, dort, wo der rote Rosen-Lotos wurzelte, eine weitere und noch größere Mondschale, und darunter wiederum eine dritte, noch viel größere Mondschale.

Jesus nahm alles, das gesamte Gralsschloss, in die machtvoll schwingende, weiße Flamme seines Wesens hinein. – Darin hielt und trug er alles.

Zum Abschluß opferten alle in vielfacher Form dem Ananda-Feuer, welches das ganze Gralsgeschehen als herrliches Feuerschloss umhüllte.

Beim Aarti zeigte sich das Gralsschloss,
das sich in der machtvollen, weißen Flamme von Jesus befand,
im Herzen der Devi,
von Gauri, die – groß und herrlich –
eins mit Herakhandeshwari war,
der alles umfassenden, alles durchdringenden
Göttlichen Mutter.

7. Feuerzeremonie am Gurla Mandhata, Westseite,
Mittwoch, den 28. November 2007

Die nährende Kraft des Grals

Ein sehr großes, gelb-goldenes Feuer.
Babaji schien nach oben zu schauen, Herakhandi Babas Blick ging mit fast geschlossenen Augen wie ins Jenseits, auch Muniraji schaute nach oben.

Das Wesen des Kailash erschien, jeden Einzelnen segnend. Dann befand er sich plötzlich in der Mitte und errichtete sein großes, weißes Gebäude – das äußere Schloss, das das Heilige Gralsgeschehen umgab.

Das Gebäude hatte die Form eines auf der Spitze stehenden Würfels mit vier weiteren Anbauten, die jeweils von der Mitte der vier Seiten ausgingen, sodass ein achteckiges Gebäude entstand. – Es gab vier Haupteingänge und jeweils einen Eingang in den vier Nebengebäuden. –

In diesem weißen Schloss schuf die Devi einen mächtigen, heiligen Lingam, der von Flammen umgeben war.

In dem heiligen Lingam befand sich das Herz-Schloss, welches das Geheimnis des Grals barg.
Aus der Tiefe des Herzschlosses strömte der Gautam Ganga empor, der dort, in einer Mondschale, sein heiliges Wasser zu einem runden See werden ließ – darüber aber schwebte der Heilige Gral.

Bhairav Baba schuf um das gesamte weiße Kailash-Schloss ein intensives Blau, das – oben wie unten – nach allen Seiten ausstrahlte, sodass das Gralsschloss wirklich von Akasha, von Äther umgeben war.

Während der Nennung der Shiva-Namen waren die Shiva-Kinder am runden See zu sehen, wie sie opferten. Sie sprachen Mantren, die heiligen Namen, beim Opfern, und durch ihr Opfern entstand eine milchige, dichte und substanzielle Substanz, die wie geschäumte Kokosnussmilch aussah.

Zugleich war ersichtlich, dass sich in der Tiefe, unter dem Wasser des Heiligen Sees, etwas kostbar Wirkendes, farbig Leuchtendes befand. Alles schien intensiv nährend zu sein, besonders die dichte, milchige Substanz, die durch das Opfern entstanden war.

Als die weiblichen Shiva-Namen rezitiert wurden, nahmen die Shiva-Kinder bei jedem heiligen Namen das Wasser zu sich. Es fand also ein umgekehrter Vorgang statt: Zurst hatten sie gegeben, jetzt nahmen sie den Schatz zu sich. Offenbar war es wichtig, dass der Schatz der ewigen Nahrung auch tatsächlich empfangen wurde. – Welch ein geheimnisvoller Vorgang!

Bei den nun folgenden göttlichen Namen opferten alle dem Ananda-Feuer, das in seiner herrlichen, goldengelb leuchtenden Lebendigkeit den großen Shiva-Lingam umgab.

Lord Dattatreya ließ die weiße dichte Substanz, die am Tag zuvor vom Heiligen Gral ausgeströmt war, nun vom gesamten weißen Kailash-Schloss aus sich verbreiten.

Sollte dies bedeuten, dass jeder die nährende Kraft des heiligen Grals würde aufnehmen können, wenn er nur an den Heiligen Gral und das Gralsschloss in Sehnsucht dachte, auch wenn er noch nicht wirklich in das Gralsschloss einzutreten vermochte? Keiner kann dorthin kommen – es sei denn, er ist gerufen!

Das weiße Gralsschloss befindet sich im tiefen Akasha-Blau. Es berührt nicht die Erde.

Guru Goraknath ließ in der Erde eine mächtige tiefdunkelrote Öffnung entstehen – einer sehr großen Mondschale gleich –, über der das ganze weiße Gralsschloss würde schweben können. – Es bedurfte offenbar eines Empfangs von der irdischen Seite her.

Brahma, Vishnu und Shiva durch das Mantra Sham wirkten außerhalb des Gralsschlosses an der Schöpfung, sie erschufen, erhielten und verwandelten dort.

Beim Sonnen-Mantram wurde die Heilige Kugel erneut strahlend, wie eine Sonne.

Die Sterne waren außerhalb des Gralsschlosses.

Der Gautam Ganga hatte – aus der Tiefe das Heilige Wasser emporbringend – den runden See gebildet.

Chamunda bildete das Gefäß, das die milchige Substanz enthielt.

Chamunda wird sich aus der Tiefe, von weit unterhalb des Heiligen Wassers, erheben, die göttliche Kugel in ihrem Wesen hütend und haltend, und mit ihr aufsteigen bis hoch empor –
Chamunda steht zentral im Gralsgeschehen.

Ganz in der Tiefe, im Kreis um das tiefste Wasser, schimmerten rote, äußerst kostbare Kugeln. Es waren Rubine.

Bei »Bhur Bhuwah Swah« wurde in der Mitte der Heiligen Kugel, winzig klein, die Kernenergie sichtbar, aus der die Sonne ihr Dasein und ihre Kraft erhält – und die so herrlich die Kugel erstrahlen ließ.

Bei »Shiva männlich/Shiva weiblich« opferten die beiden in vielfacher Form den Flammen, die den Lingam umgaben.

8. Feuerzeremonie am »Panoramaplatz«, Donnerstag, den 29. November 2007

Die Arbeit an der Verwandlung der Materie

Babaji: tief versunken. Herakhandi Baba: reines Leuchten. Christian Rosenkreutz: erst jung, dann als weißer alter Mann präsent.

Schon zu Beginn war eine große Tiefe der Liebe und Freude spürbar. Es ging ums Innerste, ums Herz im Herzen.

Das Feuer bestand aus acht weißen Feuersäulen rundum, die sich in einigem Abstand voneinander befanden.
In der Mitte würde die goldene Feuersäule entstehen oder sein.

Sehr viele nahmen teil, sie füllten den ganzen »Panoramaplatz« und saßen von den Hügeln bis zu den Seen hinab. – Vor dem Chandan wurde Babaji eine tiefpurpurrote Pfingstrose übergeben.

Das Kailash-Schloss entstand rundum, diesmal aus fast transparenter Substanz, alles nach allen Seiten hin umfassend, in die Höhe wie in die Tiefe. Die acht Flammensäulen innen waren die Tore, durch die man eintrat in das heilige Geschehen in der Mitte.

Bhairav Baba hatte um das ganze herrliche Kailash-Schloss herum eine akashablaue Flammen-Substanz geschaffen. – Man sah die Flammen nicht, aber sie waren in dem äußerst dichten Akasha-Feuer-Blau enthalten und umgaben das Kailash-Schloss. Erst in einigem Abstand davon wurde das Blau zur normalen Äther-Substanz, die den ganzen Weltraum weit und breit bildet.

Ein anandafarbenes Feuer, umgeben von einem purpurroten Feuer.
In der Mitte des anandafarbenen Feuers schimmerte etwas Weißes –
war das die weiße Lotosblume? – Sie schien aus unsterblicher Substanz zu sein.

Babaji tanzte einen göttlichen Tanz um dieses Feuer und durch die es umgebende Welt.

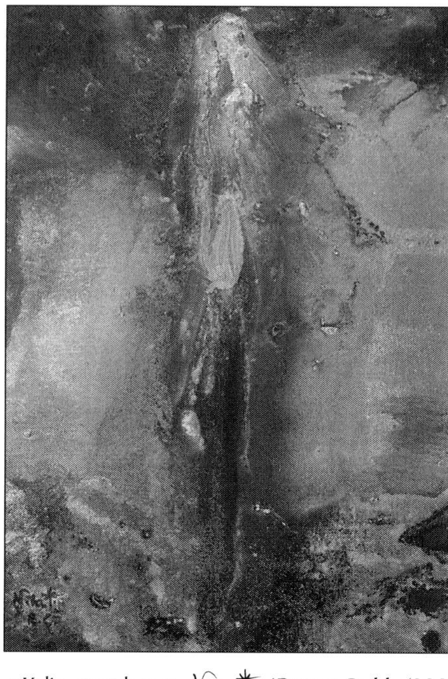

»Kali«, gemalt von Nila / Renata Caddy (2006)

Sichtbar wurde dies: Durch eine Öffnung im Weiß, in der Mitte des anandafarbenen Feuers, ging es tief hinab in vollkommen schwarze Erde. Auch der trichterartige Schacht in die Tiefe war gefüllt mit krümeliger, schwarzer Erde, die sich im unteren Teil breit und weit ausdehnte. Die schwarze Erd-Substanz bestand aus dem tiefen Unglücklichsein und schweren Leiden, den wirklichen Schmerzen der Menschen, der ganzen Menschheit.

In dieser tiefen Dunkelheit wurde durch die göttlichen Kräfte intensiv gearbeitet. Es war so dunkel, dass man kaum jemanden erkennen konnte.

Die Göttliche Mutter war dort präsent, und mit ihr waren acht Kinder herabgekommen. Wie alt mochten diese Seelen wohl sein?

Sie kamen, um ihr bei ihrer Arbeit der Verwandlung des Leids zu helfen. Jeder arbeitete zunächst allein in dieser Dunkelheit an der krümeligen schwarzen Erde, um das Leid mit Mantren, mit Gebeten zu verwandeln. Es schien eine endlose Arbeit zu sein. Dann nahmen die Göttliche Mutter und die acht Kinder sich bei den Händen, ganz fest – jeder konnte sich vollkommen auf den anderen verlassen – und dann begann die Göttliche Mutter, in der Tiefe des Schwarz mit ihnen im Kreis zu schreiten – mit Mantren im Herzen. Dabei entwickelten sie einen bestimmten Tanzschritt. Auf keinen Fall durfte eines der Kinder die Hand des anderen loslassen oder verlieren, denn nur so waren sie im Strom der Macht ihrer Liebe. Nur gemeinsam konnten sie dort unten diese Arbeit der Transformation all der Trauer tun.

Geschah es durch dieses immerwährende Durchschreiten der schwarzen Erde im Kreis, dass nach einer Weile eine große, runde Mondschale entstand, die Licht bewirkte? Sie wurde sehr hell. Die Kinder legten das Leid in Form der schwarzen Erde immerzu weiter auf die leuchtende Mondschale, durch die es vollkommen verwandelt wurde.

Während der Shiva-Namen begann das Blut Christi von oben herabzusickern und die schwarze Erde mit seiner Liebe zu durchdringen.
Der Gautam Ganga unterstützte diesen Prozess sehr:
Aus der Tiefe, durch das Schwarz der Erde emporströmend, schenkte er dem kostbaren Blut seine reine Substanz, es wurde dadurch zu einer fast diamantenen Flüssigkeit. So konnte das Heilige Blut viel leichter die dunkle Erde durchtränken mit seiner tiefen, erbarmenden Liebe.

Geschah es durch die Präsenz der unsterblichen weißen Lotosblume oben, durch die Arbeit der Göttlichen Mutter und der Kinder unten im Schwarz, durch das Entstehen der leuchtenden Mondschale dort und ihrer Kraft der Verwandlung, durch das Herabkommen von Christi Blut in das Leid, in das Schwarz, und seine erlösende Macht des Erbarmens – geschah es durch all das, dass das geheimnisvolle Licht des Heiligen Gral in dieser Tiefe sichtbar wurde?

Lord Dattatreya brachte die dichte, weiße, nährende Licht-Substanz herab in die Tiefe
– welch ein Balsam für alle!

Beim Sonnen-Mantram begann die Gralskugel wieder, unglaublich zu strahlen, das Schwarz in strömendes Ananda verwandelnd.

Die Arbeit an der Erlösung dieser ungeheuren Masse des Leids geht weiter. –
Die Göttliche Mutter als Chamunda und Jesus wirken vollkommen zusammen. Es war, als ob sie seine andere Seite sei.

Er und Sie in Einheit,
steigen empor als golden flammendes Licht.

In tiefer Verehrung verneigen wir uns vor Ihm und Ihr,
die die Tiefe erlösen in Liebe mit uns.

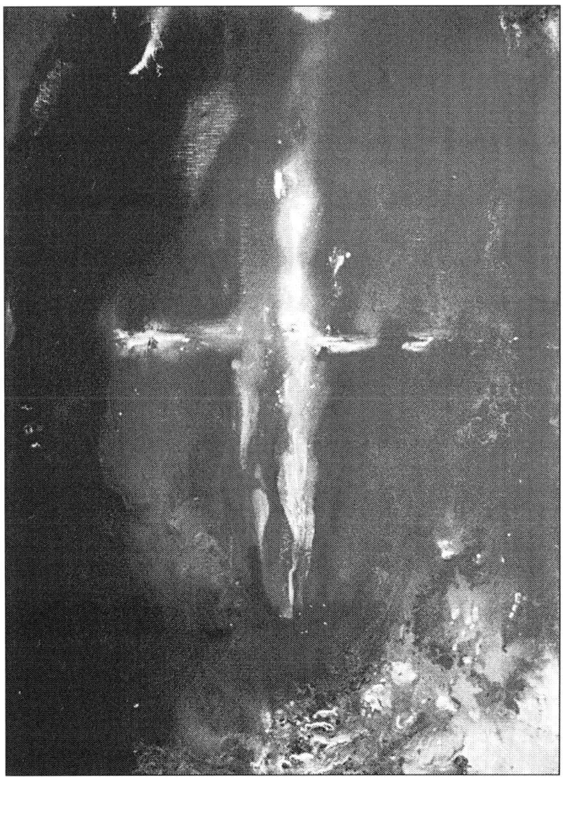

Aus der Serie »Die chymische Hochzeit«,
gemalt von Nila†/Renata Caddy (2006)

9. Feuerzeremonie am Nordantlitz des Kailash,
Freitag, den 30. November 2007,
Danksagung

Sonne-Werdung

Erst bildete das Feuer eine große, aber zunächst geschlossene, lichtweiße Lotosblume in der Mitte, einen inneren Herz-Lotos.
Rundherum herrliche, anandafarbene Flammen.

Die neun weißen Kinder waren präsent,
ebenso die Shiva-Kinder.

Bei den Kailash-Mantren öffnete sich die weiße Lotosblume, und darin wurden sichtbar Shiva mit Shakti – der Devi – in inniger Umarmung. Aus ihrer Liebe bildete sich die Substanz und Form des lebendigen Ewigen, der vollkommen durchsichtige Kristall-Lingam.

Dieser absolut reine Kristall-Lingam stieg dann nach oben – hinauf zum 1000-blättrigen Lotos-Bereich, um dort die Mitte zu bilden für die neue Heilige Stadt, die leuchtend geboren wird in uns und der inneren Welt.

Dann saßen die neun weißen Kinder in der weißen Lotosblume, in tiefer Sammlung.
Im Goldgelb der Mitte der Lotosblume befand sich die Öffnung nach unten, in die dunkle Erde, von der weiter oben schon die Rede war.

Die Shiva-Kinder saßen um das herrliche Ananda-Feuer herum, das den weißen Lotos umgab – sie opferten.

Diesmal arbeiteten viele unten, in der schwarzen Erde von Schmerz und Leid, und viel Schwarz war schon in Gold verwandelt worden. Das Göttliche freisetzend in der Materie, Schmerz und Leid der göttlichen Liebe übergebend – dadurch geschah Heilung und Verwandlung.

Welch eine wunderbare Zusammenarbeit
von oben – dem 1000-blättrigen Lotos-Bereich,
der Mitte – der Herzebene,
und von unten – dem vierblättrigen Lotos-Bereich:
der Arbeit am Stein, der Verwandlung der Materie durch Liebe.

Ein vierseitiger Thron aus Stein wurde sichtbar. Er stand erhöht und hatte einen Steinsitz nach jeder Himmelsrichtung hin, nach Norden, Osten, Süden und Westen.
Von hier aus konnte man weit ins Land schauen.

Es zeigte sich, dass Peter, Peter Caddy, auf einem der vier Sitze dieses Throns aus Stein saß.

Dieser viersitzige Thron aus Stein ist offensichtlich für Menschen der Tat. Für jene, die den Himmel auf die Erde bringen wollen, nicht für jene, die weg von der Erde in den Himmel wollen. Für jene, die in absolutem Vertrauen und unzerstörbarem Mut an der Durchlichtung und Sonnewerdung von Mensch und Erde arbeiten. Für jene, die Ängste und Schatten in sich aufgelöst, das heißt, die den Saturn in sich erlöst haben, die das Schöne, die Sonne sehen im Du, auch im Verwundeten, Entstellten.
Für jene, die im Garten der Erde arbeiten in Liebe und mit Begeisterung. Für jene, die andere durch ihr lebendiges Beispiel inspirieren und zu führen vermögen.

Gralsritter,
das sind jene, die mit
dem Blick auf das Unendliche gerichtet

alle Taten auf Erden vollbringen.

Om namah Shivay!

Am Ende, beim Aarti, war Parvati, in den Flammen stehend, zu sehen. Ihre Gestalt war aus geschmeidigem, schönstem Gold. – Chamunda umgab sie, die selbst ganz vibrierend zu Gold geworden war.

Parvati, die in einem Aspekt ihrer selbst auf Topseroma Island, ihrer Insel mitten im Raksastal, stand, umgeben von Dämonen – und das seit Äonen – blieb selbst stets ganz im weißen Licht.
Ihr war offenbar die Alchemie gelungen, das Gold in all dem Dunkel freizusetzen – und dabei war sie selbst ganz golden geworden.

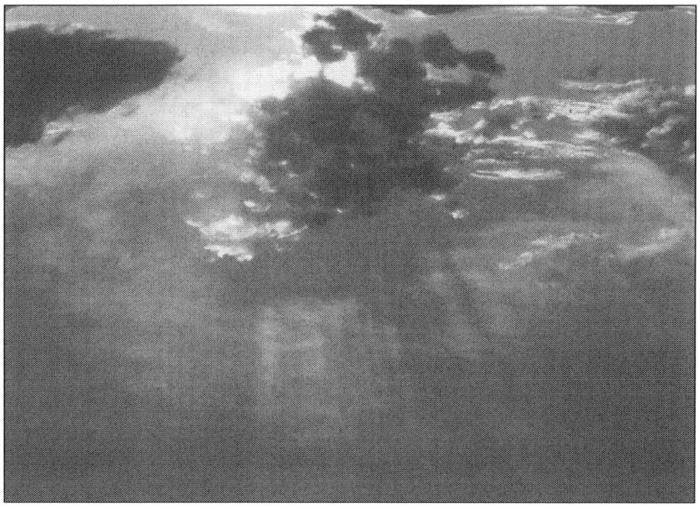

Licht am Manasarovar (2004)

10. zusätzliche Feuerzeremonie, für die Menschheit, Samstag, den 1. Dezember 2007

Die Erlösung des Leids und die Neue Welt

Am Gurla Mandhata beginnend zeigte sich, dass der richtige Platz für diese zehnte Feuerzeremonie für die Menschheit auf dem »Panoramaplatz« war.

Das Feuer – in lichtem Weiß-Gold – bestand aus drei mächtigen Flammensäulen und wirkte wie ein weit geöffneter, flammender Trishul.
Ein sehr eindrucksvolles Flammenzeichen.

Es herrschte eine ernste Stimmung in unsrem Team.
Babaji hatte etwas Hellblaues an, Herakhandi Baba, der sich stets hinter Babaji befindet, war in Dunkelblau.
Anfangs, beim Blumenehren, erhielt jeder der göttlichen Freunde eine tiefrote Rose. Erst am Ende des Chandan war der Ernst gewichen, lichte Freude zeigte sich, ein Lächeln in jedem Gesicht.

Bei den Kailash-Mantren war Babaji oben, auf dem Herakhan Kailash sitzend, zu sehen. Seine Gestalt war von sehr intensivem, leuchtendem Weiß: die Sonne des Weißen Landes.

Er hatte etwas in Bewegung gesetzt, sodass eine weißlich hellgraue, pulverisierte Substanz den gesamten Herakhan Kailash rundum herunterrieselte. – War das heilige Asche von Babajis Feuer?

Dann war zu sehen, wie seine weiße Sonne begann, sich durch den Herakhan Kailash hinabzusenken. Als sie den Boden erreicht hatte, tauchte sofort die Frage auf: Bewegt sich seine weiße Sonne noch tiefer? – Die letzten Male hatte alle Arbeit in der Tiefe stattgefunden.

Auch wenn der Weg der weißen Sonne durch diese schwarze Erde, gebildet aus dem Leid aller Menschen, nicht sichtbar war, so war doch deutlich, dass nun ihr Wesen und Segen das ganze schwarze Erdreich, diese ganze dunkle Tiefe durchdrang.

Ebenso, dass beim Durchdringen dieser Dunkelheit ihr Licht nicht mehr weiß war – im Schwarz wurde es zu Gold!

Bei den Shiva-Namen legte Babaji selbst – der heute offenbar auch als Bhairav Baba handelte – eine riesige, blaue Mondschale unter die schwarze Erde von gestern, unter das Leid der Menschheit, das sich zu dieser krümeligen schwarzen Erde verdichtet hatte.
Nun ließ der alte Herakhan Baba eine noch viel größere blaue Mondschale in einer noch viel größeren Tiefe entstehen, auf dass sie, von dieser Ebene aus, das Leid der ganzen Erde und aller Wesen trage –
das Jetzige und das Kommende.

Da geschah es, dass der mächtige, breite Flammen-Trishul, in dessen Feuer oben, am »Panoramaplatz«, von uns geopfert wurde, zugleich in der Tiefe erschien, in zweifacher Form.
Zuerst erschien der Flammen-Trishul in der schwarzen Erde der ersten Mondschale und dann erschien er in der untersten riesigen Mondschale der Tiefe, die alles Leid – auch das kommende – der Erde und aller Wesen in ihrer schwarzen Erde trug.

Von diesem heiligen Trishul breiteten sich Flammen aus, sodass ein gewaltiges Feuermeer entstand, das diese riesige Masse an schwarzer Erde, mit all dem Leid von Mutter Erde, der Menschheit und aller Wesen verbrannte. – Das gesamte Leid wurde ganz und gar in den Flammen des Trishul aufgelöscht.

Dann war Ruhe.

Man sah Babaji, den Kopf auf seine linke Hand gestützt, wie sinnend lagern auf der hellgrauen leichten, weichen Asche, die durch das riesige Feuer entstanden war und eine sanfte, leicht bewegte Fläche bildete. Eingedenk der vielen schwarzen Erde zuvor und all dem Raum, den sie einnahm, schien das jetzt gar nicht mehr so viel Asche zu sein, und sie war so leicht …

Eine ganze Weile lagerte Babaji so – reglos, schweigend, sinnend –
es war sehr still rundum.

Bei der nun folgenden Nennung der göttlichen Namen kam Bewegung auf. Die Devi erschien. Durch sie wurde eine kleine, dichte Goldkugel sichtbar, inmitten der lichten Asche. Der Atem der Devi brachte die Kugel in Bewegung.

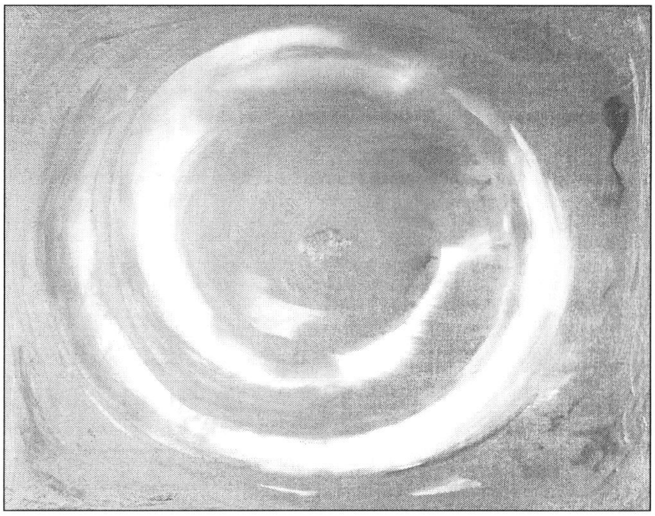

Aus der Serie: »Der Grundlagenstein des Universums«,
gemalt von Nila / Renata Caddy (2014)

Lord Dattatreya bewirkte – zusammen mit Babaji und der Göttlichen Mutter – das Aufsteigen der goldenen Kugel. Beim Aufsteigen wurde sie größer und immer größer, wurde zu transparentem, vibrierendem Gold.

Höher und höher stieg sie, bis sie oben, im höchsten Bewusstsein, im 1000-blättrigen-Lotos-Bereich des Göttlichen angekommen und zu einer riesigen goldenen Kugel geworden war.

Sie trug in sich das Neue Jerusalem – die Neue Welt.

Beim Aarti erschienen Babaji und die Göttliche Mutter im Zentrum der großen vibrierenden Goldenen Kugel nebeneinander auf einem Königsthron sitzend, festlich, als König und Königin.

Dann saß Babaji da, mit ihr in seinem Herzen, als König.

IX. Im Licht der Gnade

Die inneren Feuerzeremonien vom 21. bis 30. Dezember 2007,
ausgeführt im Quell des Heilens am Bodensee,
im Geiste in Tibet in der »Kailash-Festung«

Innere Feuerzeremonie vom Freitag, den 21. Dezember 2007

Hingabe

Wie jedes Mal bat ich Babaji und seine göttlichen Begleiter von ganzem Herzen um alle Hilfe und allen Segen für diese erneuten inneren Feuerzeremonien, und ich bat Muniraji, sie wieder durch mich auszuführen. »I wish you all the best«, sagte er.

Wie immer ging es bei der ersten Feuerzeremonie um Hingabe, diesmal jedoch besonders intensiv.
Das Feuer war sehr lebendig, nach allen Seiten emportanzend.

Während der gesamten Feuerzeremonie ging es offenbar ausschließlich um Hingabe.
Hanuman stand groß und von Kopf bis Fuß in Gold da.

Schließlich, beim Aarti vor der Göttlichen Mutter, brachen aus den Seiten ihrer Gestalt viele blaue Flammen in horizontaler Richtung sehr intensiv hervor.

Dann entströmte ihr weißes Licht, danach folgten viele reine Farben – wunderschön.

Zum Schluss stand sie friedlich und erhaben da, selbst anandafarben, vor einem ananda-lichten Hintergrund.

2. innere Feuerzeremonie am Raksastal,
Samstag, den 22. Dezember 2007

Heilung für die Welt

Zu Beginn war da ein sehr großes, sich nach oben schließendes Feuer, hoch oben mit hellblauen Flammen, in denen eine heilige Kugel schwebte.

Die Manasarovar-Engel und die Raksastalis standen Hand in Hand um das Feuer.

Eine sonnengelbe Farbe dehnte sich weit über allem aus.
Die Luft war erfüllt von sehr viel lichtem Blau.

Bald befanden wir uns mit dem Feuer oben, auf dem Herakhan Kailash. Rundum, in etwas weiterem Umkreis, saßen heilige Wesen. Es waren Menschen vom Nandan Van.

Zuvor ging Babaji durch das Tal von Herakhan, an der Kailash-Seite entlang bis hin zu jenem wundervollen Bereich zwischen dem Herakhan Kailash im Norden, dem Jesusbaum im Süden und dem Berg Siddheshwar im Osten, genannt:

»Nandan Van« – Lord Shivas Garten im Tal von Herakhan. – Unterhalb der Steine im Feinstofflichen befindet sich dieser geheimnisvolle Bereich. Babaji selbst hatte einmal darüber gesprochen, dass hier, unter der Erde, ein Bereich sei, wo die höchsten Yogis leben, in vollkommenem Ananda, umgeben von den schönsten Blumen und Früchten, der köstlichsten Nahrung, die man sich vorstellen kann.
In der Mitte dieses göttlichen Bereichs wurde nun im Feinstofflichen ein großes Rondell sichtbar. Wie in einem Amphitheater senkte sich der Boden zur Mitte hin ab, alles war in Gold, ganz festlich.
Ein Ort der Göttlichen Mutter, ein Ausdruck von ihr?

In der Mitte unten zeigte sich eine feine Öffnung in die Tiefe, die ebenso aus Gold war. Es war, als ob da noch etwas erscheinen wollte.

Die wundervollen Nandan-Van-Wesen saßen oben, um den Gipfel des Kailash, im Kreis, als sei dies ihr Ort, bei Shiva, dem Herrn.

So zeigten sich drei Dinge:
– das Raksastal-Feuer, in dessen obersten, hellblauen Flammen eine heilige Kugel schwebte,
– die große, weite goldene amphitheaterartige Öffnung nach unten hin, in Nandan Van im Herakhan-Tal,
– und schließlich der Kreis von Erleuchteten um den Gipfel des Herakhan Kailash.

All dies schien insgeheim miteinander verbunden zu sein.

Rund um den Nandan-Van-Bereich wurde von Bhairav Baba viel helles Blau gelegt.

Bei der Nennung der Shiva-Namen war die erste Hälfte der Shiva-Aspekte, in Form von Steinen am oberen Rand des Amphitheaters liegend, zu sehen. Sie lagen dort in Kreisformation, eine gesammelte Macht.

Mit Nennung der weiblichen Namen der Shiva-Mantren sah man sie alle im goldenen Amphitheater Platz nehmen. Das galt auch für die Krishna-Formen. Voller Freude ließen sie sich dort nieder, ebenso die Ausdrucksformen von Rama.

Beim Mantram »Padmanabha« zeigte sich in der Tiefe eine weiße Lotosblume.

Bei »Avinashi Shiva« – dem unsterblichen Shiva – erschien Babaji, fast durchsichtig, in der weißen Lotosblume.

Schließlich saß er strahlend im weißen göttlichen Lotos – rund um ihn aufsteigend all das festliche Gold.

Durch Lord Dattatreya kam eine weiße Substanz herab, die bewirkte, dass Shiva aus der Tiefe intensive weiße Strahlen auszusenden begann.

Mit Guru Goraknath entstand eine rötliche Wärme in der Tiefe, unter Shivas Lotos.

Über der Mitte des gesamten Nandan Van formte Brahma eine dreifache, hohe Kuppel – so entstand ein Tempel-Schloss.

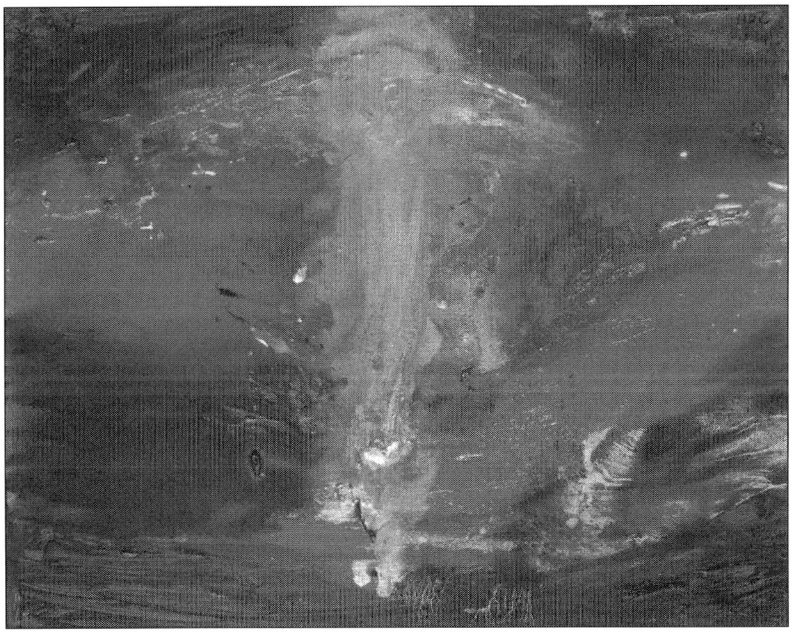

»Auferstehender Christus«,
gemalt von Nica/Renata Caddy (2012)

Unter der mittleren Kuppel schwebend, formte sich durch das Mantram »Sham« ein leuchtend roter, runder Blutstropfen.

Die Sterne waren nicht draußen, sondern innerhalb der Kuppel.

Der Gautam Ganga strömte empor durch die kleine Öffnung in der Mitte unterhalb der Lotosblume und bewirkte, dass Lord Shivas Lotos in den heiligen Wassern schwamm.
Der Gautam Ganga strömte weiter hinaus, das ganze Nandan-Van-Schloss umflutend. Es wurde zum Wasserschloss.

Chamunda – in der Erde wirkend – hütete dort, in der Tiefe, ein geheimnisvoll leuchtendes, rotes Licht. Dies war ebenso tief unten wie der rote Blutstropfen hoch oben war.

Beim Jesus-Mantram senkte sich das leuchtende Rot von hoch oben herab, das Rot von tief unten stieg auf. Beide gingen geradewegs in Shivas Herz ein.

In diesem Moment wurde er ganz golden – Shiva und Christus waren eins.
Dieses Ereignis findet alle Zeit statt.

»Shiva männlich/Shiva weiblich«

Das Nandan-Van-Schloss hatte sich als Gralsschloss offenbart, es wurde als leuchtende Kugel hoch oben, in unserem hellblauen Feuer am »Panoramaplatz«, sichtbar.

Das Gralsschloss konnte ganz klein sein,
als Kugel oben, im Feuer, schweben,
oder ganz groß sein
– es hatte keine Begrenzung.

… davor machte ich Aarti.

3. innere Feuerzeremonie am Manasarovar, Nordostseite, Sonntag, den 23. Dezember 2007

Das LICHT der Mutter Gottes

Ein besonderes, festliches Gefühl herrschte ringsum, nur Gauri sah heute ernst und sehr weiß aus.

Viele Kinder saßen ums Feuer, auch die neun Raksastalis. Zu meinem Erstaunen waren diese heute winzig klein, mit weit geöffneten Augen, wie damals als Baby-Bhairavas.

Das Feuer selbst: eine hohe, bezaubernd anmutige lichtrosa Flamme.

Bei den Bhairav-Baba-Mantren entstand, mitten auf dem Manasarovar, etwas substanziell Blaues, ein großes, quadratisches Podest, ein Kubus, der aus den Wassern herausragte. Darauf formte sich ein Sitz aus sehr feinem, schwingendem Gold, worauf Mutter Maria saß, ganz in Blau.

Die Atmosphäre war voll der Verehrung für die Gottesmutter Maria.

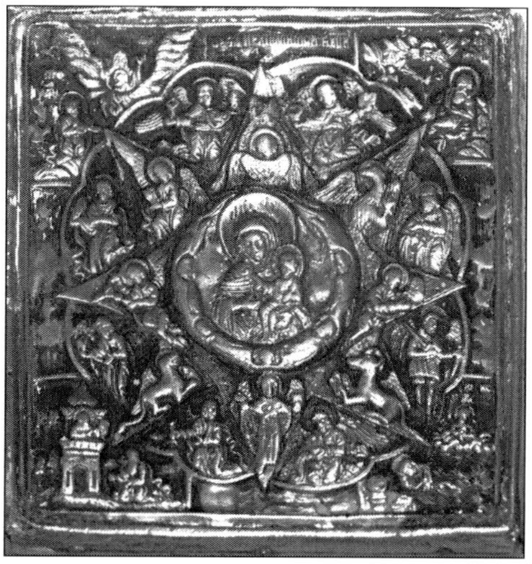

Russisch-Orthodoxe Silber-Ikone der Muttergottes

Bei dem Shiva-Mantram »Hara Hara« zeigte sich ein Violine spielendes Krokodil – eine unbeschreibliche Süße, Freude, verehrende Liebe war überall.
Der See war umgeben von Engeln und hohen Wesen. Alle schauten mit tiefer Liebe und Verehrung zu Mutter Maria. Es formte sich vor ihr ein Lingam aus Diamanten als Zeichen des Gotteswesens, das sie in sich trug.

Getragen von der Andacht und der singenden und schwingenden Verehrung aller begann Sie emporzusteigen. Sie hielt schwebend in der Höhe inne, rosafarben, ihr blauer Mantel fiel weit in die Tiefe.

Die Liebe und die Lieder bewirkten, dass sich eine Mondschale unter ihr bildete.

Bei »Avinashi Shiva« entstand ein durchsichtiger Kreis um die Göttliche Mutter Maria, der golden wurde.

Das Herz des Christuskindes wurde sichtbar, ganz golden war es, gefülltes Gold. Das Herz öffnete sich, tiefdunkles, erbarmendes Rot, mit vibrierendem Gold durchpulst, strömte herab, dann erschien strahlendes Weiß …

Lord Dattatreya brachte den göttlichen Lilienbaum aus der Höhe herab zur Mutter Maria.

Es entstand ein weiter, hellblauer Dom über dem See.

Die Sterne leuchteten im Dom. Der Gautam Ganga – in seiner Freude und Verehrung – ließ lingamartige Fontänen rund um den See entstehen.

Chamunda, die sonst immer in der Tiefe arbeitete, ließ nun aus der Höhe göttliches Mana herabströmen, um alle zu nähren.

Immer wieder kam die Vision des Lebensbaumes, dessen Wurzeln voller Schätze waren.

Das Goldherz des Kindes wurde nun ganz durchsichtig leuchtend, wurde zur Ursubstanz des Lebens selbst, durchscheinend, ein ganz unfassbares Licht.

Bei »Bhur Buwah Swah« wurde das Leben selbst sichtbar, das unsterblich ist.

Der Mantel der Madonna fiel sachte weit hinab.

Beim Aarti erschien sie – hoch oben schwebend – ganz in Rosa.
Eine unbeschreibliche Liebe leuchtete durch alle Welten.

4. innere Feuerzeremonie am Manasarovar, Ostseite, Montag, den 24. Dezember 2007, Tag des Heiligen Abends

Babajis Segen

Babaji schaute auf ganz besondere Weise, auch Herakhandi Baba.
Jesus Christus' Augen waren weit geöffnet.
Christian Rosenkreutz war erst in seiner uralten Gestalt erschienen, dann als sehr jung.

Das Feuer war wie eine Flamme in der Flamme in der Flamme, sehr tief geordnet, von der Mitte nach außen, ein Flammenleib um den anderen, in allen Farben des Regenbogens.

Es glich der Aura des Menschen mit ihren verschiedenen, feinstofflichen Hüllen.

Gleich am Anfang schon wurde ein offener Sarg ohne Deckel gebracht und vor Babaji niedergesetzt.
Die neun Raksastalis, die früheren Platinprinzen, saßen um ihn herum, ihn hütend. Der Sarg war emporgebracht worden aus der untersten Tiefe vom Raksastal, aus dem totalen Schwarz, wo nur noch Shiva selbst IST.

Im Sarg lag die physische Form von Babaji, wie er in Herakhan Mutter Erde übergeben worden war, mit all den Themen der Welt, die Babaji auf sich genommen und in dieser physischen Form transformiert hatte. Sein Leib war sein Geschenk für Mutter Erde und äußerst kostbar für sie.

Jetzt, am Tag des Heiligen Abend 2007, wurde diese Form aus der Tiefe von Raksastal, aus dem totalen Schwarz emporgetragen, war da und sichtbar. Der deckellose Sarg selbst war schon fast zersetzt. Babajis physischer Körper war dunkel geworden, auch wenn seine Form sehr klar erkennbar geblieben war, gar nicht aufgelöst, nur dunkel. Ganz rein wirkte er, tief entspannt.

Wie früher schon, zeigte sich heute Raksastal unter Manasarovar liegend, beide eine Einheit bildend.
Raksastal, der See des Mondes, in dem sich die Energien der unteren Chakren ausdrückten, verband sich mit Manasarovar, dem See der Sonne, in dem sich die Energien des Herzchakras ausdrückten und mit den oberen Chakren verbanden.

Die äußere Hülle von Babaji im offenen Sarg wurde jetzt aufgelöst. Daraus entstand eine wunderschöne, weiße Lotosblume.

Das Feuer – dieses ganz besondere Feuer von heute – war in der Mitte dieser weißen Lotosblume zu sehen.

Die helle Asche, die bei der Transformation von Babajis physischer Form entstanden war, wurde sofort durch die Raksastalis in jenen tiefsten Bereich ins Raksastal, das »totale Schwarz« hinabgebracht, um in dieser Tiefe des totalen Nicht-Seins transformierend zu wirken.

Nun zeigte sich oben der weiße Lotos in seiner vollkommenen Reinheit, entstanden durch die Transformation von Babajis physischer Form. Darum herum entstand eine hellblaue Lotosblume, und diese war umgeben von einer bezaubernden rosa Lotosblume. Ganz außen herum war ein tiefes Dunkelrot entstanden, das Rot der Menschheit.

Heute opferte die ganze Menschheit mit ins Feuer der weißen Lotosblume. Das heißt, die Seele, der göttliche Funke eines jeden Menschen opferte an diesem besonderen Tag mit in diese weiße Lotosblume.

Das geschah während der Nennung der Shiva-Namen.

Brahma erschuf einen rosafarbenen Dom über all dem.

Bewegung entstand.
In der Tiefe, unter dem weißen Lotos, war ein Bereich von purem Gold zu sehen, darin war der diamantene, göttliche Same. Der Gautam Ganga war es, der ihn aus dem Gold der Tiefe emporsprudelte. Als Springbrunnen emporschnellend, brachte er den diamantenen Samen durch die Mitte der weißen Lotosblume ins Feuer nach oben. Dort wurde er mit der Dynamik des Springbrunnens hinauf- und hinabbewegt.

Chamunda schuf je eine goldene Pyramide um das ganze Geschehen, eine Pyramide in die Höhe und eine darunter, in die Tiefe.

Beim Aarti:

Der diamantene Same wurde unendlich transparent – ein unfassbares Licht offenbarte sich.

Nun etwas Bedeutsames:

Bhole Baba, Babaji, wie wir ihn von Herakhan kennen,
ging in das Herz des Herakhandi Baba ein.
Es war, als sei Bhole Baba Herakhandi Babas Herz.

Welch eine Offenbarung!

Ein wirkliches Weihnachtsgeschenk.

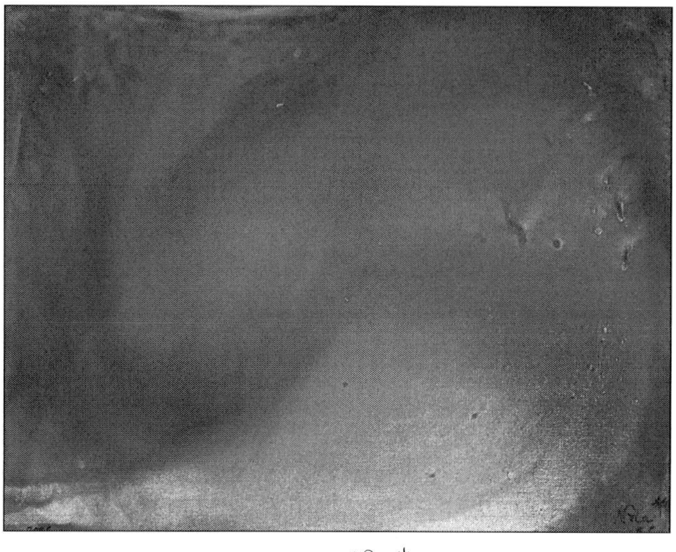

»Im Atem der Liebe«, gemalt von Nita / Renata Caddy (2006)

5. innere Feuerzeremonie am Gurla Mandhata, Ostseite,
Dienstag, den 25. Dezember 2007, Weihnachten

Gottes unbegrenztes Geben

Es herrschte eine solche Schwingung der Liebe, der Verehrung, die tief ins Herz ging, vollkommen tief. Es konnten einem fast die Tränen kommen. Alles schmolz vor der Macht der Liebe, die da in die Welt gekommen war. Solche Verehrung ist nährend und beseligend. Diese wundervolle Schwingung war überall.

Herakhan Baba leuchtete in diamantenem Licht.
Sehr viele Wesen aus allen Welten nahmen teil – sowohl aus der irdischen als auch aus der himmlischen Welt. In der unterirdischen Welt löste diese Macht der Liebe eine starke Gegenbewegung aus. Besonders eine Gestalt in der Tiefe wetterte mit wild geballten Fäusten gegen das lichte Geschehen in der irdischen wie in der himmlischen Welt.

Das Feuer: In der Mitte war es golden, aus purem Gold, umgeben von acht weißen Feuern, und diese waren wiederum umkreist von zwölf weiteren rosa-anandafarbenen Feuern.

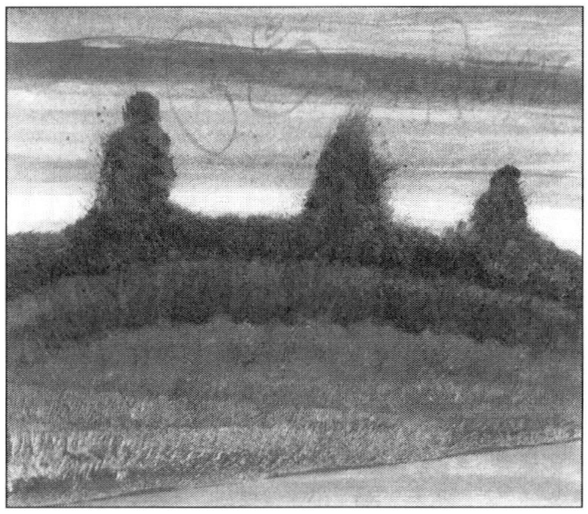

»Kosmisches Christus Bewusstsein«, gemalt von Babaji (1977–1979)

Die neun weißen Kinder und die 108 Shiva-Kinder waren da. Sie alle opferten dem Feuer.

Im goldenen Flammenkegel, verborgen in der Mitte der Flammen aus purem Gold, befanden sich das höchste Wesen und Licht im Prozess seiner Geburt. Es befand sich in einer Art durchsichtigen, weichen, runden Blase aus feinster, zartester Substanz.

Die Gestalt, die vor Kurzem noch in der Tiefe mit geballten Fäusten gewütet hatte, war jetzt auf der physischen Ebene erschienen, um das heilige Geschehen von weltbewegenden Dimensionen zu stören. Die göttlichen Kräfte sandten eine solche Süße und Intensität des Duftes zu ihm, dass er sofort ohnmächtig wurde – und blieb. Ebenso ging es anderen, ihm verwandten Gesellen.

Nach den süßen Düften wurden ihnen weiße Lichtwasserwellen gesandt, Lichtwasser des Friedens.

Sie alle hielten diese Intensität der Verehrung, der Liebe und des Friedens nicht aus und waren am Ende der Feuerzeremonie zu wilden, vertrockneten Grasbüscheln geworden.

Bei den Kailash-Mantren wurden zwölf goldene Eingänge zum Kailash sichtbar. Es war, als ob die Geburt des Christus, des diamantenen Wesens, auf Erden in Gestalt eines Kindes groß und festlich im Kailash gefeiert würde. Ebenso wurde klar, dass Mount Kailash als machtvolle Kraft der Wahrheit um und über uns war.

Bhairav Baba umgab in riesigen, hellblauen Flammenkreisen den ganzen Erdball nach allen Seiten hin, 16-mal, bis da eine hellblau flammende Erde zu sehen war. Sehr beeindruckend!

Alle opferten konzentriert, auf dass sich jegliche Kraft Shivas im Göttlichen Kind würde entfalten können.

Das goldene Krishna-Kind vervielfältigte sich schon in seiner Freude, mit dem diamantenen Christus-Kind spielen zu können.

Lord Dattatreya wirkte diesmal unten, an der Basis der erhabenen, reinen Flamme aus purem Gold, in der das göttliche Licht des Lebens schwebte, das Licht des Lebens, das nie stirbt – das Christuslicht.

Brahma schuf eine herrliche rosa Lotosblume, die von unten her das ganze heilige Geschehen trug, einen rosafarbenen Lotos, in dem all die Menschen Platz hatten, deren Herz voller Verehrung und Liebe war für das Christuskind, das göttliche Wesen, das herabgekommen war. Zum Schutz errichtete Brahma noch eine mächtige rosa Kuppel über allem.

Vishnu schuf eine dunkelrot-violette Halbkugel unterhalb des rosa Lotos für all jene, die nicht die Liebe fühlten.

Shiva umhüllte beides, den lichten, rosafarbenen Menschheits-Lotos und die rotviolette Halbkugel darunter mit einem frischen Rot. Die Sonne bewirkte, dass die Blase, die das göttliche Licht umgab, sich auflöste und das Gotteswesen nun frei in der goldenen Flamme schwebte.

Die Sterne leuchteten um das göttliche Geschehen.

Der Gautam Ganga umhüllte die goldene Flamme mit seinen Wassern, bildete um den rosafarbenen Menschheitslotos lichtvolle Fontänen und umarmte das Ganze als Fluss.

Chamunda formte über uns und dem Manasarovar erneut eine Pyramide aus reinem Gold, nach oben wie nach unten, sehr fein.

Bei »Bhur Bhuwah Swah« begann das erhabene Christuslicht in dem goldenen Flammenwesen unbeschreiblich zu leuchten.

Davor machte ich Aarti.

6. innere Feuerzeremonie am Gurla Mandhata, Mitte,
Mittwoch, den 26. Dezember 2007, 2. Weihnachtsfeiertag

… bereit, geheilt zu werden

Es war ein bestimmter Ernst bei den göttlichen Freunden spürbar.

Das Feuer: groß, mit vielen intensiven, ungezügelten orange-roten Flammen rundum, in der Mitte tiefdunkelrot.

Sogleich kamen viele Gebrechliche herbei, zum Teil auf Krücken, um geheilt zu werden.

Es nahmen unzählige Wesen teil, nicht nur auf der physischen Ebene. Auf vielen Ebenen gab es Feuer, tief unter der Erde, wie auch in den Höhen.

Babaji selbst ging, zusammen mit der Göttlichen Mutter, hinab in die Tiefe der Erde, um das Opfer dort auszuführen.
Die neun weißen Kinder folgten ihnen, sie opferten mit. So konnte Babaji mit der Devi in einen noch tieferen Bereich gehen – den allertiefsten – wo nur sie zu sein und zu wirken vermochten.

Über der Ebene, wo die weißen Kinder opferten, versammelten sich zum Opfern alle Shiva-Kinder um ein großes Feuer.

Auf der physischen Ebene erschienen jetzt all jene, denen klar geworden war, dass sie der Heilung bedurften.

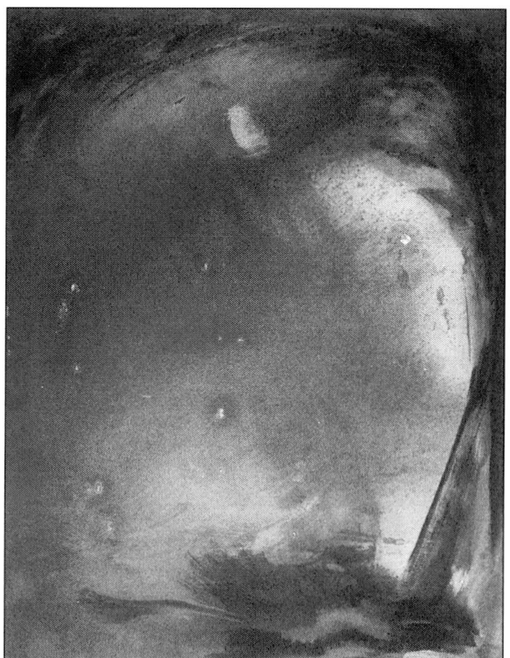

»Lauschen nach innen«,
gemalt von Nila / Renata Caddy (1984)

Es tauchte auch das dunkle, wütende Wesen, das am Vortag mit anderen zusammen zu vertrockneten Grasbüscheln geworden war, wieder auf, aber jetzt, um Heilung zu erhalten. Es hatte offenbar eine große Verwandlung in ihm stattgefunden.

Bhairav Baba erschuf eine herrlich blaue Lotosblume, deren Wurzel bis in die Tiefe der Erde hinabreichte.

Im Dunkel wurzelnd, hatte sie nach oben weit und kraftvoll ihre Lotosblätter geöffnet, um all jene in sich aufzunehmen, die wussten, dass ihnen etwas fehlt, und die die Offenheit und Demut hatten, um Heilung zu bitten. Diese blaue Lotosblume diente auch als schützende Hülle für sie. Sie grenzte sie ab von jenen, die zwar auf der einen oder anderen Ebene krank oder verwundet waren, aber noch nicht zugeben wollten, dass sie der Heilung bedurften, die zu stolz waren, um zu bitten oder sich zu unwert fühlten, geheilt zu werden und nicht wagten, sich einfach für Heilung zu öffnen.

Das leuchtende Feuerblau der Lotosblume drückte auch Vertrauen aus. Vertrauen, dass Heilung möglich ist.

Bei dem Shiva-Mantram für Bhutanath nahm dieser orange-rote Flammenbüschel vom großen Feuer in die Hand, einen nach dem anderen, und warf sie weit hinaus. Dabei traf er jene, die noch uneinsichtig waren, sich identifizierten mit ihren Aggressionen wie Eifersucht, Neid und Wut und deren physischen Folgen. Schließlich war das ganze wilde Orangerot vom Feuer nach außen geworfen worden. Eine echte Shiva-Aktion.
Das Dunkelrot des Erbarmens aber blieb in der Mitte des Feuers.

Tief im Inneren der Erde, dort, wo Shiva und die Devi opferten, war eine vollkommen goldene Flamme entstanden. Diese Flamme begann, die Erde zu durchdringen, schwang sich, wie sanft atmend, empor und wurde zu einer goldenen Feuerquelle, einer Goldquelle.

Inzwischen waren viele Menschen erschienen, um geheilt zu werden.

Zwei Dinge waren besonders wichtig:
Das eine war, zu erkennen, dass man der Heilung bedurfte, darum zu bitten und offen zu sein für die Hilfe.
Das andere, Vertrauen zu haben und zu wissen, dass man ganz tief vom Göttlichen geliebt ist.

Es war sehr berührend zu erleben, dass die meisten Menschen offenbar nicht wissen, dass Gott Liebe ist. Sie scheinen nicht zu wissen, dass nicht Er für unsere Probleme verantwortlich ist – da wir sie jetzt oder zu einem früheren Zeitpunkt selbst verursacht haben –, dass Er uns aber hilft, sie zu lösen, wenn wir Ihn darum bitten, Ihm unsere Schmerzen und Probleme übergeben und Vertrauen haben in Seine göttliche Macht.

Ergreifend war es auch zu sehen, auf welch vielfältige Weise bei den vielen, innerlich anwesenden Menschen Heilung geschah.

Lord Dattatreya umgab die Goldquelle mit weißem Lichtwasser – zum Schutz. Umhüllt von dem flutenden, weißen Lichtwasser, stieg sie empor, höher und höher – eine Präsenz aus reinem Gold.

Brahma erschuf eine große Weite in der umgebenden Atmosphäre.
Vishnu tat das Gleiche auf der physischen Ebene.
Beim Mantram Sham ging das tiefrote Erbarmen über die blaue Lotosblume hinaus, alle umfassend.

Die Sterne leuchteten frei über allem.

Ganga kam nun – als heilendes Wasser erlösend – auf alle herab. Um Bhairav Babas riesige, akasha-blaue Lotosblume, in der alle Heilung bisher stattfand, waren rundum Trishuls entstanden.

Bei dem Mantram »Murlidhara« spielte Krishna auf der Flöte jedem Einzelnen sein jeweiliges Thema vor, zeigte ihm damit seine Ist-Situation und schenkte dann durch die Töne seiner Flöte Heilung.

Der Gautam Ganga brachte, immer neu, den diamantenen Samen in der Goldsäule empor.

Chamunda und Shiva umfassten mit ihrem Erbarmen alle, auch jene, die noch nicht um Heilung zu bitten vermochten. Sie erweckten in ihnen die Sehnsucht danach.

Schließlich, während »Bhur Buwah Swah« erklang, wurde allen von innen her Heilung geschenkt, und zwar in dem Maße, wie es jeder aufnehmen konnte.
Die leuchtende, heilige Präsenz in der Mitte ermöglichte es, dass die Wahrheit der Sonne jenseits der Sonnen sich überall in den Zellen immer tiefer durchzusetzen vermochte.

Beim Jesus-Mantram stand der Christus nun groß und in Fülle da, golden leuchtend aus der Tiefe der Erde bis in die höchste Höhe, und brachte Heilung mit sich.

Bei »Shiva männlich/Shiva weiblich«:
Im Schwarz, in der absoluten Tiefe, dort, wo nur noch Shiva und die Devi sein können – dort waren beide, in Liebe einander durchdringend, vollkommen ineinander verschmolzen, EINS.
Das ließ den diamantenen Samen aufsteigen, durch die Goldsäule hindurch, höher und höher, ließ ihn, über der goldenen Feuersäule, als Stern erscheinen.

Davor machte ich Aarti, ergriffen und in tiefster Dankbarkeit.

7. innere Feuerzeremonie am Gurla Mandhata, Westseite, Donnerstag, den 27. Dezember 2007

Die Befreiung von Sati

Das Feuer war eine große, weiße Flamme, und in der weißen Flamme war eine noch viel weißere Flamme, von einem fast überirdisch hellem Weiß.

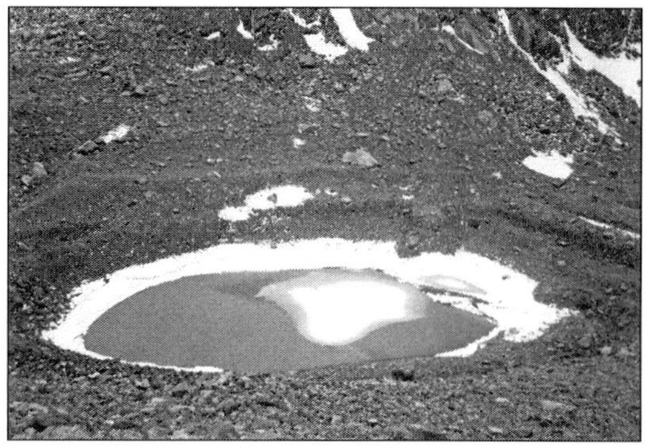

Gaurikund See (2004)

Weiter außen herum war ein feines Blau, umgeben von ganz lichtem Grün. Ananda lag in der Luft, in ganz hoher Potenz.

Heute war beim Chandan-Geben wieder die junge Devi zu sehen, in Tiefdunkelrot zu Füßen der Haidakhandeshvari sitzend.

Beim Anrufen der Engel aller Himmelsrichtungen, was wir stets vor jeder Feuerzeremonie tun, war diesmal der Engel der Tiefe sehr stark spürbar. Mir war, als reiche er bis ans andere Ende der Erde.

Schon zu Beginn erschien die Göttliche Mutter, in reinem Ananda über dem Feuer sitzend.

Bhairav Baba begab sich hinauf zum Nordpol, und begann dort, sein feuriges Blau in Kreisform um das Eis zu legen.
Dann umwickelte er den ganzen Planeten mit Blau, bis er am Südpol ankam. Durch die dortige Öffnung bewegte er sich als machtvolle, hellblaue Flamme ins Erdinnere, sich darin den Weg bahnend. Dabei umkreiste er die südliche Hälfte der Erde von innen her, bis er schließlich einen ovalen, fast runden kleinen See in der Erdmitte fand. An den Ufern, rund um diesen See, ließ Bhairav Baba kleine himmelblaue Flammen entstehen.

Gleich zu Beginn der Nennung der 108 Shiva-Namen nahm Babaji an der Nordseite des kleinen Sees Platz. Genau in der Mitte saß er dort.
Parvati ließ sich gegenüber nieder, in der Mitte der Südseite des Sees. Gauri war in Babajis Herz.

Tief unten, mitten im See, lag schneeweiß, ganz jung, die Devi. Ihre Augen waren weit geöffnet, sie war wunderschön. Wie lange schon mochte sie da unten so liegen – seit Urzeiten?

Alle göttlichen Mantren wirkten voller Licht, Kraft und Liebe in den See hinein. Beim Mantram »Bajnath Shiva« – Shiva als Same – hieß es: »Sie hat den Samen. Der Same ist in ihr.«

Eine weiße Lotosblume entstand in der Tiefe des Sees. Darin saß die Devi nun.

Am westlichen Rand des Sees hatte inzwischen noch eine weiße Gestalt Platz genommen. War dies Johannes der Evangelist? Heute, am 27. Dezember, war ja sein Gedenktag!

Hanuman versuchte, die Devi mitsamt Lotos aus der Tiefe des Sees emporzutragen, was nicht möglich war.

Bei »Laksman Bandhu« schließlich gelang es. Zu viert, Hanuman und drei große menschlich-göttliche Freunde, konnten sie die schneeweiße Devi mithilfe eines blauen Tuchs, das sie am West- und Ostufer des kleinen Sees gemeinsam festhielten und dann bis in die Tiefe des Sees senkten, mit einem großen Schwung nach oben befördern. Mit einem weiteren Schwung landete die Devi schließlich direkt in Babajis Schoß. Er nahm sie fest in seine Arme, voll unendlicher Seligkeit. Sie ging in sein Herz ein, schneeweiß leuchtend, den Samen des Lebens, das unsterblich ist, in sich tragend. Die Devi aber war niemand anderes als Sati![1]

Welch ein Fest!

1 Sati, die kosmische Gottheit, ganz in der Ewigkeit zu Hause, kam, wie der Mythos erzählt, als sie sich zum ersten Mal inkarnierte, als König Dakshas Tochter zur Welt, allerdings unter einer einzigen Bedingung, nämlich dass dieser sie immer achten möge, sonst müsse sie wieder gehen. Sie wurde – vollkommen rein und schön, irdisch jedoch ganz unerfahren und noch sehr jung – mit Lord Shiva verheiratet. Bald darauf, bei einem großen Feueropfer von König Daksha, zu dem Shiva zu Satis Schreck nicht eingeladen worden war, löste sich Sati als Antwort darauf bei diesem Feueropfer im eigenen yogischen Feuer in Flammen auf – zu Shivas jahrtausendelanger Trauer. So kam es, dass die Göttin in Gestalt der Sati nur sehr kurz auf Erden weilte. Später erschien sie wieder als die Große Göttin, als Parvati, als Tochter von König Parvata, dem Herrn der Berge. Sie inkarnierte sich, um Shiva zu heiraten, der jedoch überhaupt nicht mehr heiraten wollte. Doch es geschah. Sie ging durch viele Wandlungen hindurch, wurde Gauri, die golden Leuchtende … Shiva und die Devi sind immer zusammen, durch alle Zeiten hindurch.

Dattatreya kam mit seiner Macht des Weiß selbst herab und ging in Lord Shiva ein.

So geschah es ganz von selbst, dass die schneeweiße Devi ebenso in Lord Dattatreyas Herz war. Sie gehörte zu beiden, die eins miteinander sind.

Johannes, der am Westufer des Sees saß, war Zeuge von all dem und unterstützte den ganzen Vorgang aus der Tiefe seines Wesens.
Außerdem offenbarte sich, dass die Füße der Himalajas den See berühren und dass Mount Kailash im Innersten der Erde bis zu diesem geheimnisvoll sich im Bereich der Erdmitte befindenden See reichte.
Die Sterne leuchteten intensiv um Lord Dattatreya, der eins war mit Lord Shiva, dem Herrn.

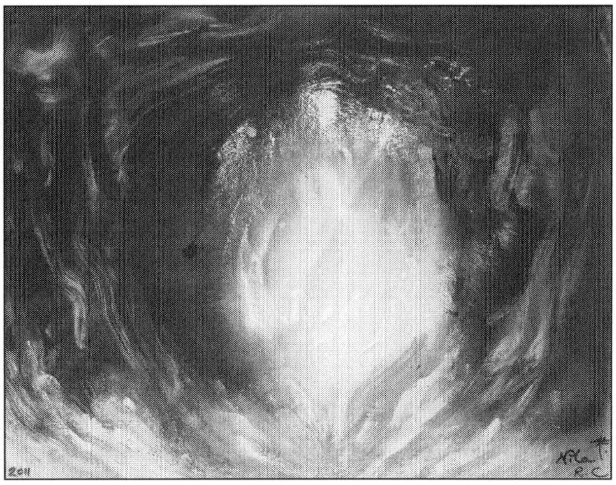

»Sati erscheint«,
gemalt von Nila / Renata Caddy (2011)

Der Gautam Ganga sandte aus der Tiefe durch die weiße Lotosblume im See eine Quelle empor. Mitten in dieser Quelle leuchtete die hellblaue Flamme von Bhairav Baba, mit der er vom Südpol her die Erde bis zu diesem See in deren Mitte durchdrungen hatte .

Beim Rezitieren des Mantram »Sham« geschah es, dass Shiva Satis geheimnisreichen See mit der Lotosblume und der hellblauen Flamme darin als Ganzes aus den Tiefen der Erde nahm und emportrug zum Gorikund, dem wohl höchstgelegenen See der Welt, der auf 5500 Meter Höhe in der Kora um Mount Kailash liegt.

Das ist Goris See, an dem sie vor langer Zeit, als Parvati intensiv Tapas gemacht hatte, damit sie, die zuerst dunkelhäutig war wie der unendliche Raum, aus dem sie gekommen war, lichtvoll golden werde. Als das geschah, wurde sie dort zu Gori.

Nun war Satis See dem Gorikund übergeben, ja geschenkt worden.

Bei »Bhur Buwah Swah« begann die Devi im Herzen von Lord Dattatreya – und somit auch in Lord Shiva – unglaublich zu leuchten, so wie die Ewigkeit leuchtet, fein, immer seiend, das Ewige IST.
Die Devi, ganz eins geworden mit der Kraft des Samens in ihr, war zum Schlüsseltor geworden zu anderen Welten – in den Mikrokosmos genauso wie in den Makrokosmos.

Beim Aarti offenbarte sich all dies.

8. innere Feuerzeremonie am »Panoramaplatz«, Freitag, den 28. Dezember 2007

Reine Gnade

Als Erstes erschien Muniraji, ganz in Schwarz gekleidet. Fast alle anderen hatten anfangs auch dunkle Kleidung getragen. Jeder war sehr ernst.

Am Tag zuvor war in Pakistan die Präsidentschaftskandidatin der Opposition, Benazir Bhutto, ermordet worden und großer Aufruhr war im Land entstanden.
Eine große Gefahr war fühlbar: Pakistan war ja im Besitz der Atombombe!

Das Feuer bildete eine hohe und breite, hellblaue Feuersäule mit ein paar wild herausschießenden Flammen. Nur zu ahnen war eine weiße Flamme in der Mitte, die mehrfach durchbrochen war.

Ganz unten, um den »Panoramahügel«, befand sich eine orange-rote Feuerkette, die drei Viertel des »Panoramaplatzes« umzüngelte.

Was bedeutete das alles?

Wiederholt war die Wahrnehmung der großen Gefahr einer möglichen Atomexplosion durch Pakistan. Verschiedene Mantren wurden doppelt und dreifach wiederholt.

Wunderbarerweise war schon bald durch die Flammen hindurch die Göttliche Mutter zu sehen, voller Liebe in ihrer Erhabenheit dasitzend. Das war wirklich ermutigend.

Bhairav Baba schuf erst ein kraftvolles Akasha-Blau rund um die zu wilde, hellblaue Flammensäule, um die Kraft der Ruhe da hineinzubringen. Das geschah. Jetzt stand die hellblaue Flammensäule groß und stark da.

Auch um die untere, wilde, rot-orangefarbene Feuerkette legte er eine hellblaue Flammenkette, um sie am Ausbrechen zu hindern.

Dann begab er sich in den »Menschheits-Kailash«, dem umgekehrten Kailash, der sich unter dem »Panoramaplatz« befand, in dem es heute ganz dunkel war.

Es war gar nicht leicht, Licht an diesen Ort zu bringen. Mit seiner hellblauen Kraft gelang es jedoch nach und nach.

Dank Bhairav Babas Aktion war die zunächst unterbrochene weiße Flamme nun geheilt.
Inmitten der hellblauen Flammensäule wurde jetzt eine klare weiße Flamme sichtbar.

Während der Nennung der Shiva-Namen wurde diese Flamme dann so kraftvoll, dass Shiva selbst darin erschien – mit fünffachem Antlitz. Mit vier seiner Gesichter blickte er in die vier Himmelsrichtungen, mit dem fünften Antlitz schaute er nach oben, ins Ewige.

Nun entstand unten, im »Menschheits-Kailash«, ein See. Darauf saß Shiva im Lotossitz.
Während der weiteren Shiva-Mantren erschienen sechs Shivas, einer über dem anderen, im Lotossitz sitzend, sodass sie bis an die Stelle reichten, wo unser Feueropfer stattfand.

In der weißen Flamme, inmitten der hellblauen Feuersäule, verwandelte sich Lord Shiva jetzt in ein einziges, machtvolles, weißes Licht.

Beim Dattatreya-Mantram strömten das Wesen und die Kraft Christi herrlich von oben herab, in dieses machtvolle weiße Licht.

Zuvor hatte Krishna sich um all das gekümmert, was draußen, auf dem »Panoramahügel«, geschah, indem er sich vervielfältigt und mit seinen Gopis viel Liebe und Freude dahin gebracht hatte.

Brahma schuf rosafarbenes Licht über der gesamten »Kailash-Festung«.

Der Gautam Ganga legte rund um den kleinen See acht Quellausgänge in die Tiefe des »Menschheits-Kailash« und sandte dann seine Fontäne durch die sechs Shivas empor in die weiße Flamme.

Tief unter Shiva war Chamunda mit dem ewigen Licht, das durch die sechs Shiva-Formen hindurch aufstieg, empor durch die Flamme, bis in das Herz Christi.

Aus dem Christus-Herz strahlte das ewige Licht als Friedens- und Sonnenlicht auf wunderbare Weise überallhin.

Jesus ging den Flammenhügel hinab, zu den roten Feuern.
Dort saßen merkwürdige, ungezähmte Burschen und Wesen rundum.
Er sagte zu jedem, ihm die Hand reichend: »Ich bin dein Bruder«.

Beim Aarti offenbarte sich eine weithin strahlende Göttliche Mutter.

OM namah Shivay!

Es war klar, dass durch das Eingreifen der göttlichen Gnade wohl eine große Gefahr gebannt worden war. Gewiss haben auch die Gebete all der Menschen auf Erden, die sich dieses kritischen Zeitpunkts bewusst waren, mit dazu beigetragen.

Verneigen wir uns zutiefst vor Gottes großer, beschützender Liebe.

9. innere Feuerzeremonie am Nordantlitz des Mount Kailash, Samstag, den 29. Dezember 2007

Verborgenes Wirken

Es gab in einem großen Kreis mehrere, sehr breite, anandafarbene Feuer, die miteinander eine große, in der Mitte offene Lotosblume bildeten. In der Mitte befand sich – nicht sichtbar, aber intensiv fühlbar – eine machtvolle Präsenz. Ist das Er, Christus, der Herr?

Beim Chandan-Geben war zu beobachten, wie jeder, Parvati zuerst, sich freudig in einer eigenen Lotosblume niederließ.
Rundum waren viele Teilnehmende, vor allem sehr große, weiße Wesen, offenbar die 108 Aspekte Shivas in ihrer majestätischen Form.
Die neun Raksastalis, in ihrer Platinprinzen-Natur, waren hinter uns.

In der anandafarbenen Feuer-Lotosblume entstanden eine durchsichtige Lotosblume und darin eine tiefdunkelrote Lotosblume mit Gold darin. Sie bildeten gemeinsam eine umfassende Lotosblume um diese große, weit geöffnete Mitte herum.

Beim Mantram »Ananda rupam« prägte die Göttliche Mutter in diese Mitte zahlreiche kleine Gold-Sonnen als Zeichen ein, das innerste Zentrum blieb jedoch frei.

Während der Rezitation seiner Mantren formte Bhairav Baba ein großes, blaues, kosmisches Kreuz um das heilige Geschehen.

Bei Nennung der Shiva-Mantren traten aus den 108 majestätischen Erscheinungsformen Shivas die 108 Shiva-Kinder hervor. Sie opferten zur Mitte hin, in aller Konzentration, damit das machtvolle Wesen dort sichtbar werde.

Krishna gelang es, auf seiner Flöte genau den Ton des höchstheiligen Wesens, das sich in jener Mitte befand, zu treffen.

Da geschah es, dass aus der Tiefe eine Flamme weißgolden die Erde durchdrang, und in der Mitte der großen Lotosblume das erhabenste, schönste Wesen in fast transparenter und dennoch unglaublich leuchtender Gestalt erschien.
Es wirkte wie aus Schneekristallen geformt, durch die die Sonne schien, fähig, sich ebenso schnell wieder aufzulösen ins Ewige.
Auch als Es wieder ins Unsichtbare ging, blieb seine Präsenz machtvoll spürbar da.

Bei »Padmanabha« entstand eine mächtige, alles umarmende goldene Lotosblume.
Das Empfinden war: Christus wirkt umso mächtiger, je weniger er sichtbar ist.

Als »Sambasada Shiva« erklang, begann er zu leuchten wie Diamantkristalle.

Bei »Om Hariyakhandi« stand er sichtbar da, groß, frei und ganz einfach, als weiße, fassbare, menschliche Gestalt.

Offenbar ist es die Kraft der Göttlichen Mutter, die Christus in Erscheinung treten lässt – ebenso wie die Kraft unserer tiefen Gebete.

Beim Dattatreya-Mantram kam mächtiges, weißgoldenes Licht aus der Tiefe. Es flammte hoch hinauf, schien bis ins Unendliche zu reichen.

Darin stand der Christus, wie ein leuchtendes Nichts.

Um die innerste Mitte entstand ein feiner, durchscheinender Lotos. Er wirkte wie Licht, das durch eine Lilie scheint. In diesem Lilienlicht war jetzt Christus zu sehen.

Die Sterne leuchteten um ihn.

Brahma hatte um das blaue kosmische Kreuz eine goldene Kugel geformt, erschaffen von Bhairav Baba zum Schutz für dieses heilige Geschehen, das immerfort geschieht, in jeder Sekunde.

Beim Mantram Sham ließ Shiva um die Kugel in einem großen Umfang ein intensiv orange-rötliches Licht entstehen.

Beim Jesus-Mantram waren viele, viele Menschen zugegen. Ihn selbst hörte man sagen: »Ich bin all diese, sie sind in mir«.

Zum Schluss wurde deutlich:
Christus, der Herr, kann mit seinem Leib aus feinsten Diamantkristallen nur dann sichtbar werden, wenn wir ihn verehren, ihn rufen, seine Hilfe erbitten. Er, der so tief im Ewigen wohnt, im Sein jenseits der Polarität, hat offenbar nicht den geringsten Wunsch, als Person hervorzutreten – es sei denn, wir rufen und bitten ihn innig darum.

Er heilt aus dem All-Sein heraus,
das Er selbst ist,
Er, der Weltenheiler.

OM namah Shivay!

10. zusätzliche innere Feuerzeremonie, für die Menschheit, Sonntag, den 30. Dezember 2007

Die Devis der großen Freude

Am Gurla Mandhata mit dem Feuer beginnend, wurden wir sehr bald zum Lebensbaum im Manasarovar gerufen. Babaji saß am Fuß des Lebensbaumes auf dem See und schaute nach Süden, zum Gurla Mandhata.

Das Feuer: sehr hoch, in der Mitte tiefrot und kraftvoll, umgeben von sanftem Weiß. Die Atmosphäre war innerlich voller Rosa.

Diesmal war nur unsere Gruppe präsent und die neun Raksastalis, die am Rande des Lebensbaumes saßen und wachten. Der Lebensbaum hatte um sich eine Insel gebildet, mitten im See.

Mit »ananda rupam« kamen urplötzlich 700 kleine Devis von oben herab. Unbeschreiblich: die 700 Aspekte der Göttlichen Mutter in Form von 700 kleinen Mädchen!
Welche Süße – welche Wonne und unglaubliche Lebendigkeit landete da bei uns.

Die kleinen Devis waren keineswegs so diszipliniert wie die 108 Shiva-Jungen – sondern ganz einfach, vollkommen bezaubernd und lebendig.
Auch winzig kleine Mädchen waren dabei, die ineinander und übereinander purzelten, in spielerischer Leichtigkeit, Anmut und strahlender Freude.

Das Leben selbst war mit ihnen gekommen, voller Süße, vibrierend, in einem unbeschreiblich wonnevollen Licht.

Bhairav Baba erschuf während seiner Mantren starke, herrliche, blaue Flügel, die unsere Insel umgaben, um Platz zu schaffen für die 700 kleinen Devis. So konnten sie von den Flügeln aus wunderbar zum Feuer schauen und aus ihren Herzen heraus opfern.
Bhairav Baba ging in die Tiefe, unter den Lebensbaum im Manasarovar, und verband die machtvollen Flügel fest miteinander.

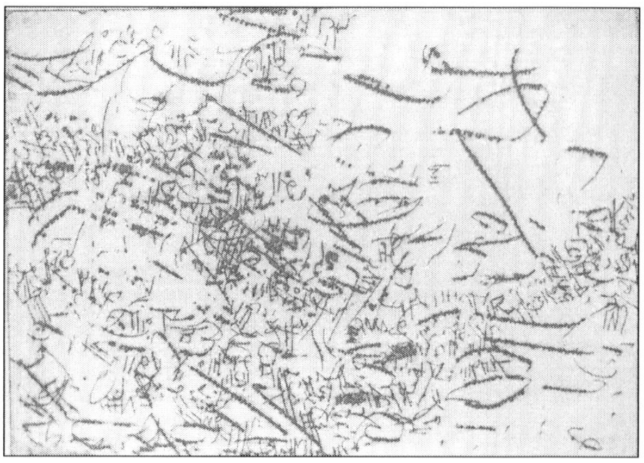

Radierung aus den »Vogelgesprächen«,
gemalt von Nila✶ /Renata Caddy (1966)

Auf einmal ließ er uns alle mitsamt der gesamten Lebensbaum-Insel aus dem Manasarovar hinauf zum »Panoramaplatz« fliegen.
In den Wassern des Manasarovar, aus denen Bhairav Baba uns eben alle emporgehoben hatte, zeigte sich ein ganz besonders lichtes Blau.

Bhairav Baba nahm von diesem lichten Wasser, das voller Fischlein war, und brachte es hinüber zum Raksastal. Als er zum zweiten Mal von dem Wasser nahm, schwammen rote Fische darin, und wieder übergab er das Wasser mitsamt den Fischen dem Raksastal. Beim dritten Mal wurden goldene Fische sichtbar, und wieder überbrachte Bhairav Baba das lichte Wasser mit den goldenen Fischchen als Geschenk dem Raksastal.

Früher, als Raksastal der See der Dämonen gewesen war, hatte es überhaupt kein Leben im See gegeben.
Inzwischen war Raksastal befreit, das alte Wasser verbrannt, und Raksastal gefüllt mit reinem frischem Wasser. Wie bedeutungsvoll war jetzt das Geschenk der Fische vom Manasarovar!

Am »Panoramaplatz« herrschte intensives Leben, mit der hohen, reinen, roten Flamme der Göttlichen Mutter in der Mitte, dem wunderbar weißen vollkommen sanften Feuer rundum, das schon anfangs etwas von der Wonne ausgedrückt hatte, die dann mit den 700 Aspekten der Göttlichen Mutter in Form von all den kleinen Devis gekommen war.

Durch die vollkommen bewussten, strahlenden Devi-Kinder, die dennoch so anders waren als die ebenso bewussten, kraftvoll leuchtenden und disziplinierten Shiva-Kinder, die jetzt mit opferten, war eine ungeheure Wonnekraft entstanden.
Da war ein Singen und Spielen, ein Streicheln, Hüpfen und Jubeln. Alles war wie ein schwingender, lächelnder Tanz. Wieder und wieder: Das Herz lachte vor Freude.

Hanuman nahm 108 Formen an, um möglichst viele von den Devi-Kindern auf seine Schultern nehmen zu können, damit sie ganz sicher das Feuer sehen und diesem opfern konnten.

Die neun weißen Kinder hatten – zum Schutz für die kleinen Devi-Kinder – außen herum im großen Kreis feine Rundbogen mit Alabastertoren aufgestellt.

Diese Leichtigkeit, Lebendigkeit und Süße des Seins, diese freie, schwingende Liebe, hatte natürlich eine Auswirkung auf alles, was in der Erde darunter im »Menschheits-Kailash« geschah.

Von der Mitte der hohen, reinen, roten Flamme ausgehend, bildete sich nun über dem oberen Geschehen eine Art Pyramide aus kraftvollem Purpurrot, und dann eine ebensolche Pyramide, mit der Spitze nach unten, im unteren »Menschheits-Kailash« entstehend.

Dort unten waren all die menschlichen Wesen, die sich mehr und mehr zu öffnen vermochten für die Freiheit des Seins und die Macht der göttlichen Liebe.

In der Tiefe, wo früher Christian Rosenkreutz gewacht hatte, war jetzt Lord Shiva, der Herr, selbst präsent.

Eine intensiv weiße Flamme ging von ihm aus und strahlte nach oben.

Es bildeten sich im »Menschheits-Kailash« verschiedene Ebenen, auf jeder Ebene fand ein Feuer statt.
Inspiriert und beflügelt durch das freie Opfern all der Kinder dort oben, verwandelten sich jetzt jene menschlichen Wesen, die sich im »Menschheits-Kailash« befanden, wieder zu Kindern. – Auch sie alle opferten mit, von ihrer Ebene aus.

Das alles geschah, während die 108 Namen Shivas rezitiert wurden.

So waren dort überall, oben wie unten, lauter opfernde Kinder, mit einer weißen Flamme von Lord Shiva in der Mitte unten und einer roten Flamme der Göttlichen Mutter in der Mitte oben.

Beim Mantram von Lord Dattatreya brach die weiße Flamme aus der Tiefe nach oben durch und durchdrang die rote Flamme, wie in einer Umarmung, während die rote Flamme, umhüllt von der weißen Flamme, sich der Tiefe schenkte.

Es bildete sich eine Neue Erde, in der Brahma eine lichte, rosafarbene Kugel um das ganze Geschehen schuf. Vishnu vertiefte das Rosa mit seinem Magenta. Beim Mantram »Sham« entstanden rote Adern in der rosafarbenen Neuen Erde. Durch die Kraft der Sonne begann die Neue Erde, von innen her zu leuchten. Eine Sternsaat schenkte sich in großer Fülle um sie herum.
Der Gautam Ganga durchströmte mit seinen Wassern nach allen Seiten den neuen Planeten.

Chamunda drang in der roten Flamme mehr und mehr in die Tiefe, bis sie schließlich den untersten Kraftpunkt des weißen Feuers berührte.

Plötzlich gab es eine Explosion. Durch die flammende Berührung von Rot und Weiß, von Shakti und Shiva, entstand Gold, und alle menschlichen Wesen, die zu Kindern geworden waren, wurden golden.

Ein mächtiger, heiliger Lingam war entstanden,
der die Devi- und die Shiva-Kinder oben
mit den golden gewordenen Menschenkindern unten
in Einheit verband.

Halleluja!

*

Davor machte ich Aarti.

X. Erster Teil der Chymischen Hochzeit des Christian Rosenkreutz

Die inneren Feuerzeremonien vom 14. bis 23. Januar 2008,
ausgeführt im Quell des Heilens am Bodensee,
im Geiste in Tibet in der »Kailash-Festung«

Innere Feuerzeremonien vom 14. bis 23. Januar 2008

Ein paar einleitende Worte zu Christian Rosenkreuz, über den von anthroposophischer Seite viel geschrieben worden ist, ebenso von Oscar Marcel Hinze.[1]

Christian Rosenkreutz ist ein allumfassendes, freies Wesen, das im höchsten göttlichen Bereich zu Hause ist, aus dem unermesslichen, lichtvollen Sein kommt, ein Wesen, das stets in tiefer Liebe und Einheit mit Gott ist und das sich ursprünglich so gar nicht angezogen fühlte, in der physischen Materie zu leben.

Doch die Zeit kam, da Gott ihn hinabsandte.
Es ging um seine Chymische Hochzeit, darum, die Elemente der Schöpfung, der Menschheit, der Erde, der Natur zu durchdringen. Es ging nicht um seine mystische Hochzeit, denn er war ganz und gar in Gott zu Hause.

Er kam vom Mount Kailash – dies hat mir Shri Vishnu Dutt Shastriji gesagt – in Tibet mit dem Auftrag, in den Westen zu gehen für diese Arbeit. Er war vollkommen frei, demütig und rein. Das war seine Natur.

Vom Göttlichen mit übernatürlichen Kräften ausgestattet, war er auf den Weg gesandt. Das Besondere an seiner Aufgabe war, dass er sie nicht allein tun konnte und sollte, sondern zu zweit.

Groß und jung in seiner Erscheinung, fand er bald seine Begleitung. Er erkannte sie in einem jungen Mädchen, das von großer Schönheit und Unschuld war, wie er selbst. Sie war eine der Ausdrucksformen der Devi, die freiwillig mit hinabgetaucht war in die menschliche Evolution. Nennen wir sie die »Weiße Devi«.

Gemeinsam machten sie sich auf den Weg gen Westen, meistens via »Mindtravel«[2].

1. Feuerzeremonie am Fuß des Kailash in Tarboche, Montag, den 14. Januar 2008

Vorbereitung

Wie jedes Mal lud ich Babaji und seine göttlichen Freunde ein zu kommen und bat um Segen für diese weitere Arbeit. Ebenso fragte ich Muniraji, ob er diese weiteren Feuerzeremonien wieder durch mich ausführen würde. »YES!«.

Er nannte mir dann auch das Datum, an dem ich beginnen sollte. Intuitiv fühlte ich, dass die Chymische Hochzeit des Christian Rosenkreutz das Thema sein würde.

Das Feuer, zunächst noch klein, leuchtete orange. Es war umgeben von fünf weißen Feuern, weitere acht hellblaue Feuer bildeten einen noch größeren Lichtkreis. Allmählich wurden die Flammen in der Mitte größer, schließlich sehr groß, eine weiße Flamme strahlte in die Höhe.

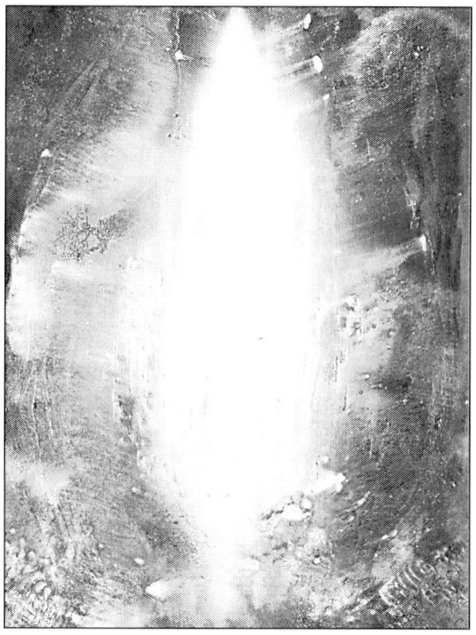

»Haus der Heiligen Geister«, gemalt von Nila / Renata Caddy (1966)

Schon bald waren wir mit dem Feuer am Ort der Chymischen Hochzeit gelandet. Während der dreimaligen Wiederholung der Bhairav-Baba-Mantren offenbarte sich, wie durch Bhairav Babas Wirken die gesamte Erde in der Tiefe hellblau wur-

1 Oscar Marcel Hinze: Kosmologische Betrachtungen zur Chymischen Hochzeit Christiani Rosencreutz anno 1459. Moos-Weiler: Verlag Akademie für Phänomenologie und Ganzheitswissenschaft (1991)

2 Mindtravel: Durch die Macht des Denkens seinen Körper an entferne Plätze bewegen

de. Als die Rezitation der Mantren beendet war, stand Bhairav Baba in vielfacher Gestalt, einer dicht neben dem anderen, rund um den Weiher, der den Ort des bevorstehenden heiligen Geschehens umgab. Auf diese Weise war ein vollkommener Schutz gebildet worden.

Während der Shiva-Mantren zeigte sich, wie Christian Rosenkreutz und die Weiße Devi am Weiher-Schloss ankamen. Man erwartete sie schon und führte sie in ihre Räume.

Es schien von Anfang an klar, dass die Weiße Devi dort in einen tiefen Schlaf gelegt werden würde.

Das Mantram »Alakh Niranjana« (»das unsichtbare Licht«) war wichtig. Christian Rosenkreutz drückte es tief durch sein Wesen aus, ebenso das Mantram »Bajnath Shiva« (»Shiva als Same«). Darin verborgen schienen der Schlüssel und das Geheimnis der Unsterblichkeit zu sein.

Christian Rosenkreutz war im Besitz dieses Samens und vermochte es, ihn auch in ihr wirksam werden zu lassen.

Durch Dattatreya wurde ein besonderes Licht, das LICHT der LIEBE, wahrnehmbar.

Brahma, Vishnu und Shiva hüteten dieses erhabene Licht in den Höhen.

Hoch oben schwebte es über dem Weiher, und die Aufgabe bestand darin, dass Christian Rosenkreutz diese Licht- und Liebes-Substanz herabbringen und in der Tiefe der Erde und in der Menschheit verankern sollte.
Diese Aufgabe konnte er nur erfüllen, wenn beide zusammen ein Gefäß vollkommener Liebe miteinander bildeten.

In der Tiefe der Erde hatte Chamunda hierfür alles vorbereitet.

Der Gautam Ganga schenkte der Weißen Devi etwas wie ein »Wasserbett«.

Bei »Bhur Bhuwah Swah«: tiefe Verehrung vor jener Sonne, die in allen Zellen geweckt werden wollte.

Das Aarti vor der Göttlichen Mutter in ihrer Form als Sati,
die in einem weißen Lotos stand, hoch aufragend und anmutig,
sehr jung, in reiner Schönheit und Unschuld –
vollkommen bezaubernd.

2. Feuerzeremonie am Raksastal, Dienstag, den 15. Januar 2008

Das Schloss im Weiher

Viele würdige Menschen nahmen teil.
Herakhandi Baba leuchtete im Licht des Ewigen.

Bei der Rezitation der Mantren
– die Heilmantren, die Devi-Mantren, die Kailash-Mantren –
wurde es ringsum hell und lichtvoll.

Während der Bhairav-Baba-Mantren entstand in den himmelblauen Flammen ein hellrosa Tor, das sogleich zum Schloss am Weiher führte. Ein unbeschreiblich feurig-kraftvolles, leuchtendes Blau tat sich auf, der Blaue Raum – das schien der große Begegnungsraum des Schlosses zu sein.
Darunter, tief in die Erde eingelassen, existierte ein purpurroter Rosenraum, ebenso bestimmt für die Chymische Hochzeit von Christian Rosenkreutz.

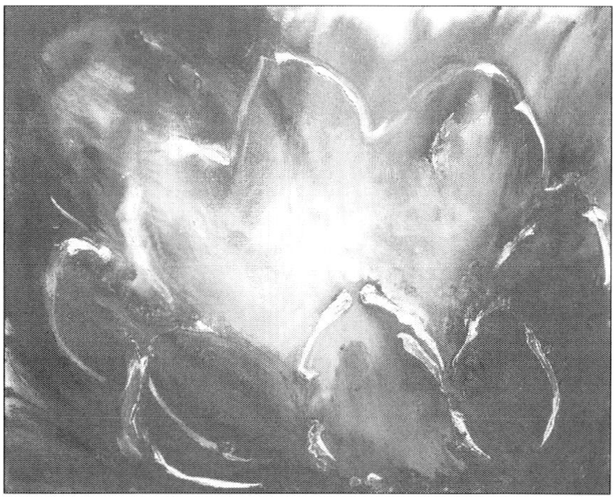

»Blauer Lotos«, gemalt von Nila / Renata Caddy (2006)

Oben, neben dem feuerblauen Raum, öffnete sich ein strahlend weißer Raum von ungeheuer dichter weißer Lichtsubstanz. Er war aus Kristallen gebildet, die sich auf einem sehr intensiv strahlenden, weißen Hintergrund befanden. Dies war der Raum für die Weiße Devi. Daneben zeigte sich – während das Mantram »Vasundara« rezitiert wurde – ein hellgrüner Raum mit einem sanften Erdhügel. Dort wurde die lebendige Erde geehrt.

Tief unten in diesem Haus – das wahrhaftig ein Schloss, ein Bewusstseins-Schloss war – saß Chamunda in der Mitte des roten Rosenraums, den Gral hütend.
Ein Blick in ihr Antlitz offenbarte, dass es die Mutter von Pondicherry war, die durch die Augen von Chamunda schaute.

Bei den Shiva-Mantren verdeutlichte sich als das Wichtigste: »Bajnath Shiva« (»Shiva als Same«). Alle wussten, dass Christian Rosenkreutz und die Weiße Devi den Samen der Unsterblichkeit in sich trugen, das heißt: nicht sterben würden.

... Sie waren so jung, wie sie gekommen waren ...

Es gab im Bewusstseins-Schloss einen Sonnenraum, und es hieß, dieser würde erst später aktiv werden, ebenso ein Sternenraum der die Energie der Sterne in sich trug.

Mindestens zu zwei Dritteln war das Schloss von Wasser umgeben. Es schien, als ob der Gautam Ganga selbst um das Schloss mit seinen heiligen Wassern präsent war.

Bei »Bhur Bhuwah Swah« leuchtete die Luft, die Räume, ja einfach alles im zartgolden durchscheinenden Licht des Ewigen in stiller freier Seligkeit.

Beim Aarti:

In den Flammen stand die Göttliche Mutter –
ein reines Leuchten aus dem Nichts heraus.
Deutlich sichtbar waren die weißgoldenen Flammen
um sie herum, die sie umgaben,
und die sie dadurch überhaupt erst sichtbar machten.

OM tat sat

3. Feuerzeremonie am Manasarovar, Nordostseite, Mittwoch, den 16. Januar 2008

Die Devi im weißen Schlaf

Zu Füßen der Großen Mutter Herakhandeshwari saß eine junge Devi, gekleidet in schönes, frisches Rot.

Ein hohes, hellweißes Feuer mit sehr lebendigen Flammen zu allen Seiten:
Alle Opferungen waren tief und intensiv.

Bei »Ananda rupam« zeigte sich die Göttliche Mutter, die mit zwei Gestalten rechts und links neben ihr eine Dreiheit bildete.
Mit den Shiva-Mantren waren wir am Weiher gelandet. Das Schloss wurde von zahlreichen Aspekten Shivas umfassend beschützt. Die Göttliche Mutter in Gestalt der Chamunda sowie ein Kreis unsichtbarer Trishuls verstärken den Schutz.

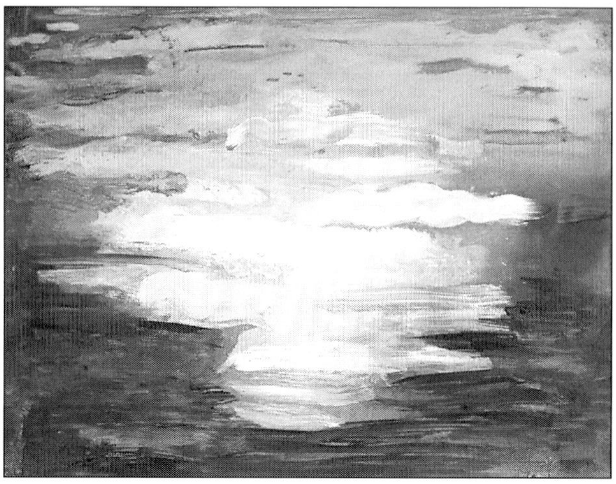

»Wasser«, gemalt von Nila✝ / Renata Caddy (2006)

Beim Mantram »OM Kareshwar« (»Der Sitz des Herrn, dessen Name OM ist«) entstand eine lingamartige Kuppel über dem Blauen Raum. Ein schmaler Laufweg nach oben ermöglichte es, die Sterne zu begrüßen. Von außen war die Kuppel unsichtbar. Wer sich in die Mitte unter die Kuppel stellte, empfing eine besondere Energie.

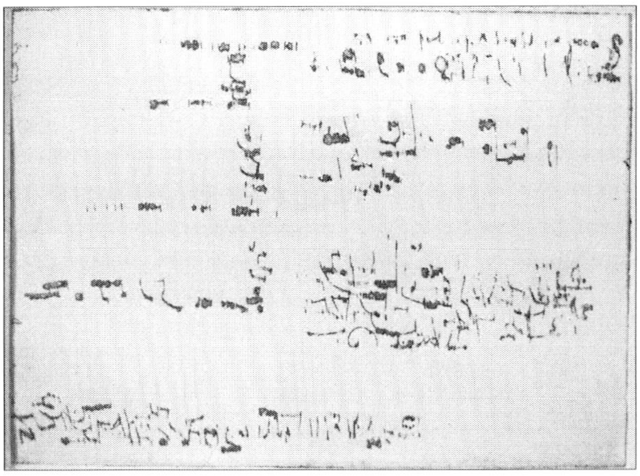

»Flötenspiel«,
Radierung von Nila / Renata Caddy (1966)

Die Himalayas umgaben den Weiher innerlich.

Lord Dattatreya brachte einen Schatz aus Licht, der sich aus großer Höhe herabsenkte und durch Christian Rosenkreutz in die Tiefe gebracht werden sollte.

Chamunda schuf in großer Tiefe einen Ort dafür.

Die Weiße Devi wurde darauf vorbereitet, in Trance zu gehen. Krishna begleitete sie mit dem Spiel seiner Flöte durch den Schlaf hindurch und führte sie somit auf eine hohe Bewusstseinsebene. Ihr Körper lag reglos still im strahlenden Weiß. Innerlich war sie immer an dem Ort präsent, an den sie geführt wurde.

Rama erschuf eine riesige, goldene Lotosblume, die das gesamte Schloss trug und es in weitem Umkreis umgab – wunderbar wohltuend und vertrauenerweckend.

Bei »Bhur Bhuwah Swah« fing das ganze Gebäude zu leuchten an: Die Wände durchdrang zartes, feines, ewiges Licht.

Aarti vor der Göttlichen Mutter:

vor ihr, der nach oben aufrecht Stehenden,
vor ihr, der in die Tiefe Reichenden,
vor ihr, der tief in der Erde Seienden.

Ein Aarti, das sich vor ihr verneigte, sie umkreiste,
sie, die überall – und jetzt besonders – in der Tiefe wirkte.

4. Feuerzeremonie am Manasarovar, Ostseite, Donnerstag, den 17. Januar 2008

Beginn der Chymischen Hochzeit von Christian Rosenkreutz

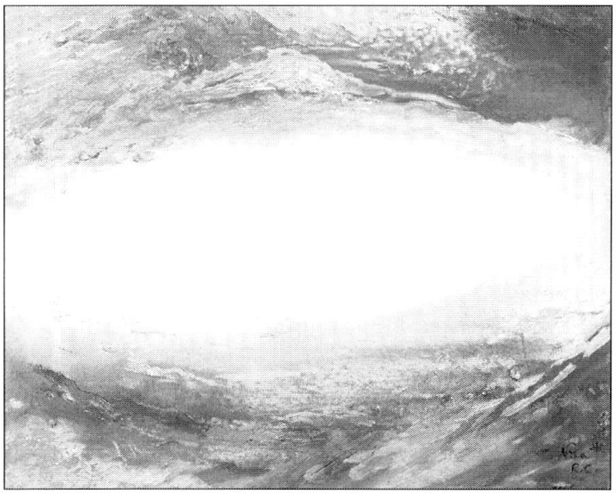

Aus der »Chymischen Hochzeit«,
gemalt von Nila / Renata Caddy (2006)

Da war eine wundervoll bewegte, bezaubernd anmutige, ganz reine, lichte Flamme, sich hoch emporschwingend, so wie noch nie zuvor geschehen.
Sie bildete die Mitte.
Um sie herum war eine achtblättrige Lotosblume in Weiß, umgeben von einer zwölfblättrigen Lotosblume und einer weiteren 16-blättrige Lotosblume in Blau.

Alle, die auch damals an der Chymischen Hochzeit teilgenommen hatten, waren anwesend.
Bei allen war das Wissen und das Gewicht der Aufgabe, die bevorstand, spürbar, das Bewusstsein für die Verantwortung, die jeder für das Ganze trug und die nur gemeinsam zu bewältigen war.
Die Schlüsselgestalt in ihrer Mitte war Christian Rosenkreutz.

Mount Kailash war über dem Weiher als ein mächtiges, transparent leuchtendes Zelt aus Licht präsent.
Als wir »Ananda rupam« anstimmten, wurde ein wonnevolles, rosa wirkendes Gefühl der Liebe rund um alles und über allem fühlbar. In der Mitte des großen, blauen Raumes lag Christian Rosenkreutz auf einer Art Feldbett ausgestreckt, umgeben von den zwölf Menschen und einer Fülle von Rosen.
Die Chymische Hochzeit sollte jetzt beginnen.

Bhairav Baba erschien in 16-facher Gestalt, jeder mit einer Bhairavi als Partnerin. Gemeinsam begannen sie im Tanz, sich wundervoll im Kreis um sich selbst zu drehen. Es war wie ein Derwisch-Tanz, jedoch zu zweit.

So umringten sie tanzend die ganze Versammlung, mit dem Einen in ihrer Mitte, in immer schneller werdenden Kreisbewegungen, alle festlich gekleidet in dunkelblauer Seide, und so einen 16-blättrigen Lotos um das ganze Geschehen bildend.

Bei den Shiva-Mantren erschien Lord Shiva selbst, weiß gekleidet, in achtfacher Form, und saß im innersten Kreis, der sich um Christian Rosenkreutz gebildet hatte. Die Weiße Devi erschien, die am Tag zuvor durch Krishnas Flöte in tiefen Schlaf versetzt worden war, im Lotossitz in seinem Herzen.

Jetzt bildete das Herz von Christian Rosenkreutz die innere Feuerstelle. Da hinein opferte Lord Shiva, und nur er allein, in achtfacher Form, auf diese Weise einen achtblättrigen Lotos bildend um das innerste Wesen, Christian Rosenkreutz.

Mit jedem der 108 Shiva-Namen erschien er in der Ausdrucksform des jeweiligen Mantras, und das stets achtfach.
Dabei opferte Shiva, der Herr, in das Feuer des Herzens von Christian Rosenkreutz, in das Feuer dieser unendlichen Gottesliebe.

Bei den weiblichen Shiva-Namen opferte er Blumen

Welch ein tiefes Geschehen,
welch ein geheimnisvoller Vorgang, wahrhaft ergreifend!

Zwischen dem acht- und dem 16-blättrigen Lotos befand sich der zwölfblättrige Lotos – gebildet durch das wunderbare Team der Menschen, die sich um Christian Rosenkreutz versammelt hatten.
Die zwölf größten Geister seiner Zeit waren alle, jeder einem inneren Ruf folgend, zu diesem ganz von der Natur beschützten, sehr verborgenen Schloss gekommen.

Nach den Shiva-Namen, während Shiva, der Herr, direkt in das Herzensfeuer seines geliebten Christian Rosenkreutz opferte, begann bei den dann folgenden Aufzählung der Gottesnamen der Kreis der Zwölf zu opfern.
Jetzt schwebte ein kostbares Gefäß, das als Feuerstelle diente, ein Stück über dem Herzen von Christian Rosenkreutz.
Von dort tropfte die Substanz, die sich durch die Mantren beim Opfern im Feuer gebildet hatte, in sein Herz: kostbare Tropfen in ein göttliches Herz, das sich nun in einer Menschengestalt befand.

Beim Dattatreya-Mantram kam eine Fülle von weißem Licht herab.
Brahma schuf über dem Ganzen eine rosa Kuppel.
Vishnu verankerte sie im Irdischen mit Magenta.
Die Sterne leuchteten in der Kuppel, nicht außerhalb.
Der Gautam Ganga sprudelte in vier Quellen um das Lager von Christian Rosenkreutz empor: Eine zu seinen Füßen, eine am Haupt, eine an seiner Mitte rechts, eine zur Linken.
Chamunda hütete das Licht in der Tiefe.

Christian Rosenkreutz wurde nun von einer Mondschale getragen, in die sich das Geschehen verlagerte.

Bei »Bhur Bhuwah Swah« bildete sich ein feiner, fast durchscheinender, goldener Kreis um ihn und die Mondschale, ein Kreis, der dann schließlich auch das ganze Schloss umgab.

Bei »Shiva männlich/Shiva weiblich« trug er sie und sie trug ihn, »weiße Rose auf roter Rose/rote Rose auf weißer Rose«.
Geheimnis der Liebe!

Beim Aarti hatte sich ein großer, substanzieller und vollkommen reiner Kristall-Lingam um Christian Rosenkreutz herum gebildet. Er saß nun aufrecht im Lotossitz in diesem machtvollen Kristall-Lingam, dieser aber war nichts anderes als Lord Shiva selbst.

5. Feuerzeremonie am Gurla Mandhata, Ostseite, Freitag, den 18. Januar 2008

Die flammende Liebe von Vater und Sohn

Um eine sehr hohe, anandafarbene Flamme in der Mitte zeigten sich mehrere kleinere, weißrosa Feuer, wie lichte Blüten. Etwas später wurde, von oben herabkommend, eine weiße Flamme mitten in der im Ananda tanzenden, großen Flamme sichtbar.

Rasch befanden wir uns am Platz der Chymischen Hochzeit im feuerblauen Raum, mit Christian Rosenkreutz in unserer Mitte. Er lag auf seinem Feldbett. Rundum die Zwölf.

Bei »Gung Gurubhyo Namaha« war Kak Bushundi[3] sehr gegenwärtig.

Babaji stand in den Flammen, hoch und weiß, oben, in der Mitte über Christian Rosenkreutz.

Während des Tryambakam-Mantram erschienen viele Engel, die ihn von allen Seiten umgaben. Oben füllten sie den Raum mit Zartrosa bis Magenta, weiter unten mit Lila bis Violett.

Die Göttliche Mutter nahm in der Mitte zu beiden Seiten seines Lagers Platz, ihn hütend.

Die Weiße Devi saß in ihrem Lichtkörper oben, an seinem Haupt, und zugleich unten, zu seinen Füßen.

Mount Kailash hatte das Lichtzelt seiner selbst über dem ganzen Geschehen aufgeschlagen. Mit seiner Spitze hoch oben befand er sich in einer vertikalen Linie genau über dem Herz von Christian Rosenkreutz.

Bei »Ananda rupam« opferten alle in eine große Schale, die ein Stück über seinem Solarplexus schwebte. Die durch dieses Opfer gewonnene Substanz tropfte von dort in seinen Solarplexus hinein.

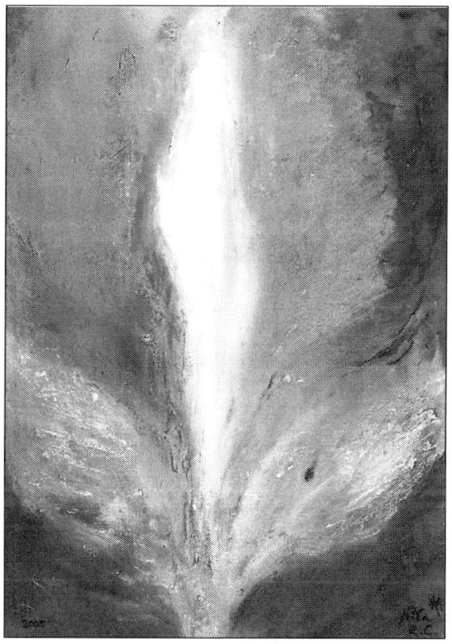

»Weiße Flamme«, gemalt von Nila / Renata Caddy (2006)

Bhairav Baba schuf in herrlichem Feuerblau eine Art festliches Zelt, das sehr hoch über allem aufragte, bis unterhalb des Kailash-Zeltes, die Mitte oben freilassend.

Während der Shiva-Mantren geschah es, dass aus dem Herzen von Christian Rosenkreutz eine tiefe Flamme sich machtvoll erhob. »Vater, Vater« – sein ganzes Wesen rief in tiefer Sehnsucht flehend nach Gott.
Die Antwort kam aus Gottes Herz – ein flutendes und nicht enden wollendes Licht der Liebe – es strömte und strömte und strömte auf ihn herab.

Vollkommen ergreifend!
Diese Tiefe der Liebe zwischen Vater und Sohn
von Ewigkeit zu Ewigkeit.

Bei »Bajnath Shiva« kam von oben herab der göttliche Same, den Christian Rosenkreutz in der Tiefe verankern sollte.

Bei den weiblichen Namen Shivas, wie auch bei Krishna und Rama, opferten alle in die lichten, weißrosanen Feuer, die seine Lagerstatt umgaben.

Krishna spielte auf seiner Flöte den Himmel auf die Erde herab.

3 Kak Bushundi: ein großer Erleuchteter in der Gestalt einer Krähe, der – laut Babaji – stets auf einer Hügelspitze im Himalaya lebt.

In ihrem inneren Körper war die Weiße Devi ganz bei Christian Rosenkreutz.
JA, JA, JA, war ihr ganzes Herz und Wesen zu ihm.
Rama schuf Sonnenenergie.

Am Ende der Shiva-Mantren wurde Christian Rosenkreutz mit einer beschützenden, weißen Substanz umhüllt, auf dass alles, was er erfahren hatte, sich in ihm vertiefen möge.

Für jeden war es tief bewegend,
diese flammende Liebe zwischen dem Göttlichen Vater
und dem göttlich-menschlichen Sohn zu erfahren.

Brahma schuf eine große, rosafarbene Kuppel weit um das ganze Schloss herum, Vishnu befestigte sie auf Erden, Shiva schuf eine ebenso große Kuppel in Rot in die Tiefe der Erde hinein.
Die Sonne ließ Lichtbänder entstehen, um diese beiden Kuppeln zu einer beschützenden Kugel zu verbinden, in der sich alles abspielte. Die Sterne leuchteten wieder im Raum, wo alles geschah.

Der Gautam Ganga ließ tief in der Erde eine Wasserquelle entstehen und sie in acht Strömen in alle acht Richtungen fließen.

Chamunda schuf in der Tiefe Raum für das, was dort verankert werden sollte.

»Bhur Bhuwah Swah« ließ alles ganz fein golden schimmern.

Bei »Shiva männlich/Shiva weiblich«:

Er und sie, sie und er,

so tief in Liebe verbunden.

Dann stand die Devi groß und weiß,
den Schleier über ihren Armen
beschützend über alle Wesen ausgebreitet.
So stand sie auf dem Blauen Planeten Mutter Erde.

Davor machte ich Aarti.

6. Feuerzeremonie am Gurla Mandhata, Mitte,
Samstag, den 19. Januar 2008

Das Durchdringen der sieben Monde

Es waren viele kleine, tiefrote Feuer rund um die eine hohe, weiße Flamme in der Mitte.

Bei den Tryambakam-Mantren landeten wir alle mit dem Feuer an einem Ort, an den wir bisher noch nie gerufen worden waren. Es war hoch oben, direkt an der Basis des Nordantlitzes des tibetischen Kailash, dort, wo die erhabene Felsenkuppel in einer einzigen machtvollen Bewegung sich senkrecht von der Erde erhebt. Dort oben fand unser Feuer statt. Welche Gnade!

Und – welch noch größere Gnade: Mit den Kailash-Mantren befanden wir uns alle tief im Innern des Kailash, mit Christian Rosenkreutz in unserer Mitte. Wir alle saßen mit den Feuern um ihn herum. Die Feuer waren jetzt weißrosa, nicht mehr dunkelrot.

Er lag in unserer Mitte, und aus seinem Herzen kam diese hohe, weiße, sich bis ins Höchste emporschwingende Flamme, sein Ruf nach Gott, seine vollkommene Liebe zu dem unermesslich Einen, dem Vater. –
Und wieder strömte die Antwort des Höchsten herab
als die Macht des Lichts und der Liebe –
der Liebe, der Liebe, der Liebe.

Es war höchst ergreifend, dies wieder erleben zu dürfen.

Bei den Bhairav-Baba-Mantren wurden all die steinernen Wände im Innern des Kailash feurigblau, und erhabene, würdevolle Gestalten wurden an den Felswänden sichtbar, auch sie feurigblau.
Sie wirkten wie mächtige Schützer, auch wie große Heilige. –
Es war wie in einem gewaltigen gotischen Dom.

Ein kleiner, ovaler See entstand um die Lagerstatt von Christian Rosenkreutz. Während er so innig und flammend zu Gott rief, saßen alle rund um ihn und den kleinen See mit den Feuern und opferten.

Der See aber befand sich in einer Mondschale.

Bei den Shiva-Mantren stand Christian Rosenkreutz auf. Er stand nun in der Mondschale. Das Wasser rundum hatte sich jetzt aufgelöst. – Das Herz der Weißen Devi war sichtbar in seinem Herzen. Er war ein einzig flammender Ruf zu Gott und gleichzeitig reiner Empfang und Weitergabe des heilenden Lichts, das als Antwort auf sein Rufen ihn machtvoll durchströmte.

Sieben Mondschalen entstanden, eine unter der anderen, auf sieben verschiedenen Ebenen. Und eine Mondschale nach der anderen wurde durch seine Präsenz von der Macht des Lichts durchdrungen, während alle außen herum, jeweils auf der Ebene, auf der Christian Rosenkreutz sich befand, mit großer Konzentration weiter opferten.

Schließlich war er in der untersten Mondschale angekommen.

Mit dem Mantram »Avinashi Shiva« (»das unsichtbare Licht«) durchdrang Christian Rosenkreutz auch diesen untersten Mond.
Bei »Sambasada Shiva« strömte weißes Licht in die dunkle, feste Materie darunter.
Beim Hariyakhandi-Mantram: goldenes Licht.

Durch Christian Rosenkreutz senkte sich der Same von einer Mondschale in die nächste. Schließlich brachte er ihn auch durch die letzte Mondschale.

Beim Dattatreya-Mantram strömte eine mächtige Flut von weißem Licht durch alle Monde.

Aarti:

Christian Rosenkreutz stand aufrecht,
umgeben von der Göttlichen Mutter,
die groß
hinter und über ihm stand,
weiß.

Er selbst aber war reines,
ganz feines Platinum,
erfüllt mit diamantenem Licht.

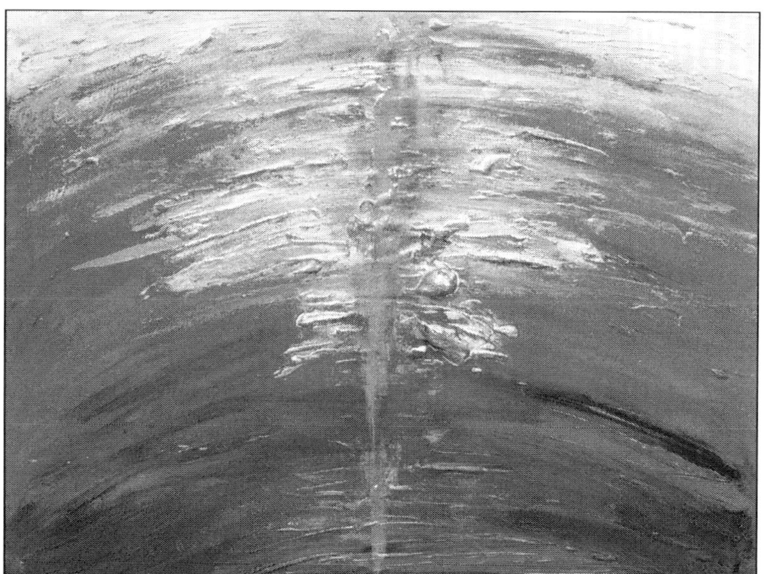

»Durchdringen«,
gemalt von Nila /Renata Caddy (2011)

7. Feuerzeremonie am Gurla Mandhata, Westseite, Sonntag, den 20. Januar 2008

Die menschliche Unwissenheit und das Opfer von Christian Rosenkreutz

Schon zu Beginn waren mehrere Feuer sichtbar.

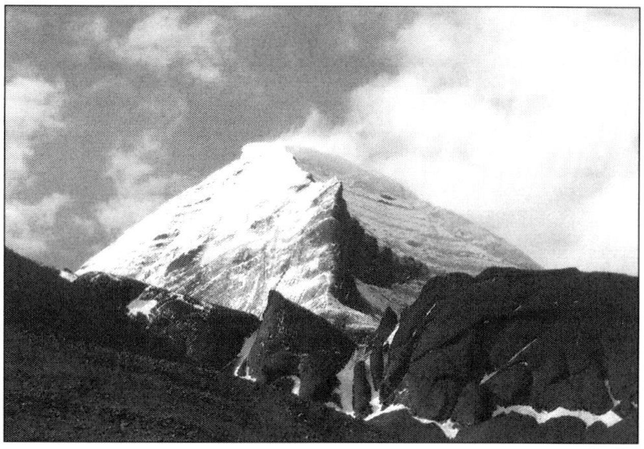

West-Antlitz von Mount Kailash (2006)

Um die Lagerstatt von Christian Rosenkreutz, die die Mitte bildete, waren vier violette Feuer zu sehen:
eins zu seinem Haupt, eins zu seinen Füßen und je eins zu seiner rechten und linken Seite.

Die vier violetten Feuer waren umgeben von acht weißen Feuern.

Acht hellblaue Flammen, die sich verdoppelten, beschützten das Ganze.

Und ganz außen zeigten sich zwölf einzelne, anandafarbene Feuer im Kreis, die zusammen eine Lotosblume bildeten. Dort opferten alle, die nicht an den inneren Feuern beteiligt waren.

In der Mitte leuchtete die hohe weiße Flamme von Christian Rosenkreutz, golden, was aber anfangs noch nicht sichtbar war.

Während die Kailash-Mantren rezitiert wurden, befanden wir uns alle mit den verschiedenen Feuern im Inneren des Herakhan Kailash, offenbar im unteren Bereich. Anfangs war es dort ziemlich dunkel.

Die acht himmelblauen, hohen Flammensäulen, die Bhairav Baba im Umkreis schuf, brachten Licht in die Mitte und die fast verborgenen violetten Feuer. Zu jeder der acht hohen, himmelblauen Flammen schuf Bhairav Baba noch acht weitere, tief feuerblaue, etwas kleinere Flammensäulen. So drückte sich in hellblauer männlicher und tief feuerblauer weiblicher Form sein 16-facher Schutz aus.

Mit den Shiva-Mantren begann das Opfern an den inneren Feuern, zuerst an den vier violetten Feuern um Christian Rosenkreutz. Dort opferten seine vier engsten Freunde aus dem Kreis der Zwölf. Während des Opferns wurde das Violett mehr violettrot, fast purpurn. Gleichzeitig opferten die anderen Acht an den acht weißen Feuern.

Christian Rosenkreutz saß im Lotossitz in unserer Mitte, dann erhob er sich, stand in einer feinen, golddurchwirkten Sonnenscheibe, an deren Unterseite eine Mondschale – eine Mondsichel – eingelassen war.
Ein flammender Ruf zu seinem Vater erklang.
Zugleich arbeitete die Göttliche Mutter daran, unter der Mondschale Raum zu schaffen für Rosen.

So stand er oben, in der Mondschale,
der Raum darunter war mit Rosen gefüllt,
darunter herrschte reine Dunkelheit. –
Dann wurde ein sehr dunkles Wesen sichtbar:
Die menschliche Ignoranz,
die Unwissenheit.

Jetzt öffneten sich die Füße von Christian Rosenkreutz.
Er blutete aus den Fußsohlen
– hinein in die menschliche Unwissenheit –
und gab somit
sein inkarniertes Lebensblut.

Er opferte das Kostbarste von sich, seinem Leben,
in dieses Menschen-Tier hinein,
in dieses Wunsch- und Begierdewesen,
eine tiefe menschliche Unwissenheit.

Große Schwäche erfüllte ihn – es war, als verströme er sich.
Oben wurden Hände sichtbar,
Engelhände, die ihn hielten,
als er dabei war zusammenzubrechen.

Welche Tat!
Welch ein Opfer!

Oh, Christian Rosenkreutz!

Das Menschen-Tier leckte alles Blut auf.

Rama brachte Sonnenlicht.

Das Menschen-Tier erfuhr durch das Flötenspiel Krishnas seinen Ist-Zustand, so wurde ihm der Weg zur Heilung gezeigt.

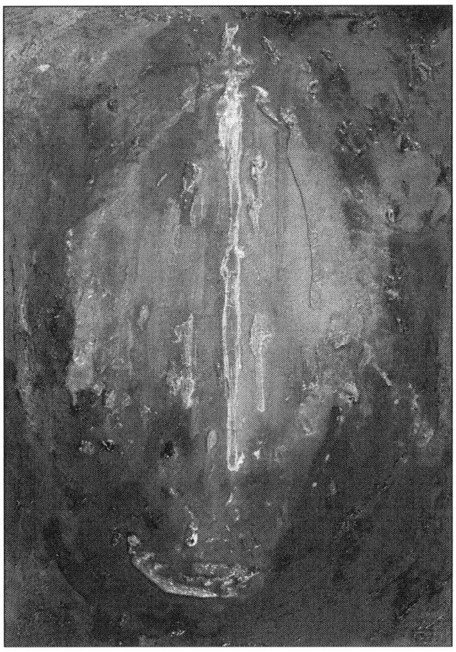

»Begierde-Wesen«,
gemalt von Nila / Renata Caddy (2006)

Hanuman brachte viel Rot-Orange, was die Freude am Handeln ausdrückte.

Lord Dattatreya brachte ans Ende der Tiefe Weiß.

Surya, die Sonne, wärmte, und es fiel wärmendes Licht auf das Tier der menschlichen Unwissenheit. Es wurde hellbraun, war nicht mehr schwarz.

Die Sterne leuchteten innen, um Christian Rosenkreutz herum, ihn stärkend mit ihrem Licht.

Der Gautam Ganga schuf unten, in der Tiefe, Lichtwasser und durchdrang mit seinen heiligen Wassern die vollkommene Unbewusstheit, die sich in diesen schweren, dunklen Erd- und Bewusstseinsbereich ausdrückte.

Jesus erfüllte alles mit sanfter Goldlichtwärme –
auch das Menschen-Tier.

Beim Aarti:

Christian Rosenkreutz stand
in der großen Flamme.

Das war sie, die Göttliche Mutter, die Flamme,
oben spitz, unten spitz,
den Himmel durchdringend, die Tiefe durchdringend.

Es war die Göttliche Mutter selbst, die ihn hielt.

8. Feuerzeremonie am »Panoramaplatz«, Montag, den 21. Januar 2008

Christian Rosenkreutz' schwerer Weg in die Tiefe, zur leuchtenden silbernen Mondsichel

In der Mitte: eine große, mit hellroten Flammen umgebene, tiefrote, hohe Flamme.
Außen waren acht weiße Feuer und im weiteren Umkreis zwölf rosa-orangene Feuer.

Beim Hariyakhandi-Mantram trat Babaji in die dunkelrote Flamme. Er öffnete sie, weitete sie.
Nun stand seine herrliche, weiße Erscheinung in der Mitte.
Das Dunkelrot wich nach außen und wurde zu einer Lotosblume, um das weiße, flammende Licht von Babaji.

Die etwas wilden, hellroten Flammen verwandelten sich ebenso in eine Lotosblume, welche nun die dunkelrote Lotosblume mitsamt dem strahlenden Licht rund um Babaji umgab.

Purusha sollte heute opfern.
Er vervielfältigte sich und opferte in achtfacher Form in die acht weißen Feuer.
Ins Rot opferte die Devi in mehrfacher Form.

Während der Kailash-Mantren befanden wir uns sowohl mitten im tibetischen Kailash als auch im Geschehen am Weiher.

Wo war Christian Rosenkreutz? Er war sehr präsent, jedoch nicht zu sehen. Selbst fast unsichtbar, stand er vor Babaji.

Später wurde klar: Die jetzige Aufgabe konnte er nur bewältigen, indem er selbst wirklich zu »Alak Niranjana« – zu »unsichtbarem Licht« – wurde.

Während die ihn anrufenden Mantren rezitiert wurden, schuf Bhairav Baba in der Erde drei in etwas Abstand untereinanderliegende Monde, Mondschalen, und füllte sie ganz und gar mit hellblauen Flammen.

Christian Rosenkreutz lag auf seinem Feldbett und drang liegend in die Tiefe ein, das heißt, mit seinem ganzen Leib durchdrang er eine flammende Mondschale nach der anderen.

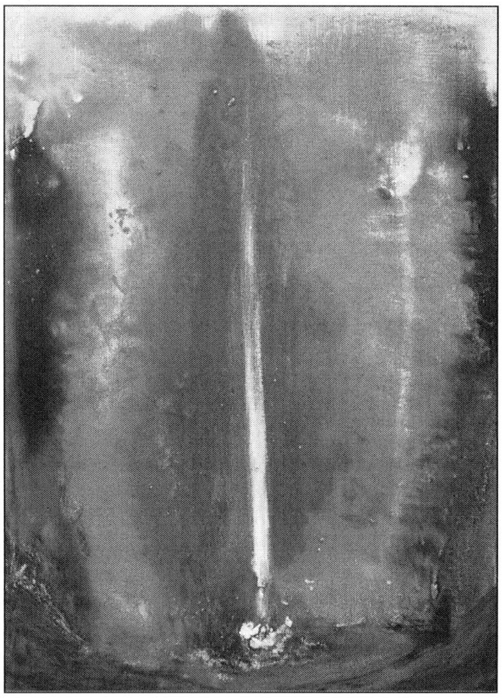

»Aus der Tiefe«,
gemalt von Nila / Renata Caddy (2006)

Unter der untersten flammenden Mondschale war es dunkel und hart. Dort war der Karmaberg der gesamten Menschheit. Hier findet sich offenbar alles Karma, auch all das nicht Erlöste, das der Mensch auf allen Ebenen durch Taten, die nicht im Einklang mit Gott waren, erschaffen hat. Christian Rosenkreutz ging durch den Karmaberg hindurch.

Er brachte mit seiner erbarmenden Liebe Licht dort hinein, ging durch eine Licht verneinende Macht, bis er in das totale Dunkel kam. Da war nichts als absolut dunkle, steinharte Erde, die vollkommene Unbewusstheit repräsentierend – und zwar ganz offenbar nicht nur die der Menschheit, sondern der ganzen Schöpfung, die vollkommene Unbewusstheit, die den Gegenpol bildet zum Licht.

Ganz tief unten, jenseits der absoluten Dunkelheit, sah man etwas leuchten, eine sehr feine, strahlende, silberne Mondsichel, ganz rein und wunderschön, bezaubernd, ganz und gar vom göttlichen Geist durchdrungene Materie.
Es war zutiefst beglückend, dies zu sehen.

Dorthin sollte der Same gebracht werden, der Same, aus dem die Rose wachsen und erblühen würde.

Christian Rosenkreutz hatte sich vom dritten flammenden Mond aus da hineingelassen. Die drei Mondschalen schienen ein Schutzschild zu sein, sodass die Menschheit nicht in das absolut Unbewusste hinabfallen konnte.

Er aber ging dort hinein.

Er arbeitete mit all seiner Kraft.
Um diese Härte, dieses Dunkel zu durchdringen, verwandelte er sich in unsichtbares Licht … aber es war schwer, unendlich schwer, da hindurchzukommen. Und seine Liebe stieß auf keine Resonanz.

Er schien am Ende seiner Kraft. Musste er sterben? Seine Freunde, die ihn innerlich begleiteten, waren tiefstens besorgt um ihn und flehten zu Gott.

Nur durch das tiefe Mitgefühl der zwölf Menschheitsrepräsentanten war es möglich, dass die göttliche Gnade eingriff.
Selbst ein so reiner Mensch wie Christian Rosenkreutz hätte es als Einzelner alleine nicht schaffen können. Doch durch das Flehen der anderen würde es möglich, da alle Zwölf das eigene Wollen Gott übergeben hatten und nur in vollkommener Demut beteten, dass Gottes Wille geschehe. Ebenso die Weiße Devi in der Tiefe war eine einzige Flamme des Gebets.
So wurde es möglich, dass Babaji intervenierte, und dass das höchste menschliche Wesen, Christian Rosenkreutz, in die tiefste Tiefe hinabsteigen konnte.
Babaji ließ von oben einen Lichtschacht durch diese kompakte Dunkelheit entstehen, sodass Christian Rosenkreutz weiter hinabsteigen konnte, durch das Dunkel hindurch, bis ans Ende der Dunkelheit, dorthin, wo der silberne Mond leuchtete.

Nun gelang es Christian Rosenkreutz, den Samen, den er durch das Menschheitskarma, die menschliche Unwissenheit und die vollkommene Unbewusstheit herabgebracht hatte, tief im leuchtenden, silbernen Mond zu verankern. Es war der Same, aus dem die Rose der Liebe in der Menschheit erblühen würde.

Er hatte alles von sich gegeben und war zutiefst erschöpft.
Babaji nahm ihn empor. Er trug ihn.

Christian Rosenkreutz lag in Babajis Armen. Sein Haupt hing herab, ebenso seine Arme, seine Beine …
Ein Anblick gleich der Pietà, die darstellt, wie Jesus von seiner Mutter gehalten wurde.

OM namah Shivay!

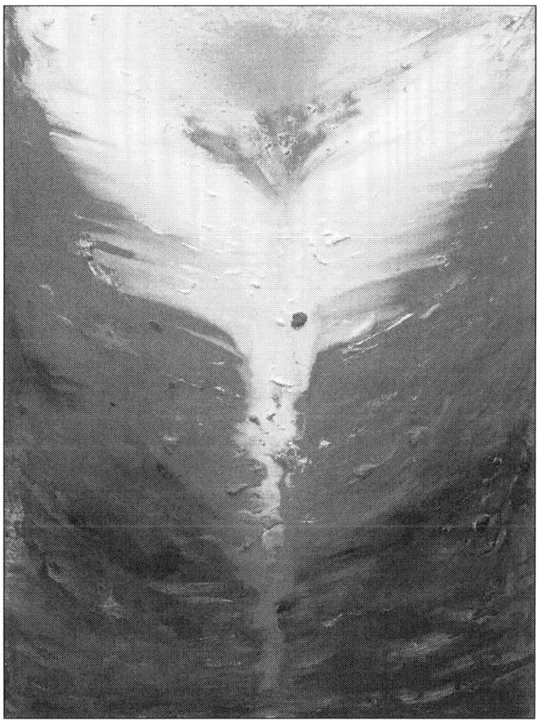

»Auferstehung«, gemalt von Nila / Renata Caddy (2011)

9. Feuerzeremonie am Nordantlitz des Kailash, Dienstag, den 22. Januar 2008

Die Rose der Tiefe erblüht

Eine tief dankbare Stimmung war in unserer Gruppe. Besonders Sati war sehr glücklich. Zu Füßen der allumfassenden Göttlichen Mutter Herakhandeshwari saß die Weiße Devi.

Das Feuer am Nordantlitz bestand heute aus drei erhabenen,
weiß-goldenen Flammen,
drei Flammensäulen,
die jedoch eine Einheit bildeten.

Die weißen Flammen umgab ein intensives Feuerblau,
unten, in der Mitte, zwischen den drei Flammensäulen, war etwas Rotes
spürbar, wurde sichtbar, etwas, das, aus der Tiefe kommend,
emporwuchs – das Wunder der Rose der Liebe.

108 hellblaue Flammen von Bhairav Baba umgaben das Ganze.

Da hinein opferte er selbst in 108-facher Form, und jeder Ausdruck von Bhairav Baba hatte einen feurigblauen Punkt, der im Herzen sichtbar war – das war seine Bhairavi.

Bhairav Baba – in seiner weiblichen Form als feuerblaue Bhairavi – zeigte sich heute sehr tatkräftig in Aktion, besonders im Bereich der Erde unterhalb der drei weißgoldenen Flammensäulen.

Außen, um das 108-fache Bhairav Baba Feuer, leuchtete ein herrliches, hellrosa-anandafarbenes Feuer, das in noch größerem Umkreis alles umgab, und in das wir alle opferten.

Bei »Gung Gurubhyo namah« saß Kak Bushundi direkt am Feuer, vor Babaji. Er, der für sich nichts will, ist mit Christian Rosenkreutz tief verbunden.

Hanuman, der mit seiner tiefen Liebe im großen Prozess half, hatte den ganzen unteren Bereich, der so voller Schwere und Härte war, von außen her mit seinem Orange umgeben und zeigte auf diese Weise, dass dadurch, dass man voller Freude dient, die Schwere aufgelöst werden kann.

Diese Dunkelheit wurde heute ganz erfüllt und durchdrungen vom reinigenden Feuer der Bhairavis.

Auch Krishna wirkte mit seiner Flöte in dieser Dunkelheit, die jetzt mit Feuerblau erfüllt war. Zuerst stellte er mit seinem Spiel den Ist-Zustand dar und dann den Weg der Heilung.

Die Sonne schenkte Krishna eine Sonnenflöte.

Die Sterne durchdrangen die Dunkelheit, um dort zu leuchten.

Der Gautam Ganga bewässerte alles aus der Tiefe.

Das Licht ist hinab in die Tiefe gelangt,
hat das bisher undurchdringbare Dunkel durchdrungen
mit seiner erbarmenden Liebe
und den Samen der Rose
in den leuchtenden, silbernen Mond gebracht.

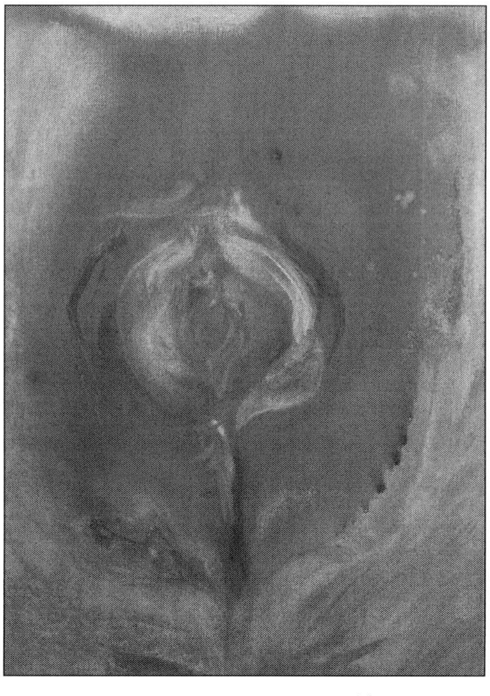

»Bild einer Rose«,
gemalt von Nila / Renata Caddy (1996)

Nun wird von unten her,
aus dieser Tiefe von jenseits der Dunkelheit,
aus dem Bereich des leuchtenden, silbernen Mondes,
die Menschheit, ihr Karma
und die Dunkelheit des totalen Unbewusstseins
mit Licht erfüllt:

Denn die Rose ist in der Tiefe erwacht
und bringt das Licht der Liebe
in die Menschheit empor.

Brahma, Vishnu und Shiva umgaben das Ganze mit einer großen Lichtsphäre.

Bhairav Baba bildete ein mächtiges, blaues, kosmisches Kreuz um all das, und – versetzt darüber – nochmal eins, sodass ein achtfacher, dreidimensionaler Stern entstand.
Chamunda wirkte mit unendlicher Liebe von unten her, schaute, dass die Rose durch den schmalen Lichtweg emporwuchs, hütete und begleitete sie durch alle Ebenen.

Beim Mantram von Lord Dattatreya bildete sich oben ein 1008-blättriger Lotos um das Rot der Rose, die inmitten der drei strahlenden Flammensäulen erschienen war.

Schließlich ließ die Göttliche Mutter um das große Ganze eine duftende Rose von kosmischem Ausmaß entstehen.

So war nun das ganze Geschehen
in einer riesigen, tief liebenden, kosmischen Rose enthalten,
die nur durch den Abstieg in die Tiefe,
durch das Opfer von Christian Rosenkreutz,
entstehen und manifest werden konnte.

Aarti:

Vor der Rose, die entstanden war,
dieser duftenden, kosmischen Rose.

Alles war in ihr, der Göttlichen Mutter,
der göttlichen Liebe darin.

10. zusätzliche Feuerzeremonie, für die Menschheit, Mittwoch, den 23. Januar 2008

Sie kommen zurück

Das Feuer befand sich am Gurla Mandhata, weit oben. Eine weiße, kraftvolle Feuersäule, im Umkreis von tiefdunkelroten Feuern umgeben.

Heute kamen auch alle, die an der Chymischen Hochzeit teilgenommen hatten, zum Chandan.
Sehr schnell waren wir alle mit dem Feuer im Schloss am Weiher. Zunächst fand alles im großen, blauen Raum statt. Doch der blaue Raum öffnete sich dann nach unten, und wir landeten im roten Rosenraum, der nun eins geworden war mit dem blauen Raum.
Das machtvolle, weiße Feuer konnte frei sehr hoch emporflammen.

Beim Mantram »Gung Gurubhyo namah« war Kak Bushundi präsent.
Er saß als Wesenheit vor Babaji und opferte mit.

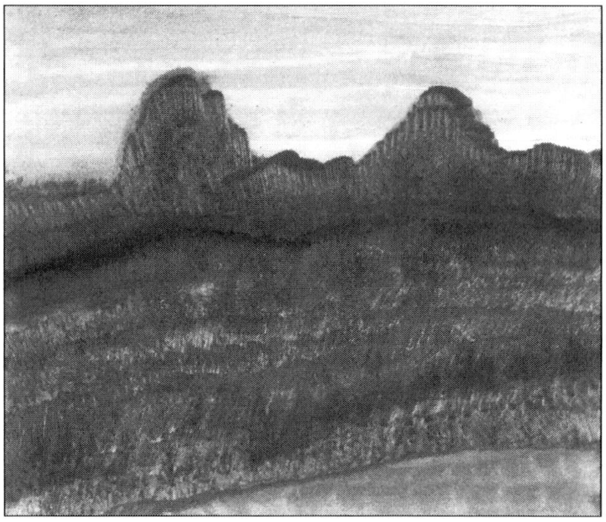

»Verbindung mit dem Göttlichen«, gemalt von Babaji (1977–79)

Babaji kam von oben herab in das mächtige, weiße Feuer und teilte es in vier einzelne Feuer auf.
Auf diese Weise entstand in der Mitte ein Raum.
Darin erschien Christian Rosenkreutz.
Sein Herz leuchtete in purem Gold,
in seiner Herzensmitte die Weiße Devi.

Eine besonders intensive, heilende Schwingung entstand.

Mount Kailash war wieder als Ganzes präsent über dem heiligen Geschehen.

Hoch oben, über den Flammen, schwebte ein goldener Engel.
Er trug ein mit Gold gefülltes Gefäß.

In die vier großen, weißen Flammensäulen opferte Kak Bushundi in vierfacher Form.

Bhairav Baba schuf um diese vier Flammensäulen noch acht kleinere, hellblaue Feuer. Jede der hellblauen Flammen hatte in ihrer Mitte einen feuerblauen Punkt, der das Herz der Flamme bildete.

Vor allem aber schuf Bhairav Baba eine riesige, hellblaue Flammenhülle um Christian Rosenkreutz herum, von hoch oben bis tief unten reichend. Christian Rosenkreutz befand sich inmitten dieser Flammenhülle, um sich frei darin nach oben oder nach unten zu bewegen.

Beim Mantram »Hara Hara« schwammen im Weiher Krokodile, und Hanuman fütterte sie mit etwas Kostbarem. Der Weiher war von 108 Trishuls umgeben. Die Mauern des Schlosses, an die das Wasser strömte, waren aus dunkelblau-grauem Felsgestein und sehr stabil. Das Schloss erhob sich über dem Weiher mit einem Zugang vom Land aus.

Inzwischen fanden Feueropfer an verschiedenen Plätzen im Umkreis statt.

In der Mitte Christian Rosenkreutz,
beschützt von der hellblauen Flammenhülle um ihn herum,

um ihn die vier weißen Feuersäulen,
denen Kak Bushundi in vierfacher Form opferte.

In etwas größerem Umkreis waren zwölf rosa Feuer,
in die die Zwölf als Menschheitsrepräsentanten opferten.

In noch größerem, weitem Umkreis befanden sich die dunkelroten Feuer,
in die die Göttliche Mutter selbst in 108-facher Form opferte.

Schließlich gab es ganz unten, in der Tiefe, noch 1008 violette Feuer.
Dort opferten all jene Menschen, die Gott lieben und der Erde und den Menschen dienen.
Göttliche Wesen saßen zwischen ihnen, um den Prozess zu unterstützen.

Das Thema war wieder das Herabkommen von Christian Rosenkreutz in die Tiefe, bis zum leuchtenden, silbernen Mond herab, in dem er den Samen der Rose verankert hatte.

Die Feueropfer auf den verschiedenen Ebenen fanden statt, um ihn bei der Erfüllung seiner Aufgabe zu unterstützen.

Einen Tag vor der Chymischen Hochzeit von Christian Rosenkreutz war es, dass Krishna die Weiße Devi mit seiner Flöte in den weißen Schlaf hineingespielt hatte.

108 Tage währte die Chymische Hochzeit von Christian Rosenkreutz, und ebenso lang lag sie, die Weiße Devi, reglos im weißen Schlaf.
Nachdem Krishna sie in den Schlaf gespielt hatte,, kam Christian Rosenkreutz innerlich zu ihr und führte sie auf dem Weg durch die Elemente hindurch hinab in die Tiefe. Voller Vertrauen folgte sie ihm.

Er führte sie tief hinab, bis hin zum leuchtenden, silbernen Mond. Das ist die Materie, die bereits verwandelt und unzerstörbar ist. Dort, beim leuchtenden, silbernen Mond, ließ er sie nun in tiefer Andacht.

Während sie, von ihm geführt, den Weg in die Tiefe durch das Wesen der Elemente ging – was schön war, denn die Elemente sind ja so rein – ging er den schweren Weg durch das Wesen und Karma der Menschheit und durch die tiefe Dunkelheit des Unbewussten, um den Samen der Liebe in diese Tiefe zu bringen.

OM namah Shivay!

Nun, da all dies geschehen war, und Krishna begonnen hatte, sie mit seiner Flöte aus ihrem 108 Tage währenden weißen Schlaf zurückzuspielen, ging jetzt Christian Rosenkreutz beim Mantram »Avinashi Shiva« durch die Elemente hinab, um sie wieder hinaufzuführen, erfüllt von der tiefen Liebe, die zwischen ihnen war.

Das goldene Engelwesen, oben auf der Kailashspitze, über dem Weiher, hatte Gold in den Lichtschacht bis in die Tiefe herabströmen lassen, als die beiden sich trafen.

In der Tiefe war nun Gold.

Während wir »Samba Sada Shiva« sangen, entstand dort unten, im silbernen Mond, durch die lebendige Gegenwart der reinen Liebe zwischen den beiden, ganz von selbst eine goldene Rose.

Beim Mantram »OM Hariyakhandi« trugen sie die goldene Rose gemeinsam durch die Elemente und durch die verschiedenen Ebenen empor.

Oben angekommen, brachten Christian Rosenkreutz und seine Weiße Devi gemeinsam, in tiefer Dankbarkeit an Gott, zusammen mit den anderen ihr Opfer dar.

Es war ein großes Freuden-Opferfest.

Der Gautam Ganga sprang in seiner Freude aus der untersten Tiefe bis in die höchste Höhe als machtvolle Fontäne empor, mit Gold durchsetzt, und flutete von hoch oben als heilende Quelle über alles in der Umgebung, über das ganze Land herab.
So war ein Quell der Heilung entstanden.

Chamunda, in ihrer absoluten Hingabe an die Arbeit der Verwandlung der Tiefe, wollte unten bleiben.

Bei »OM Bhur Bhuwah Swah« wurde Goldlicht geatmet.
Das ganze Schloss mit allen, die darin waren, war erfüllt davon.

Aarti vor der Einheit von
Christian Rosenkreutz und der Weißen Devi.

Dann stand Christus dort,
und nicht mehr die beiden.

Christus – die Liebe zwischen ihnen, die ganz aus Gott war.

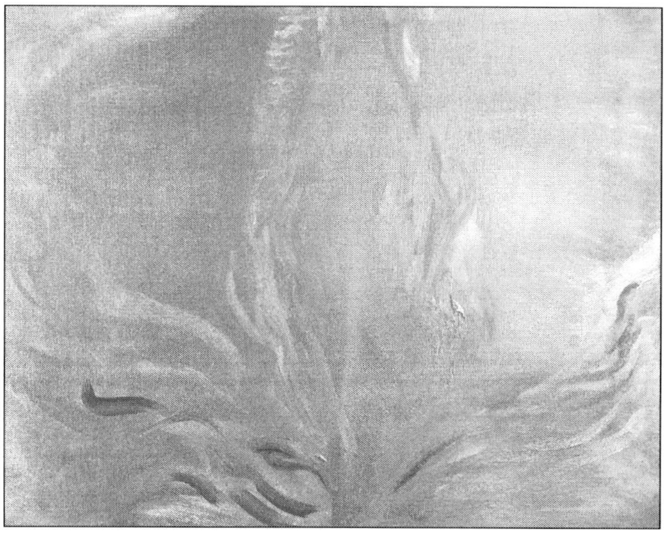

»Goldene Flamme«,
gemalt von Nila/Renata Caddy (2014)

XI. Zweiter Teil der Chymischen Hochzeit von Christian Rosenkreutz anno 1459

Die inneren Feuerzeremonien vom 24. Februar bis 4. März 2008,
ausgeführt im Quell des Heilens am Bodensee,
im Geiste in Tibet in der »Kailash-Festung«

I. Feuerzeremonie am Fuß des Tibet-Kailash in Tarboche, Sonntag, den 24. Februar 2008

Der 24. Februar

Wie jedes Mal begann ich mit der innigen Bitte an Babaji, gemeinsam mit seinen Begleitern diese erneuten inneren Feuerzeremonien zu führen.
Ich bat ihn um allen Segen für diese weitere Arbeit und bat Muniraji, auch diese Feuerzeremonien durch mich auszuführen.
»Yes!«, und »All the best«, sagte er leise.

Es war ein großes, weißes Feuer.
Im Umkreis befanden sich 108 blaue Feuer von Bhairav Baba,
54 männliche mit großen, hellblauen Flammen und
54 weibliche mit etwas kleineren, feuerblauen Flammen.

Im weiteren Verlauf war es so, dass die 108 blauen Feuer weiter unten, auf einer tieferen Ebene, stattfanden, während das große, weiße Feuer sich nun auf eine Ebene weiter nach oben erhob. Dort entstand ein großes Meru Shri Yantra aus Kristall. Zuerst schien das Feuer oben, auf dem Meru Shri Yantra, zu sein, in Form einer einzigen, weißen Flamme, doch dann wurden die weißen Flammen rund um das Meru Shri Yantra sichtbar.
Nun zeigte sich, dass unten, in diesem Meru Shri Yantra, jemand lag – es war Lazarus, der gestorben war.

Dann befand sich das ganze kristallene Meru Shri Yantra mit Lazarus in Babajis Herz. Babaji saß in der Mitte der weißen Flammen. Dies blieb während aller folgenden Shiva-Namen so.

Beim Mantram »Pritwi Pati« (»der Herr der Erde«) sprang das kristallene Meru Shri Yantra auf – Babaji löste sich auf und das Meru Shri Yantra wurde zu einer kristallenen Lotosblume. Darin stand nun aufrecht eine Gestalt.
Es war Lazarus, dessen Name nach seiner Erweckung vom Tode Johannes war. Er war nicht mehr derselbe wie vorher. Es hatte sich alles verändert.

Er stand aufrecht, umgeben von lichtem Maigrün. Zu ihm flog zuerst eine Taube, dann ein Adler. Der Adler saß auf seiner linken Hand, Johannes/Lazarus hielt den Arm angewinkelt. Dieser Adler hatte sehr große, warme Augen, voller Liebe und Weisheit.
Nun flog der Adler zum Kailash, um von dort für Johannes Nahrung zu holen, denn irdische Nahrung konnte dieser jetzt nicht essen, sie nährte ihn nicht.
Lange sah man Johannes dastehen in diesem lichten, sanften Grün, im innigen Gespräch mit dem Adler auf seinem Arm.

Wer war das, der nun ganz weiß, auf einem schneeweißen Lager liegend, zu sehen war?

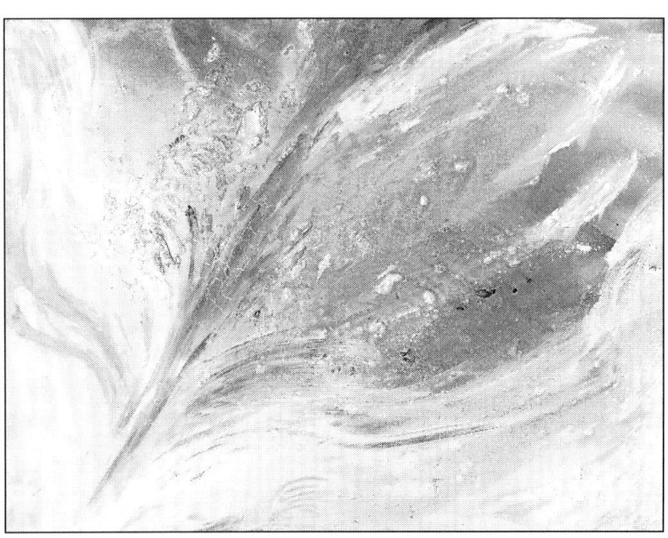

»Herabkunft der Taube«,
gemalt von Nila / Renata Caddy (2006)

Es war Christian Rosenkreutz, der heute vor vielen Jahrhunderten fast gestorben wäre. Er lag links vom Feuer, auf einem schneeweißen Lager, wie tot. Schon eine Weile hatte er keinerlei Nahrung und auch keine Flüssigkeit mehr zu sich nehmen können. Auch für ihn gab es nichts Irdisches mehr, was ihn zu nähren vermochte.

Mit dem Dattatreya-Mantram strömte eine Lichtflut von unbeschreiblichem Weiß auf ihn herab und erfüllte ihn und sein Lager vollkommen. Schließlich kam von Chamunda aus der Tiefe die leuchtend rote Gralsschale, die ihn von unten her ganz und gar umfasste. –
In diesem Kelch konnte er ruhen, dieser Kelch nährte ihn und schenkte ihm neue Kraft.

Diese beiden Ereignisse geschahen an einem 24. Februar.

Beim Aarti:

Ich sah Christian Rosenkreutz sehr groß dastehen,
zusammen mit dem jungen Johannes,
der ihm bis zum Herzen reichte.
Christian Rosenkreutz hielt den Arm beschützend um ihn,
wie um einen geliebten jüngeren Bruder.

Dann wurde die Gestalt der Göttlichen Mutter sichtbar,
die sie beide umgab.
Sie war ganz anandafarben
und auf dem Haupt trug sie eine helle Mondsichel,
über der eine anandafarbene Kugel schwebte.

Tief beeindruckend!

2. Feuerzeremonie am Raksastal, Montag, den 25. Februar 2008

Die Verwandlung eines Tempels

Ein sanftes, rosa-weißes Feuer.
Mahendra Baba drückte große Wärme aus.
Babajis Blick war tief, wie aus dem Jenseits und ins Jenseits schauend.
Sati war sehr bewegt,
Gauris Augen waren groß und voller Tiefe.

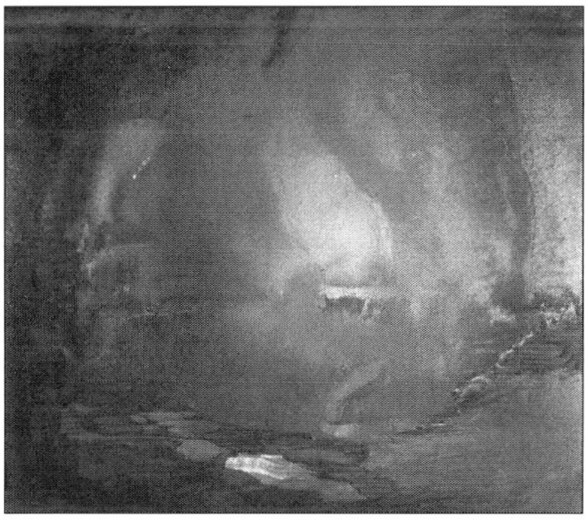

»Die Stille spricht«,
gemalt von Nila*/Renata Caddy (1985)

Während wir die Kailash-Mantren rezitierten, stürmten acht wilde Feuerpferde mit Wagen aus dem Kailash.
Wie im Fluge nahmen sie uns alle mitsamt unserem Feuer auf ihren Wagen. In rasendem Galopp ging es gen Westen, dann in demselben Tempo steil himmelwärts. Mit großem Schwung im Himmel eine Schleife ziehend, kamen sie schließlich herab in den Garten, an den Platz, wo damals ein kleiner Tempel stand.
Aufgebäumt, mit wild klopfenden Herzen und weit geöffneten Augen, standen die Feuerpferde im Kreis, in dessen Mitte sich der kleine Tempel befand. Die Präsenz der acht Feuerpferde bewirkte, dass sich der physisch kleine Tempel in Flammen auflöste und im Feinstofflichen auf einer höheren Ebene erschien. Feuerblau, ganz kostbar sah er aus, nun mehrere Meter über dem Boden in der Luft schwebend.

Der Gautam Ganga ließ Wasser über den kleinen, strahlend blauen Tempel fließen, wodurch er ganz weiß wurde. Darin wurde Sati sichtbar.

Während der Shiva-Mantren erschien nun, nicht weit von der Erde entfernt, der kleine Tempel in einem weißdiamantenen Stern. Aus dem ursprünglichen kleinen Tempel bildete sich dann ein großes, sehr lebendiges Tempel-Schloss. Es leuchtete in strahlendem Gold.
Eine weite, kaum sichtbare, hellblaue Kuppel, die bis auf die Erde herabreichte, umgab im großen Bogen das Tempel-Schloss. Eine Weile später zeigte sich das goldene Tempel-Schloss auf einem hohen, grünen Hügel stehend, umgeben von Schäfchen. Das war auf Iona.

Dann geschah es, dass das große Tempel-Schloss nach innen ging, in die Unsichtbarkeit.
Ein großer, hellgrauer, sehr reiner, steinerner Lingam zeigte sich in vollendeter Einfachheit.

3. Feuerzeremonie am Manasarovar, Nordostseite, Dienstag, den 26. Februar 2008

Iona – Fenster zum Himmel

Ein hellrosa Feuer mit acht violetten Feuern im Umkreis.

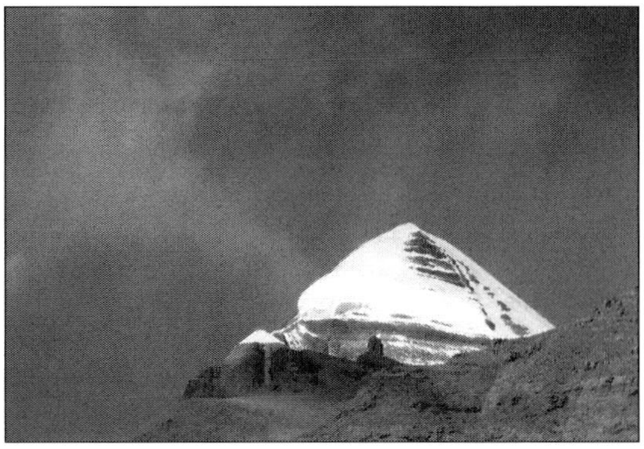

Mount Kailash

Herakhandi Baba saß mit geschlossenen Augen da, ebenso Sati.
Von Jesus ging große Wärme, von Christian Rosenkreutz eine intensiv spürbare Kraft aus.

Als wir »Gung Gurubhyo namah« rezitierten, nahm Christian Rosenkreutz zum Opfern vor Babaji Platz.
Bei »OM Hariyakhandi« war die innere Einheit von beiden deutlich wahrnehmbar.

Bei den Kailash-Mantren traf uns der Ruf, ganz oben, auf dem tibetischen Kailash, zu opfern.
Ganz oben? Auf der höchsten Kuppe des Kailash? –
Ohne Zögern folgte Christian Rosenkreutz sofort dieser Aufforderung und opferte dort, an diesem höchst erhabenen Platz, mit der ganzen Gruppe.

Dann zeigte sich eine weibliche Gestalt auf einer Steinbank, in einem kleinen Steinhaus im Norden der Insel Iona ruhend. Tiefes Dunkelblau umgab sie in absoluter Stille. Vollkommen gesammelt lag sie da. Es war die Weiße Devi, die Partnerin von Christian Rosenkreutz, nennen wir sie jetzt einfach: die Devi.
Sie war inzwischen durch viele Wandlungen hindurchgegangen.

Bald darauf sah man sie auf ihrem Lager im Herzraum des tibetischen Kailash, umgeben von dunklem Weltraumblau. Sie lag allein im Herzen des Kailash, in tiefer Konzentration. Oben, auf der erhabenen Kuppel des tibetischen Kailash, opferte Christian Rosenkreutz mit der Gruppe.

Wie es Christian Rosenkreutz damals, bei seiner Chymischer Hochzeit, geschehen war, so strömte nun die Substanz des Opferfeuers durch einen Lichtschacht auf die Devi herab und nährte sie tief. Dies aber war der Beginn des zweiten Teils der Chymischen Hochzeit von Christian Rosenkreutz.

Bei »Shesh Naga Pati« brachte Krishna die Weltenschlange in den Herzraum des Kailash und legt sie vor die Devi hin. Eingerollt lag sie dort. Ein dunkelblaues Tuch wurde über sie ausgebreitet.
Die Devi ruhte nun auf ihr.

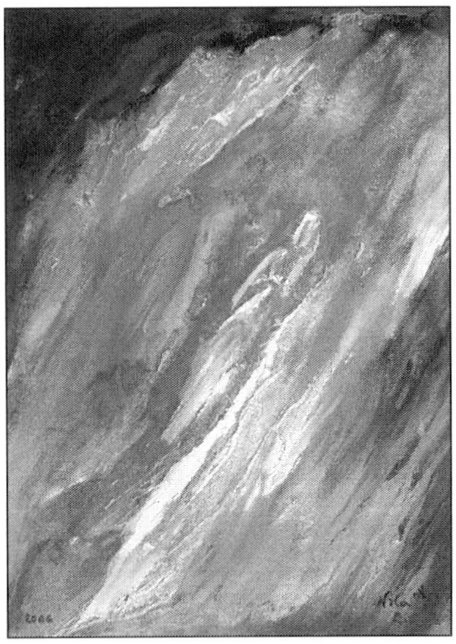

»In den Flammen der Liebe«, gemalt von Nila*/Renata Caddy (2006)

Chamunda trat zur Devi, nicht nur wie eine Mutter, sondern auch wie eine enge Freundin. Durch Chamunda war die Mutter von Pondicherry präsent.

Dann erschien Jesus und erfüllte die Devi mit dem Licht seiner Liebe.
Er reichte ihr siebenmal die Hostie.

Beim Aarti:

Der flehende Ruf der Devi,
ihre tiefe Liebe zu Christian Rosenkreutz
und ihr restloses Vertrauen in ihn
wurden als Flamme sichtbar.
Eine weißgoldene Flamme innigsten Rufens und
Betens drang durch den Kailash.

Zugleich sandte beim Aarti die Göttliche Mutter von ganz unten, aus der Tiefe, bis zur Spitze des Kailash eine machtvolle Flamme empor. Die Devi im Herzraum befand sich inmitten dieser Flamme.

4. Feuerzeremonie am Manasarovar, Ostseite, Mittwoch, den 27. Februar 2008

Der Weg der Devi in die Tiefe beginnt

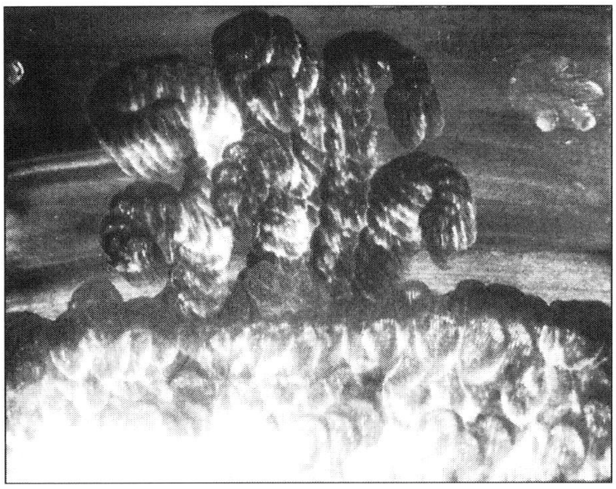

»Die Weltenschlange«, gemalt von Babaji

Ein hohes, hellblau-weißes Feuer.
Viele Engel, die von rosa bis magenta und lila leuchteten, nahmen teil,
ebenso schneeweiße Engel.

Ananda-Empfinden durchströmte die Gruppe.

Gauri erschien als Maha Gauri und Babaji stand in strahlendem Weiß,
unglaubliche Freude ging von ihm aus.

Das Feuer fand wieder oben, auf der hochsensiblen,
immer mit Schnee bedeckten Kuppe des tibetischen Kailash,
inmitten seines 1000-blättrigen Lotosbereichs statt.
Dort opferte unsere Gruppe.

Dort ist die erhabenste, reinste, feinste und höchste Schwingung,
die vorstellbar ist – und eine erlösende Weite, Freiheit und Unendlichkeit.
Hier ist das Land der Weißen Sonne wahrhaftig gegenwärtig.

Im Herzraum des tibetischen Kailash war wieder die weiße Devi, jetzt ganz in Ananda.
Durch das Feueropfer war eine braun-goldene Substanz entstanden, die von oben herabtropfte und sie auf wunderbare Weise nährte.

Bhairav Baba schuf um sie herum vier strahlend blaue Quellwasserströme, die in alle vier Himmelsrichtungen ausströmten.

Bei den Shiva-Mantren:
Babajis flutende, weiße Nähe war unendlich wohltuend.
Die Devi war nicht mehr, wie zuvor, einsam in der tiefdunkelblauen Weltraumsphäre im Herzen des majestätischen tibetischen Kailash, auch weil sie innig verbunden war mit Christian Rosenkreutz.

Gauri stand als Maha Gauri machtvoll und in feinstem Gold leuchtend da und ragte vom Herzbereich aus auf bis in den höchsten weißen Bereich.

Um die Devi entstand ein erfrischendes, sehr schönes Grün.

Bei »OM Kareshwar« erklang ein feiner, tiefer, ewiger Gongton im Herzraum des Kailash.

Mit »Shesh Naga Pati« lag die eingerollte Weltenschlange machtvoll vor der Devi.

Die göttlichen Freunde halfen nun alle mit, Licht in die verschiedenen Ebenen der Menschheit zu bringen, die sich im Kailash ausdrückten.

Durch Krishna leuchtete über der Herzebene die blaue Ebene auf. Sein Flötenspiel tönte wie hunderte köstlicher Glocken und Glöckchen.

Rama aktivierte durch sein Wesen die schlafende, goldgelbe Ebene.

Hanuman unternahm alles, um den unter dem Sonnengelb sich befindenden – zunächst noch dunklen, orangefarbenen – Bereich frisch und leuchtend werden zu lassen.

Die Devi hatte aus dem von reiner Wonne erfüllten Herzbereich ihren Abstieg durch die verschiedenen Ebenen begonnen.

Der Weg führte, dank Rama, leicht hinab ins Gelb und weiter in das lebendige Rot-Orange von Hanuman. Dort schenkte der Gautam Ganga der Devi einen vollkommen erfrischenden, sechsblättrigen Lotossitz aus lebendigen Wassern.

Als sie sich auf dem Weg hinab zum roten Bereich befand, erschien Jesus und gab ihr dreimal die Hostie.

Im Rot angekommen, war die Devi sehr erschöpft. Chamunda, die mit der Tiefe vertraut war, empfing sie, ließ sie auf ihrem Schoß sitzen wie eine Tochter und hielt sie liebevoll im Arm, auf dass sie wieder zu Kräften komme.
In ihrem Wunsch, Christian Rosenkreutz in seiner Arbeit zu helfen, war sie, innerlich von ihm geführt, durch die verschiedenen Ebenen in die Tiefe vorgedrungen.

Beim Aarti:

Es erschien – groß und in strahlendem Weiß – Sati.
Sie reichte von hoch oben bis unten, in die Tiefe des Kailash, hinab –
und mit ihr kamen Hunderte von weißen Tauben. Sie flogen bis in den roten Bereich,
wo sich die Devi jetzt befand.

5. Feuerzeremonie am Gurla Mandhata, Ostseite, Donnerstag, den 28. Februar 2008

Durch MAHAMAYA – die große Illusion hindurch

Das Opferfeuer fand heute im Kailash statt, im zweiblättrigen Lotosbereich des heiligen Berges.
Es war ein weißes, fast durchsichtiges Feuer.
Einige opferten dort, die anderen auf der Herzebene.

Die Devi befand sich jetzt unterhalb der roten Ebene.
Sie lag im Dunkeln, auf Felsgestein.
Die Raksastalis – die neun Platinprinzen – wachten bei ihr.

Bhairav Baba schuf hellblaue Flammen rund um die Devi. Sie saß in dem von ihm geschaffenen achtblättrigen, hellblauen Lotos auf der Kuppe eines Berges, der sich in der Tiefe des erhabenen, großen Kailash befand.

Sie wusste, das war der Karmaberg der Menschheit, von außen dunkel, fast schwarz. Doch als sie hineintrat, war es innen hell und warm, erfüllt mit feurigem Licht. Unten opferte Christian Rosenkreutz. Es herrschte Gralsatmosphäre.

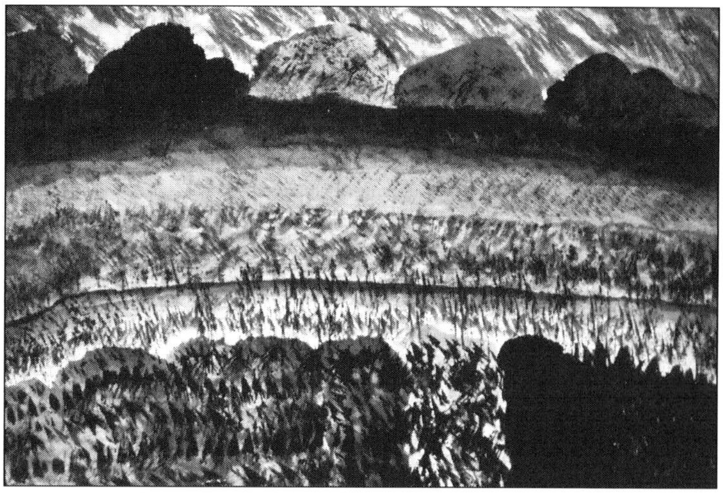

Bild ohne Titel, gemalt von Babaji

Offenbar hatte sich der Karmaberg der Menschheit dadurch, dass Christian Rosenkreutz ihn durchdrungen hatte, bevor er in das absolute Unbewusste ging, in den Berg des Heiligen Grals verwandelt. Nun war er von oben bis unten mit dem Licht des Erbarmens gefüllt.

Die Devi sah durch das Feuer von Christian Rosenkreutz hindurch strahlend weißes Wasser von großer Lebendigkeit, mit einem roten Rosenblatt darin, nach unten fluten. Sie fühlte, dass dies ein Ausdruck von Babaji war, ging durch das strahlend weiße Wasser hinab und landete auf einem tiefdunklen, fast schwarzen Wasser. Hier war der Frieden der Nacht.

Die Devi erinnerte sich an den Samen, den sie am Herzen trug. In dem Augenblick, da sie ihn hervorholte, strömte daraus ein mächtiges Lichtfeuer, das sich zu einer weit nach allen Seiten geöffneten, weißen Feuerblume formte.

Doch sie verweilte nicht darin, sondern tauchte durch das schwarze Wasser hinab und gelangte in viele verschiedenfarbige Ebenen innerer Welten. Die Devi drang von einem farbigen Bereich zum nächsten vor. Die farbigen Schichten wiederholten sich endlos. Angst erfüllte sie. Hört das alles denn niemals auf? – Da erkannte sie: Sie war in das Land von Maya, in das Land der Großen Illusion – die Maha Maya – geraten.

Beim Aarti:

Kali erschien blitzartig in Blau mit herausgestreckter Zunge und vielen Armen, voller Waffen, kurz und eindrucksvoll, offenbar zum Schutz und Segen für die Menschheit.

Dann löste sie sich auf.
Und wer nun dastand, hellblau, groß, erhaben und wunderschön, war die Göttliche Mutter als Tara, die die Seelen in ihre Heimat führt. Und es fielen, wie Sterntaler, runde Goldstücke herab, die im Kreis um ihre Füße lagen, zusammen mit vielen farbigen Blüten, die ihre Füße wundervoll schmückten.

6. Feuerzeremonie am Gurla Mandhata, Mitte, Freitag, den 29. Februar 2008

Wie der Karmaberg der Menschheit zum Gralsberg wurde

Das Feuer war weiß, umgeben von lichtem Grün.

Waren da, im äußeren Umkreis, zwölf hellrote und tiefrote Feuer?

Oben, auf der höchsten weißen Kuppe des tibetischen Kailash, opferten wieder Christian Rosenkreutz, Muniraji und Jesus.
Die anderen opferten heute auf der blauen Ebene.

Die Devi befand sich erst auf der Herzebene des tibetischen Kailash und saß zusammen mit der Göttlichen Mutter im rosa-anandafarbenen Lotos.
Dann stieg sie hinab, in den Karmaberg der Menschheit, um dort zu opfern, wo gestern Christian Rosenkreutz geopfert hatte.

Dank des Durchdringens des dunklen, schweren Karmaberges, das erstmals durch Christus, dann durch Christian Rosenkreutz geschehen war, durch das Licht dieser erbarmenden Liebe, war es warm und hell darin geworden. Aus dem Karmaberg war nun der Gralsberg geworden. Es erschien wichtig, dass da unten, in der Tiefe des Gralsberges, ein Feuer aufrechterhalten und geopfert wurde.

Heute saß dort die Weiße Devi und opferte.

Bhairav Baba erschuf vom Gralsberg hinab, in die Tiefe des Kailash, eine machtvoll blaue Flamme. Kailash ist ein gewaltiger Kegel, der bis zur Erdmitte reicht. Er bildet die innere Weltenachse, um die sich alles dreht.

Unterhalb des Gralsberges spiegelten sich die sieben Bewusstseinsebenen in umgekehrter Frequenz, es entsprach also dem Tiefsten unten und dem Höchsten oben.
In der höchsten Höhe strahlte Weiß, in der tiefsten Tiefe ebenso Weiß.
Direkt über dem Gralsberg befand sich die rote Ebene, direkt darunter zeigte sich ebenso eine rote Ebene. Dann folgten, nach unten hin, die orangefarbene, gelbe, grüne, blaue und violette Ebene – alles in umgekehrter Reihenfolge wie oben.

Im Schutz von Bhairav Babas lichtblauer, kraftvoller Flamme strömte die Devi nun in die Tiefe.
Ganz unten, im Weiß der Tiefe, saß Babaji im Lotossitz und opferte dem Feuer. Er ließ die Devi vor sich Platz nehmen, sodass sie nun – wie er, im Lotos sitzend –, gemeinsam mit ihm in der Tiefe der Erde opferte. Ganz oben, im Weiß, auf der Kuppe des Kailash, opferte weiterhin Christian Rosenkreutz mit den göttlichen Freunden.

Auf der blauen Ebene wurde oben wie unten geopfert, und dank Rama ebenso auf der gelben Ebene, oben wie unten. Durch Hanuman geschah das Gleiche auf der orangefarbenen Ebene, oben wie unten.

Jetzt stieg die Devi in der hellblauen Flamme wieder empor. Die Flamme reichte inzwischen bis zum Herzbereich des Kailash, wo die machtvolle Weltenschlange eingerollt ruhte.
Krishna hatte sie zu Beginn zur Devi gebracht.

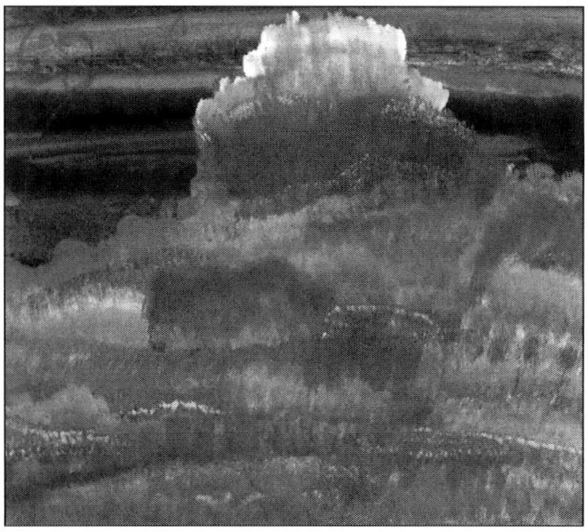

»Lobgesang des Göttlichen«,
gemalt von Babaji (1977–1979)

Nun »ritt« die Devi die Weltenschlange wie auf einer mächtigen Welle hinab, bis ins Weiß der Tiefe, wo Babaji opferte. Unterhalb des Weiß war dunkles Wasser. Dort nun, im dunklen Wasser, verankerte Babaji die Weltenschlange mit seinen Haaren, die er sich abgeschnitten hatte.
Die Devi stieg danach wieder zum Gralsberg hinauf. Chamunda saß opfernd in tiefer Sammlung am Feuer im Lotossitz. Wie schon unten, im Weiß, bei Babaji, ließ Chamunda die Devi vor sich Platz nehmen, um zusammen mit ihr zu opfern.

Beim Mantram »Dattatreya« gab es einen Wechsel: Christian Rosenkreutz kam von oben herab, in das Weiß der Tiefe, und opferte dort, während Babaji sich auf die Kuppe des Kailash begab, um dort das Opfer weiter zu vollziehen.

Brahma schuf einen herrlich rosa Lingam, der sich durch den ganzen Kailash hindurch erstreckte.
Vishnu umhüllte den Lingam mit violettem Licht. Durch das Mantram Sham gab Shiva dem Rot über und unter dem Karmaberg lebendige Kraft.

Die Sonne durchflutete den Gralsberg.

Die Sterne umgaben den Lingam.

Bei »Bhur Bhuwah Swah« durchdrang den Gralsberg feinste Lichtfrequenz.

Jesus reichte der in der Tiefe des Gralsberges opfernden Devi die Hostie.

Beim Aarti:

Gauri durchdrang von unten bis oben
den ganzen Lingam mit dem Gold ihres Wesens.

Dann umhüllte die allumfassende Göttliche Mutter
in strahlendem Weiß von außen den Lingam.

Innen, in der Mitte des Gralsbergs,
stand die Devi aufrecht in Weiß.

7. Feuerzeremonie am Gurla Mandhata, Westseite, Samstag, den 1. März 2008

Manna für alle Wesen

Ein großes, natürliches Feuer mit einer hohen, weißen Flamme in der Mitte, umgeben von acht Feuern mit leuchtend grünen Flammen.

Gauri wirkte groß und kraftvoll, Babaji schmelzend weiß – solche Liebe! Christian Rosenkreutz erschien sehr intensiv, mit großen Augen, Krishna spielte seine Flöte von Anfang an.

Viele Engelwesen erschienen in allen lichten Farben: Rosa, Lila, Weiß, Hellblau; in einem anderen Kreis in sehr kraftvollen Farben: Violett, intensivem Grün, Feuerblau, Magenta.

Während wir »Gung Gurubhyo namah« rezitierten, opferte Christian Rosenkreutz vor Babaji.

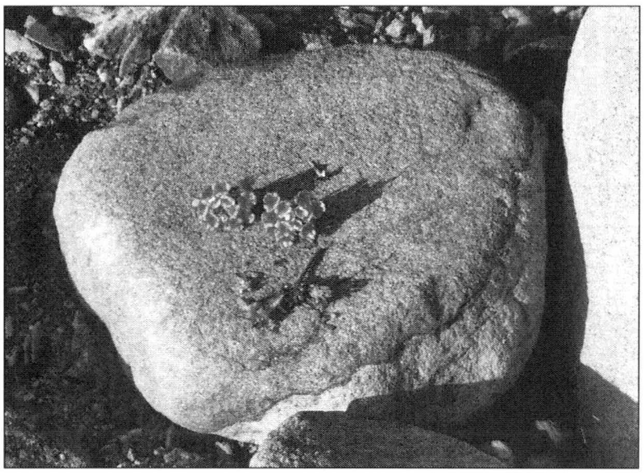

Wie ein Laib Brot aus Stein
im Tal von Herakhan im Nandan Van, 2007

Bei »OM Hariyakhandi« ging wieder jene schmelzende, weiße Liebe von Babaji aus – überwältigend!

Bei den Kailash-Mantren öffnete sich der Berg weit.

Die Devi saß im Herzbereich des Kailash. Wunderbarerweise war Babaji ebenfalls anwesend, als Bhole Baba. Er saß beim Opfern im Lotossitz und ließ die Devi vor sich, ebenfalls im Lotossitz, Platz nehmen. Gemeinsam opferten sie dem Feuer.

Oben, im Weiß, auf der erhabenen Kuppel des Kailash, opferte Herakhandi Baba, tief unten, im Weiß, Christian Rosenkreutz, und in der Mitte, zwischen beiden, im Gralsberg, opferte Chamunda.

Während die Shiva-Namen rezitiert wurden, geschah es, dass Babaji die Devi und uns alle aufforderte, uns hinzulegen. Er selbst legte sich neben der Devi nieder.

Sehr große, herrliche Engel standen um uns, im Herzraum des Kailash. Die Substanz unseres Herzens sollte nun dem Feuer als Nahrung gegeben werden. Dieses Opfer vollzogen die Engel.

In innerer Sammlung lagen wir im Herzraum. Engelshände übergaben das Kostbarste von uns, unsere Herz-Substanz, durch das Feuer an die verschiedenen Aspekte des unendlichen Gottes.

Das Wunderbare war nun,
dass sich dadurch eine Art helles, großes, rundes Kuchenbrot über dem Feuer bildete.
Je länger wir opferten, desto größer wurde es.
Sehr geheimnisvoll!

Ist dies das Manna, das göttliche Brot?

Die Weiße Devi opferte im Gralsberg, der sich inzwischen weiter verwandelt hatte, zusammen mit Christian Rosenkreutz, der, wie zuvor Babaji, nun genauso im Lotossitz hinter ihr saß. Im Berg selbst war es viel klarer und leichter geworden.

Beim Aarti

stand Jesus erhaben und voller Liebe mitten im Kailash.
Er war groß und weit,
umgeben von der Göttlichen Mutter
als Maha Gauri mit 1000 Armen,
die das gewonnene Heilige Brot in alle Welten verteilte,
für alle Wesen, als nährende Kraft.
Es war lebendiges Manna für alle Kreatur.

8. Feuerzeremonie am »Panoramaplatz«, Sonntag, den 2. März 2008

Der Gralsberg wird im Menschheits-Kailash verankert

Die Weiße Devi saß da in strahlendem Gold. Sie war ganz und gar golden, innerlich wie äußerlich. Welch Freude, sie so zu sehen!
Es folgte ein beglückendes Chandan für alle.

Viele nahmen teil, alle drei Seiten des gesamten »Panoramahügels« bevölkerten sich rasch.

Das Feuer, herrlich groß und kraftvoll, wirkte golden. In der Mitte des Feuers war eine weiße Flamme, umgeben von Hellorange.

Bei »Gung Gurubhyo namaha« saß wieder Christian Rosenkreutz vorne, vor Babaji, und opferte.

16 blaue Feuer, acht hellblaue und acht feurigblaue, umgaben in einigem Abstand das große Feuer.
Dort opferten Bhairav Baba und Bhairavi in vielfacher Form.

Ganz unten, am »Panoramahügel«, opferte Hanuman in 108-facher Form.

Unsere Gruppe nahm ums große Feuer Platz.

Inmitten dieses Feuers entstand eine weiße Lotosblume. Darin saß die Weiße Devi, die jetzt, als göttliche Devi, golden geworden war. Ihr menschlicher Anteil setzte sich unten, zu Füßen des »Panoramahügels«, nieder, dort, wo all die orangefarbenen Feuer waren, in die Hanuman opferte. Man konnte sie dort in 108-facher Form opfern sehen, anfangs allein, später kam Chamunda und opferte mit ihr zusammen.
»Zu dienen, ist das Größte!«

Während der Rezitation der Kailash-Mantren wurde heute die goldene Gestalt des Kailash unter der äußeren Form sichtbar. Herakhandi Baba, oben, auf der höchsten Kuppe des Kailash opfernd, ließ sternartig weiße Lichtwellen nach allen Seiten über die feine Goldform des Heiligen Berges herabströmen.

Die Devi, die golden inmitten des mächtigen Feuers in einem weißen Lotos saß, ging nun durch die Mitte senkrecht hinab in den Menschheits-Kailash, der sich unter dem Feuer im »Panoramahügel« befand.

Babaji selbst blieb strahlend weiß im Herzen des Kailash.

Nun erschien die Majestät des tibetischen Kailash in ihrer ganzen Herlichkeit über dem »Panoramahügel«. Es strömten weiße Licht- und Liebeswellen den gesamten Kailash herab.

Die Devi befand sich im Menschheits-Kailash, dem umgekehrten Kailash, dessen Spitze in die Tiefe der Erde reicht. Da sie mit ihrem Bewusstsein zugleich ganz im Gralsberg war, geschah es, dass der Gralsberg in den Menschheits-Kailash einging, mit seiner Spitze nach oben. Hoch darüber fand unsere große Feuerzeremonie statt, während die Devi unten, im Berg des Heiligen Gral, opferte, wie schon in den Tagen zuvor. Christian Rosenkreutz opferte mit ihr, in Lotoshaltung hinter ihr sitzend. So wurde der Gralsberg im Menschheits-Kailash verankert.

Als dies vollbracht war, gingen die Devi und Christian Rosenkreutz in die Tiefe des Menschheits-Kailash. Sie saßen einander gegenüber und opferten dort.
Sati und Chamunda nahmen rechts und links von ihnen Platz, sodass sie gemeinsam einen vierblättrigen Lotos bildeten.
Sie alle opferten.

Nun gab es eine gewaltige Verschiebung:
Herakhandi Baba kam von der Spitze des Kailash herab, in die Tiefe des Menschheits-Kailash.
Und Babaji, der all die Zeit als strahlend weißes Licht im Herzen des Kailash präsent gewesen war, stieg auf und setzte auf der erhabenen Kuppe des Kailash das Opfer fort.

Durch die Präsenz des Herrn des Kailash in der Tiefe des Menschheits-Kailash wurde es möglich, dass die vier von unten aufstiegen.

Dann geschah dies: Sati und Chamunda gingen in die Weiße, jetzt Goldene Devi ein. Zugleich verband sich Chamunda mit dem menschlichen Teil der Devi, der durch sie in vielfacher Form unten, um den Hügel des »Panoramaplatzes« herum, den 108-fachen Hanuman-Feuern opferte.

Herakhandi Baba verankerte das Höchste im Tiefsten.
Er ging durch den Menschheits-Kailash weiter in die Tiefe, bis hinunter zum schwarzen Wasser.
Der Gautam Ganga schuf weißes Wasser über dem dunklen Wasser der Tiefe, in dem Babaji die Weltenschlange mit einem Teil seiner Haare befestigt hatte.

Als nun die Devi und Christian Rosenkreutz gemeinsam aufstiegen, stieg auch die Weltenschlange aus der Tiefe empor, dabei ganz fein golden schimmernd.

Sie alle erschienen am Feuer vom »Panoramaplatz«.

Christus stand erhaben in den Flammen.
Sind die beiden eins geworden mit ihm?
Sie waren nicht mehr zu sehen.

Aarti:

Vor der Devi, der Göttlichen Mutter,
die groß, frei und lichtgolden strahlend
über dem Feuer am »Panoramaplatz« stand.
Sie schaute und wirkte
in jede der acht Himmelsrichtungen.[1]

Ein festliches Aarti, wobei das Licht in immer kleiner werdenden Kreisen vor ihr geführt wurde und schließlich nur noch vor einem Punkt: vor dem unsterblichen göttlichen Samen, den sie in sich trug.
Es war, als ob man durch diesen Punkt in die Unendlichkeit gelangen könnte.

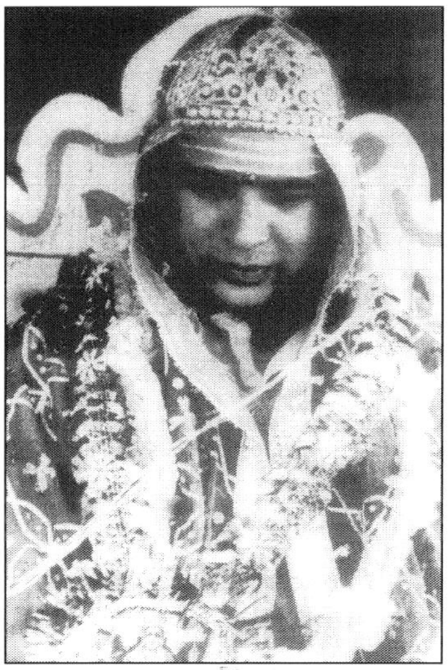

Mysterium Babji,
der Vater ist, der liebende Mutter ist,
das All und das Nichts
und der Punkt im Nichts.

9. Feuerzeremonie am Nordantlitz des Kailash, Montag, den 3. März 2008, Danksagung

Ein Schöpfungsgeheimnis

Eine sehr entspannte Atmosphäre.
Ein Lächeln schien durch die ganze Gruppe zu gehen. Auch Christian Rosenkreutz lächelte.

Ein großes, weißes Feuer in der Mitte, rundum acht goldene Feuer.

Beim Mantram »Gung Gurubhyo namah« nahm Herakhandi Baba vorne am Feuer Platz.
Babaji als Bhole Baba, strahlend weiß, legte sich sehr entspannt und glücklich in seine Arme, seinen Kopf hatte er an Herakhandi Babas Herz gelegt.
Während wir die Kailash-Mantren rezitierten, kamen unzählig viele Tauben vom Kailash herabgeflogen.

1 Diese Erscheinung des Göttlichen wird in Indien »astha siddhi« genannt.

Bei den Bhairav-Baba-Mantren erschuf Bhairav Baba im großen Umkreis um die strahlend weiße, machtvolle Flamme eine Art Amphitheater, ganz in Blau, das tief nach innen und unten ging, bis auf die Herzebene des Kailash.
Von dort aus flammte nun die weiße Feuersäule machtvoll empor.

Bei den Shiva-Mantren weilte Babaji selbst unten, im Herzbereich des Kailash, bei uns allen. Hier sollte das Opferfeuer stattfinden.

Babaji rief die 108 Aspekte Shivas (also die Aspekte seiner selbst) zu kommen. Alle Anwesenden sollten sich nun hinlegen, und jeder sollte sich im Herzen auf seine ureigene Wesens-Essenz einstimmen.
Heute wollte Babaji selbst das Opfer vollziehen. Bei jedem Shiva-Namen nahm er von der ureigenen Wesens-Essenz eines jeden der Anwesenden und opferte es dem Feuer.

Immer wieder entstand ein großes Lächeln im Raum, besonders dann, wenn Essenzen ganz aufgelöst wurden. Dies war besonders intensiv, wenn die Shiva-Ausdrucksformen aufgerufen wurden, weil dann jeder Aspekt seine vollkommene innere Freiheit erfuhr, alles und nicht nur dieser Teil zu sein.
Es war äußerst berührend, die zunehmende Freude bei diesem Opfer durch Babaji zu erleben und das humorvolle Lächeln eines jeden darüber zu sehen, angesichts der Tatsache, so lange nur in einem Aspekt identifiziert gewesen zu sein.

Dadurch, dass Babaji nun selbst aus der innersten Herzens-Essenz eines jeden opferte, entstand im Feuer etwas höchst Geheimnisvolles: Eine hellbräunliche Substanz, die mehr und mehr die Form einer Kugel annahm und immer größer wurde. Einerseits schien es, als seien alle edlen Metalle in ihr, was sie sehr schwer erscheinen ließ, andererseits war da etwas wie Heilige Asche mit Wasser und Honig gemischt in ihr, was bewirkte, dass sie leicht erschien.
Diese göttliche Kugel trug eine ungeheure Kraft in sich.

Dieser Prozess vollzog sich während der Nennung der Shiva-Namen.

Dann schwebte die lebendige, kraftvolle Kugel in die Tiefe, zum schwarzen Wasser hinab. Mit großer Dynamik tauchte sie dort rechts ein, bis in das farbige Land der Maya, der Illusion, das endlos schien. Die Anhaftung an die Maya auflösend, stieg sie, einen großen Bogen nehmend, auf der linken Seite wieder empor. Das Wasser war hier weiß und die Kugel kam leuchtend sowie mit großer Dynamik heraus, bevor sie nach oben schwebte.

Beim Aarti stand Christian Rosenkreutz bei der Devi.

Sie standen in vollkommener Einheit als ein großes Wesen da,
wurden immer durchsichtiger,
bis nur noch das Licht der reinen Liebe,
ein unendlich lichter Himmel,
zu sehen war.

Es blieb nichts zurück,
auch ihre Körper waren vollkommen im Licht aufgelöst.

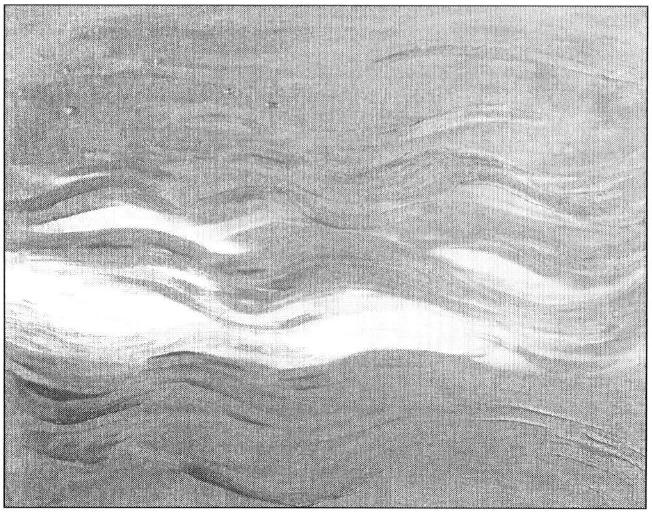

»Goldene Wellen«, gemalt von Nila / Renata Caddy (2011)

10. zusätzliche Feuerzeremonie, für die Menschheit,
Dienstag, den 4. März 2008

Wenn Liebe sich vollendet: Die Geburt einer strahlenden Sonne

Babaji erschien strahlend weiß und voller Glück.

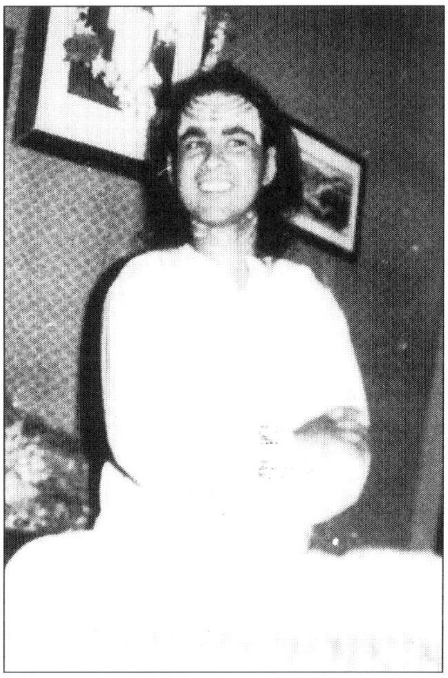
1974

Ein großes, machtvolles, weißes Feuer mit einem goldenen Auge oben, in der Mitte. Rundum züngelten Flammen in den feinsten Farben des Regenbogens.

Viele nahmen an der Zeremonie teil.

Bald waren wir mit dem Feuer im Inneren von Gurla Mandhata, in der Mitte eines Tempelraumes, der – von Säulen umgeben – ganz in warmem, rötlich gedunkeltem Gold schimmerte.
Befanden wir uns im sechsblättrigen Lotosbereich des Heiligen Berges?

Bei den weiteren Mantren zeigte sich ein Tempel über dem anderen. Diese Tempel wurden nach oben immer größer und reichten über die unteren kleineren Tempel hinaus.
Es gab also innen, im heiligen Berg, einen Tempel im Tempel im Tempel. Unser großes Feuer fand weiter unten statt.

Bei den Kailash-Mantren erschien Mount Kailash in strahlend weißem Licht über dem Gurla Mandhata, der sich ihm weit öffnete. Der Berg der Göttlichen Mutter war vollkommen offen für das herrliche Licht des Kailash, der, mit seiner Spitze nach unten, sich nun in den Gurla Mandhata schenkte.

Die beiden göttlichen Berge, Shivas Berg und Gauris Berg, durchdrangen einander.
In der Mitte des glückseligen Geschehens entstand der göttliche Same, ein kristallenes Licht, das beim Mantram von Lord Dattatreya in feinstem, weißem Gold zu leuchten begann. Immer größer wurde das Licht, und als wir die Mantren von Brahma, Vishnu und Shiva intonierten, wurde es noch strahlender und leuchtender.

Beim Sonnen-Mantram begann dieses Licht unglaublich zu strahlen – eine machtvolle Sonne war entstanden. Sie erfüllte von der Mitte des Berges aus alles mit ihrem herrlichen, kraftvollen Licht.

Bei »Bhur Bhuwah Swah« wurde diese strahlende Sonne tief von innen her durchdrungen von der Dimension der Sonne jenseits der Sonnen, von einer Feinheit des Lichts, die einfach alles mit absoluter Seligkeit erfüllte.

Shiva
und Shakti
in Einheit.

Beim Aarti:

Weiß, Weiß, Weiß,
unbegrenztes Weiß,
von der Tiefe bis in die Höhen.
Darin erschien
– golden, groß und so einfach –
Gauri.

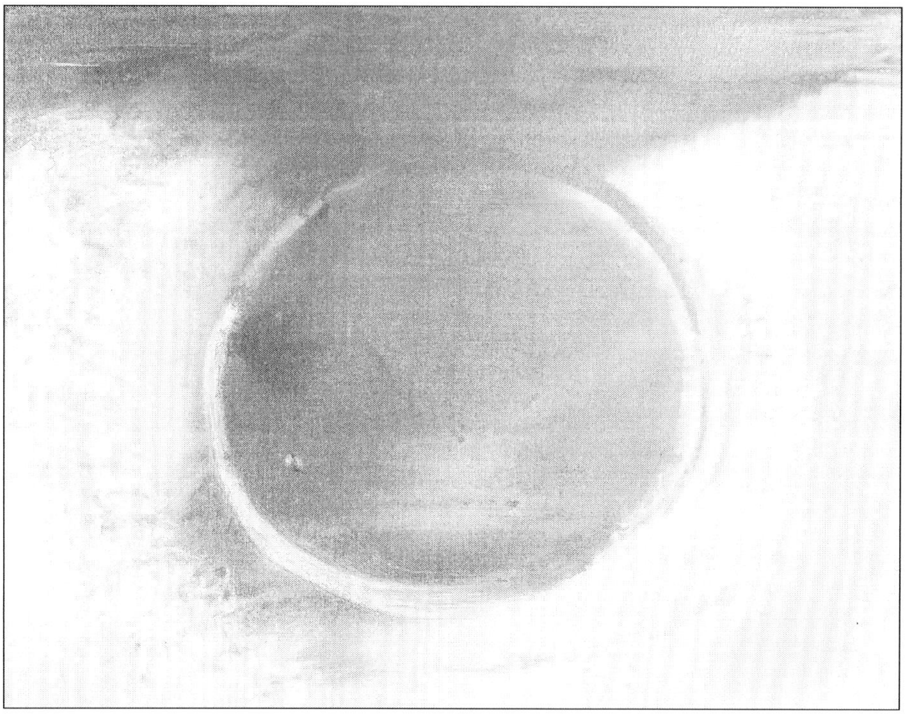

»Einheit« aus der Serie »Der Grundlagenstein des Universums«,
gemalt von Nila /Renata Caddy (2014)

Nachwort

Diese inneren Feuerzeremonien fanden im »Quell des Heilens« am Bodensee statt.

Der Quell des Heilens:

»Nandan Van«

»Dieser Garten, Nandan Van genannt,
ist durch die Gnade von Babaji entstanden.
Dies ist ein universeller Platz, ein Schöpfungsgarten.

Es ist wie das Herz im Herzen von Europa.«

Shri Maha Munirai

Dieser Garten, Nandan Van, ist tief mit Tibet verbunden,

dem Herz im Herzen der Welt«.

Abschließend noch ein paar Worte zum Mantram »OM namah Shivay«,
das Babaji für jeden empfohlen hat in dieser Zeit.

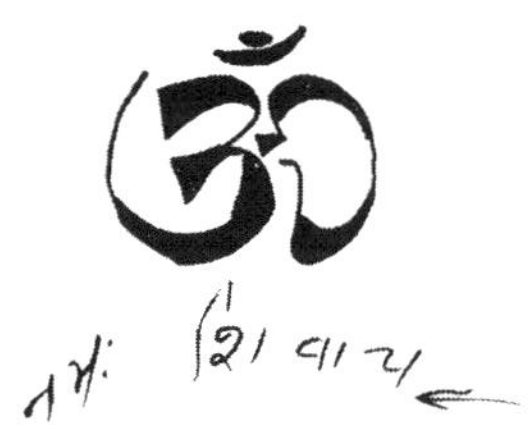

Das »Maha Mantra«, das stärkste Mantra, das Gott der Menschheit gegeben hat, ist:

OM namah Shivay

Als Shakti, die ursprüngliche Energie, zuerst erschien, war das erste Mantra, das sie sprach:

OM namah Shivay

Es kann jedem gegeben werden – im Gegensatz zu anderen Mantren, die individuell vom Meister an den Schülern gegeben werden, wenn er den Schüler für bereit erachtet, ein spezielles Mantra zu haben. Die Kraft von »OM namah Shivay« ist unbegrenzt. Es erfüllt alle irdischen Bitten und kann das größtmögliche Glück schenken (Shiva Purana). Die Buchstaben und Silben entsprechen sowohl den Mächten des Kosmos als auch den Organen des menschlichen Körpers. Indem man sie ausspricht, werden Schwingungen in Bewegung gesetzt, die diese Mächte und Organe beeinflussen. Wenn ein Mantra den Namen einer Gottheit enthält – wie in »OM namah Shivay« – wird die Macht dieses Wesens aktiviert. Shiva sagt in der Kailasha Samhita: Ich bin der Herr jenseits aller Attribute …
Ich bin Shiva, der in allem ist, und doch zugleich enthalten ist in einer Silbe, dem Mantra OM, das der Ton der Schöpfung ist.

Anhang

Zur vedischen Feuerzeremonie

Der Vater des Feuers ist Licht – die Mutter des Feuers ist die Liebe:
Feuer ist das Medium der Transformation.

Die Rishis, die Heiligen und Seher, wussten, dass es großen Segen bringt, wenn etwas aus der Fülle der Schöpfung zurück an den Schöpfer geopfert wird. So entstand die vedische Feuerzeremonie.
Ihre Ausführung, welche Mantras rezitiert und was geopfert wird, wird entsprechend der Schau der Rishis in den Veden genau beschrieben.

Während die Mantras, also die Namen göttlicher Wesen, rezitiert werden, wird dem Feuer geopfert: Reis (es ist eine Reis-Sesam-Gerste-Zucker-Mischung), Ghee (zerlassene, gereinigte Butter), Blüten, Früchte, Räucherwerk und Kokosnüsse.

Um eine vedische Feuerzeremonie ausführen zu dürfen, ist es notwendig, die Erlaubnis und den Segen eines Meisters zu haben.

Shastriji sagte einmal: »Das Feuer ist wie die Post – es bringt das, was du absendest, sofort an die gewünschte Adresse.«
Das, was wir opfern, wird sogleich von den Gottheiten empfangen, die wir anrufen. – Dies ist eine besonders schöne Art, mit den göttlichen Wesen Kontakt aufzunehmen.

Es gibt zwei Arten von Opfer in der Schöpfung:
Das horizontale – einer gibt einem anderen, der weniger hat – und das vertikale Opfer – wir geben etwas aus der Fülle des Irdischen zurück an das Göttliche. Dadurch wird ein Kreislauf des Gebens in Bewegung gebracht: Ein wenig Reis wird geopfert – und eine Fülle von Reis strömt herab.

Die großen Meister führen an vielen Orten Feuerzeremonien aus – unter anderem auch, um die Hungersnot zu lindern.

Babaji betonte die große Bedeutung des Havan, des Feuerrituals: »Die Schöpfung ist daraus entstanden.«

Für die Durchführung von Feuerzeremonien gibt es viele Motive: um Regen und Fruchtbarkeit zu beschwören, zum Schutz vor Unheil oder um Wünsche zu verwirklichen. Auch zur Reinigung der Atmosphäre, der Gefühle und Gedanken und ebenso zur Heilung der Elemente in uns sowie in der Natur sind die Zeremonien geeignet. Das Schädliche wird transformiert, das Gute kommt zum Gedeihen. So werden Feuerzeremonien auch durchgeführt mit der Bitte um Wohlstand und Fülle, Frieden, Liebe und Glück.

LORD SHIVA	der Große Gott, der Glücksbringer, das Selbst aller Wesen. Shiva bringt auch Zerstörung und damit Neuaufbau der Schöpfung.
Babaji	der LORD SHIVA in menschlicher Form ist, er führte alles. Mit ihm präsent waren:
Jesus Christus und Christian Rosenkreutz	
die Göttliche Mutter	in ihren verschiedenen Ausdrucksformen:
als Herakhandeshwari	die allumfassende Weltenmutter
als Mutter Maria	voller Gnade
als Sati	die Große Göttin in ihrem ersten Erscheinen auf Erden als LORD SHIVAS Gemahlin, Tochter von König Daksha
als Parvati	die Große Göttin, LORD SHIVAS Gemahlin, wiedererschienen auf Erden als Tochter von König Parvat
als Gauri (sprich Gori)	von lichtem, goldenem Aussehen, ein Name von Parvati
als Durga	die Unüberwindbare, die alle Macht hat, unendlich zu beschützen, Ausdruck der Großen Göttin
als Chamunda	die »Schöne Drachentöterin«, die in ihrer Liebe in große Tiefen geht, die alle Unwissenheit und Dunkelheit, auch die feindlichen Mächte überwindet, Ausdruck der Großen Göttin

Bhairav Baba (sprich Beru Baba)	die rechte Hand Shivas, Shivas Form als Zerstörer des Bösen einerseits und als der große Heiler und Beschützende des Guten andererseits
LORD Rama	die siebte Inkarnation von Vishnu im Tetra Yuga, dem goldenen Zeitalter
LORD Krishna	Avatar von Vishnu, ca. 3100 v. Chr., der die Bhagavhad Gita inspirierte
LORD Dattatreya	die Einheit von Brahma, Vishnu und Shiva: Brahma: der Schöpfergott Vishnu: der Erhalter der Schöpfung Shiva: der die Schöpfung zurückführt in das Licht
Ganesha	der Torhüter, der da ist, dass wir ihn bitten, die Hindernisse zu beseitigen
Hanuman	liebender Diener Gottes, der aus Liebe zu Gott alle Taten zu vollbringen vermag, Archetyp des voller Freude und Kraft Gott Dienenden, einer der Unsterblichen, Held des Epos Ramayana, dort in der Form eines Affenkönigs
Purusha	das innerste Selbst der Menschen
Guru	der innere Lehrer, der – wenn die Zeit reif ist – auch außen erscheinen kann, es ist der, der den Menschen zu seinem göttlichen Selbst führt
Goraknath	frühere Manifestation von Babaji, ca. 3100 v. Chr., berühmt wegen seiner Wundertaten,
Kale Bushundi	ein großes, erleuchtetes Wesen, das, wie Babaji sagt, in der Form einer Krähe auf einer Hügelspitze im Himalaya lebt. »Durch Kale Bushundi erlangte Shastriji Selbstverwirklichung.« (Babaji)
Gautam Ganga	heiliger Fluss, der im Manasarovar entspringt, unterirdisch fließt, bis er am Herakhan Kailash an die Oberfläche kommt – als göttlich reines Wasser,
Ganga	die Göttin und der heilige Fluss Ganges
Surya	die Sonne
Navgraha	die Sterne

Die 108 Aspekte Shivas:

1. Shiva Shiva	der Reine, Leuchtende, Glückliche	24. Kashi Vishvanatha	der Herr des Universums
2. Hari Hara	Vishnu = der Retter, Shiva = der Verwandler aller Dinge	25. Chandra Maullishvara	Er, mit dem Mond als seinem Juwel
3. Nilakhanta	Er mit der blauen Kehle	26. Nageshvara	Herr der Schlangen
4. Parvati Pati	Gemahl von Parvati, der Tochter der Berge	27. Omkareshvara	Shiva in der Form des OM
5. Hara Hara Gange	Ehre sei dem Fluss Ganga.	28. Mahakaleshvara	Herr der transzendenten Zeit, Herr des Todes
6. Gaura Pati	Gemahl von Gauri	29. Pinakapani	Er, der den Bogen hält
7. Hara Hara	der Erlöser von Sorgen	30. Bhimashankara	Quelle von allem, was ist, der, der Freude schenkt
8. Bol Mere Mane	der in mein Herz spricht	31. Dhurjati Shiva	Shiva mit mattem Haar
9. Bhole Baba	der Vater, der einfach ist, der alle Wünsche erfüllt	32. Bhutanath	der Herr der Geister
10. Ganga Dhara	der den Fluss Ganges auf dem Haupt trägt	33. Sada Shiva	Gott Shiva, für ewig wunderbar
11. Alakh Niranjana	Er, der unsichtbares Licht ist	34. Mahadeva	der Große Gott
12. Chandra Shekara	der sechs Tage alte Mond	35. Deveshvara	der Gott der Götter
13. Rudra Rupa Dhara	Er, der eine furchterregende Form hat	36. Sarveshvara	der Gott von Allem
14. Damaru Dhara	Er, der die Trommel hält	37. Rameshvara	Herr von Rama
15. Trishul Dhara	Er, der den Dreizack hält	38. Maharudra	der Große Gott Rudra
16. Kailash Vasi	Er, der auf dem Berg Kailash thront	39. Jagadishvara	Herr des Universums
17. Annapurna Pati	Gemahl von Annapurna,der Göttin der Nahrung	40. Lokeshvara	Herr der drei Welten
18. Somnath	der Herr des Mondes	41. Diviyeshvara	Herr aller Götter
19. Kedarnath	Herr von Kedarnath (Shiva-Tempel)	42. Akhileshvara	der Gott von allem
20. Pashupati	Herr aller Wesen	43. Nikileshvara	Herr der Inneren Welt
21. Mallikarjun	Shiva-Tempel mit Licht-Lingam	44. Jagat Pati	Herr des Universums
22. Dhrushmeshvara	Tempel mit Licht-Lingam in Südindien	45. Himalay Pati	Herr des Himalayas
23. Varanasi Vasi	Er, der in Benares (Varanasi) wohnt	46. Uma Pati	Gemahl von Uma (Frieden der Nacht)

47. Rajeshvara	Herr der Könige	78. Gopala Krishna	der fünf Jahre alte Krishna als Kuhhirte
48. Panch Nath	Herr der fünf Elemente, der fünf Sinne	79. Radhe Krishna	Krishna mit seiner Geliebten Radha
49. Shiva Shambu	Ort der Glückseligkeit	80. Dvarika Pati	Herr von Dvaraka
50. Kailash Pati	Herr des Kailash	81. Kaliya Daman	Schlange im Yamuna Fluss,mit der Krishna kämpfte
51. Sukh Sagar	Ozean der Freude	82. Vasu Deva	der in jedermanns Herz wohnt
52. Baijnath Shiva	Shiva als der Same der Samen	83. Shesh Naga Pati	der die Weltenschlange trägt
53. Girija Pati	Gemahl der Tochter der Berge	84. Lakshmi Pati	Gemahl von Lakshmi
54. Dindayalu	Er,der großzügig mit den Armen ist	85. Vaishnava Jana Pati	Herr der Vishnu-Verehrer
55. Digambara	nur mit vier Himmelsrichtungen bekleidet	86. Bal Gopala	das Krishna-Kind
56. Durga Pati	Gemahl von Durga	87. Krishna Chandra	Lord Krishna, schön wie der Mond
57. Tripurari	Bezwinger des Dämonen Tripura	88. Gopi Vallabh	Krishna als Liebling der Gopis
58. Prithvi Pati	Gemahl der Mutter Erde	89. Narayana	Vishnu, Zuflucht von jedem
59. Mangalamaya Shiva	Kostbarer Gott Shiva	90. Brija Vasi	Er, der in Vrindavan lebt
60. Yogendra	König des Yoga	91. Gopi Krishna	Krishna der Gopis
61. Ripudaman	Zerstörer aller Feinde	92. Murlidhara	Krishna mit der Flöte
62. Trinetra Dhari	Gott, der drei Augen hat	93. Rishikesh	König der Weisen, Gott der Rishis
63. Vishveshvara	Herr des Universums	94. Padmanabha	aus dem Lotos Geborener
64. Bhashma Dhari	dessen Körper mit Asche bedeckt ist	95. Rama Chandra	Lord Rama, schön wie der Mond
65. Jata Dhari	Er, der mattes Haar hat	96. Raghupati	Er, aus der Familie der Raghus
66. Tripura Sundari	die schönste Göttin der drei Welten	97. Raghuvira	der Tapferste der Raghus
67. Mahakali	Große Göttin der Transzendenten Zeit	98. Maryada Purushottama	König des Menschen,der begrenzt ist
68. Mahalakshmi	Große Göttin des Wohlstands und Glücks	99. Janaki Pati	Gemahl von Janaki, Sita
69. Mahasarasvati	Große Göttin der Weisheit	100. Hanumana Priya	Geliebte Hanumans
70. Vasundhara	schöne Mutter Erde	101. Manvendra	König der Menschen
71. Jagadamba	Mutter des Universums	102. Kaushaliya Suta	Sohn von Kaushaliya
72. Bhavani	Göttin in ihrem kriegerischen Aspekt	103. Raghuvanshi	Er, der aus der Raghu-Familie stammt
73. Chamunda	schöne Göttin,die den Drachen tötet	104. Lakshman Bandhu	Bruder von Lakshman
74. Bhuvaneshvari	Göttin der drei Welten, Königin des Universums	105. Ragavendra	König der Raghus
75. Purushottama	höchste Weltseele	106. Avinashi Shiva	unsterblicher Shiva
76. Madhusudhana	Töter des Dämonen Madhu	107. Sambsadashiva	Lord Shiva, auf ewig im Herzen eins mit der Göttlichen Mutter
77. Hare Krishna	Lord Krishna, der anzieht	108. Haidakhandi	Herr von Haidakhan

Danksagung

1008 Dank an Shri Babaji, dem allumfassenden Bewusstsein und Herrn.
Er vollbrachte die hier beschriebenen Taten zusammen mit seinen göttlichen Freunden.

Shri Muniraj Maharaj: Ich finde keine Worte dafür, wie groß mein Dank an ihn ist, dessen Instrument ich sein durfte, der mich – selbst in Einheit mit Babaji – in dieser Reise führte, in unendlicher Liebe und Kraft.

Von ganzem Herzen Dank an Shri Mishra Vishnu Datt Shastriji, der nicht nur ein Genius der Sprache ist, ein großer Seher und Heiler, sondern auch ein tiefes, liebendes Herz, das mich immer wieder inspirierte.

Inniger Dank an Peter Caddy, meinen Mann, diesen geliebten Sonnenmenschen, für die Kraft des Vertrauens jederzeit.

Mit dem Segen des Himmels erschienen die Helfer zur richtigen Zeit:

Daher mein strahlender Dank
– an John Maschino, diesen großen, wissenden Menschen, ein Sehender, für sein hoch inspiriertes Vorwort und seine liebevolle Teilnahme von Anfang an bei der Geburt der Texte dieses Buches.

– an Petra Bunke, die sich als schauendes Auge und Herz tief in diese Ereignisse einfühlte, sie miterlebte und mich in dieser Arbeit sehr unterstützte. Mit Geist und Seele nahm sie, die selbst visionär ist, tief teil am Entstehen dieses Buches.

– an Amrita Akhil, die mir beim Heraussuchen der vielen Fotos und Bilder für dieses Buch half. Ich schätze sehr ihre Kompetenz, ihre Hingabe, Begeisterung, unermüdliche Geduld und ihren Humor. Wahrhaftig, Gott hat sie als einen Engel für die Vollendung dieses Buches geschickt.

– an Gisela Haase fürs Einscannen all der Fotos für das Buch, für ihre wundervolle Hilfsbereitschaft jederzeit, für all ihre Liebe, ihren Einsatz, ihr großes Können!

– an Gisela Behrent für ihre echte Freundschaft, ihre erstaunliche Intuition, ihr inniges, wissendes Mitschwingen.

– an Edit Bernhardt-Herr für ihre Klarheit und ihren Humor beim Korrekturlesen.

– an Tim und Christine Krieger, ihre freundschaftliche Hilfe aus liebevollem Herz und Sinn.

– an Dr. Margrit Christine Falter für ihren selbstlosen Einsatz.

– an Mohini Brigitte Hoffmann, die lichtvollen Sinnes und Herzens, mit Elan, ihrem Wissen und ihrer Liebe zu der Vollendung dieses Buchs beitrug.

Weiteren Dank allen, auch jetzt nicht erwähnten, sichtbaren und unsichtbaren Helfern, die am Gelingen dieses Buches mitwirkten.

Vita

Renata Caddy wurde 1941 geboren und verbrachte, nach einer vom Krieg überschatteten Kindheit, eine strahlende Jugend in München, in einem kulturell und geistig sehr aufgeschlossenen Elternhaus, durch das sie zum Beispiel auch in Berührung mit der Philosophie des Zen kam.

Nach ihrem Abitur studierte sie Malerei, Grafik und Bildhauerei in München, Berlin und Paris. Ihren Abschluss machte sie bei Prof. Alexander Camaro, ihrem damals tief verehrten Lehrer im Malen wie im Leben in Berlin. Während des Studiums unternahm sie inspirierende Reisen nach Griechenland, in die Sahara, nach Ägypten, Russland, Spanien, in die Provence, Bretagne und die Toskana.

1967 heiratete sie Dr. Peter Zürn und hatte mehrere Ausstellungen ihrer Ölbilder mit Lesungen eigener Texte und Gedichte in Frankfurt. Die Praxis des Zen wurde sowohl für ihr Schaffen als auch in ihrem Leben immer wichtiger.

1968 begegnete sie innerlich der »Mutter« des Shri-Aurobindo-Ashrams, und 1972 fuhr sie nach Indien, um ihr auch äußerlich zu begegnen.

Seit 1973 lebte und arbeitete sie mit Oscar Marcel Hinze zusammen, dem Begründer der Akademie für Phänomenologie und Ganzheitswissenschaft. In dieser Zeit vertiefte sie auch ihr Wissen in Graphologie auf tiefenpsychologischer Basis (Diplom), der künstlerischen Therapie auf anthroposophischer Grundlage, der Astrologie sowie dem Spirituellen Heilen – Letzteres bei verschiedenen Heilern, insbesondere bei Harry Edwards in England.

1975 begegnete sie erstmals Peter Caddy, ihrem späteren Mann, dem Mitbegründer der Findhorngemeinschaft im Norden von Schottland, die inzwischen von der UNO anerkannt ist.

1977 zog sie an den Bodensee.

1978 kam der innere Ruf von Babaji – sie flog sofort zu ihm nach Indien.

Im Anschluss hielt sie sich regelmäßig in Herakhan auf, bis zu Babajis Mahasamadhi[1] 1984, als Babaji alles Shri Muniraj übergab. Weiterhin reiste sie regelmäßig in Babajis Ashrams, um in der Präsenz von Shri Muniraj und Shastriji zu sein und an den Heilungsfesten (Navaratris) für die Welt teilzunehmen.

1979 begann die Transformation eines wilden Gartens an ihrem Wohnhaus am Bodensee in einen lebendigen Heilungsgarten.

Seit 1980 gibt sie Intensiv-Seminare und Workshops zu grundlegenden Themen des Lebens: Weg zur Mitte, Selbstfindung, Selbst-Entfaltung, Mandala-Wochen, Partnerschafts-Workshops, Planeten-Yoga-Wochen, Heiler-Trainings und immer wieder kontemplative Mal-Wochen, zum Beispiel »Malend auf dem Weg zum Selbst«.

Ab 1982 entstanden – neben den Seminaren – regelmäßige wöchentliche Meditationsabende im Haus und im Garten, bis heute und weiterhin.
1985 offenbarte sich der Name für den ganzen Platz: »Quell des Heilens«.

1987 heiratete sie Peter Caddy. Weiterhin hielt sie Vorträge und Seminare, auch mit ihm zusammen. Beide waren viel unterwegs auf gemeinsamen Reisen. Peter war ein planetarischer Mensch mit einer großen Offenheit für alle Kulturen und Länder.
Zu Hause, am Bodensee, verankerte Peter bei intensiver Gartenarbeit voller Liebe das Licht in der Erde dieses Gartens.

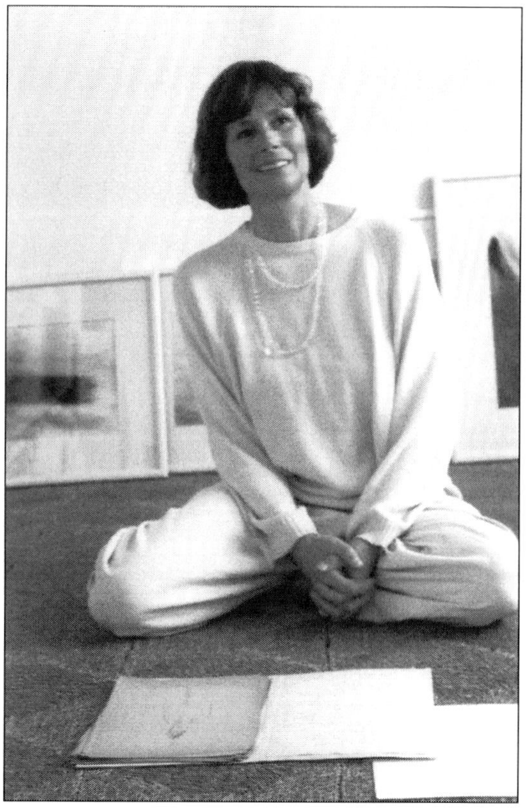

Seit 1992 veranstaltet Renata Caddy regelmäßige Sonnenfeste im »Quell des Heilens« mit Feuerzeremonien und Sacred Dance.

1994 starb Peter plötzlich – durch einen Autounfall. So musste der letzte Teil seiner Autobiografie durch Renata Caddy vollendet werden. »In Perfect Timing« ist in mehreren Sprachen veröffentlich worden.

Durch all die Jahre hindurch malte sie immer wieder intensiv – außer Einzelbildern auch Serien von Ölbildern: die Karawanenserie, die Auferstehungsserie, das Geheimnis des Blau, die Schottlandserie etc.
Die Bilder wurden wiederholt ausgestellt.

2000, 2004 und 2006 unternahm Renata Caddy Pilgerreisen zum Berg Kailash nach Tibet. Weitere große Bilderserien entstanden: »Die Tibet-Serie« und »Eine Reise der Menschheit durch Transformation in ein neues Leben« in 100 Ölbildern.

Sie vollendete ihr dreibändiges Werk »Liebe des Herzens« mit »Segen von Babaji« als erstem Band und »Der Geburt der Neuen Welt entgegen« I und II als zweiten und dritten Band, die zusammen eine Einheit bilden.

Ebenso vollendete sie einen Zyklus von Ölbildern »Vom Land der Weißen Wasser« und eine Serie von Goldbildern, inspiriert vom »Grundlagenstein des Universum«, wie in der Kabbala die Wahrheit genannt wird, der alles zugrunde liegt.

1 Mahasamadhi: der bewusst herbeigeführte Austritt der Seele aus dem Körper

Sie will malen, viele Bilder malen, z. B. Herzbilder … Ihr Wunsch: Möge das Buch über den »Quell des Heilens«, den »Garten des Himmels« und das Buch über die Gralzeremonien gelingen und als Inspiration und Segen in die Welt gehen. Möge weiterhin Heilung geschehen, auf vielen Ebenen Heilung … allem, was da ist.

Weitere Informationen zur Arbeit von Renata Caddy und ihren Kunstwerken finden Sie auf ihrer Website:

www.nila-renata-caddy.de

Dort können Sie die hier abgedruckten Gemälde auch in Farbe sehen.

Bildnachweise

Gemälde von Nila/Renata Caddy:
S. 11, S. 22, S. 24, S. 25, S. 30, S. 31, S. 33, S. 34, S. 35, S. 38, S. 43, S. 56, S. 58, S. 80, S. 82, S. 86, S. 88, S. 96, S. 98, S. 99, S. 106, S. 109, S. 111, S. 113, S. 115, S. 117, S. 118, S. 122, S. 123, S. 126, S. 129, S. 132, S. 134, S. 137, S. 140, S. 144, S. 145, S. 146, S. 147, S. 149, S. 151, S. 153, S. 154, S. 155, S. 156, S. 159, S. 162, S. 163, S. 164, S. 172, S. 174

Fotos von Renata Caddy:
S. 12, S. 13, S. 14, S. 16, S. 17, S. 18, S. 20, S. 21, S. 22, S. 24, S. 34, S. 47, S. 48, S. 54, S. 56, S. 61, S. 63, S. 64, S. 68, S. 72, S. 74, S. 90, S. 93, S. 101, S. 125, S. 130, S. 136, S. 152, S. 164, S. 169, S. 171, S. 173, S. 180

Lisetta Carmi:
S. 2

Gisela Haase und Renata Caddy:
S. 17 (Plan der »Kailash-Festung«)

Public Domain:
S. 74

Die Gemälde, die Shri Babaji in Herakhan malte (meist Aquarelle), wurden an Lisetta Carmi (Janki Rani), Centro Bhole Baba/ Cisternino und an Teresa Dawson (Surja) übergeben. Tiefer, von Herzen kommender Dank, dass sie für dieses Buch zur Verfügung gestellt wurden. Babaji schenkte Renata Caddy (Nila) zwei Bücher, die er in ihrer Gegenwart gemalt hatte. Einige Bilder daraus sind hier abgebildet.

Rechte bei Renata Caddy:
S. 26, S. 27, S. 52, S. 70, S. 73, S. 110, S. 120

Centro Bhole Baba/Cisternino:
S. 40, S. 42, S. 49, S. 50, S. 51, S. 66, S. 67, S. 78, S. 107, S. 165, S. 166

Teresa Dawson:
S. 29, S. 30, S. 37, S. 39, S. 65, S. 75, S. 133, S. 157, S. 168

Christian Haugen:
Shiva-Bild »Elephanta Caves« von S. 36: Autor: https://www.flickr.com/peoples/34073237@N04
Lizenz: Creative Commons Attribution 2.0 Generic
https://creativecommons.org/licenses/by/2.0/deed.en

Gebriele Wosien:
S. 40

Fotos von Martin Bichler, Tim Krieger, Lisetta Carmi und der Autorin.
Alle von Babaji gemalten Bilder © Teresa Dawson, Lisetta Carmi via Centro Bhole Baba – Cisternino, Gabriele Wosien und Renata Caddy

Ergreifendes Zeugnis einer Begegnung mit Babaji

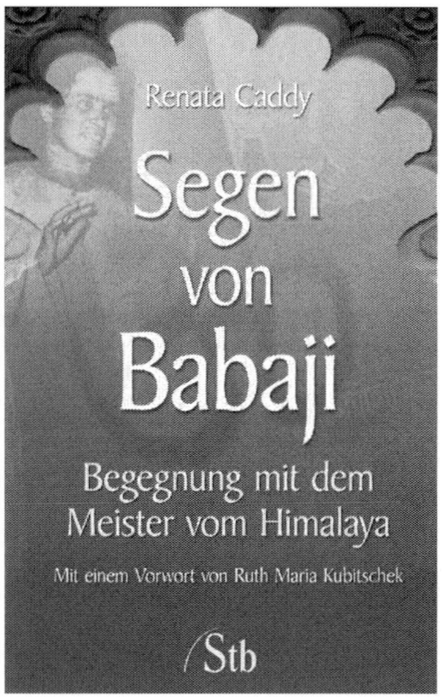

Renata Caddy:

Segen von Babaji
Begegnung mit dem Meister vom Himalaya

300 Seiten
ISBN: 978-3-8434-3034-0

»Oh, Tochter des Himalaya!«, hörte ich eine Stimme leise und glücklich in mir singen, immer und immer wieder.

Ich saß im Flugzeug nach Indien auf meinem Weg zu Babaji, der in Herakhan 1970 in einer Höhle erschienen war. Herakhan liegt circa zehn Stunden nordöstlich von Delhi.
Es war der 15. Januar 1978. Ich war in meinem sechsunddreißigsten Lebensjahr.
Hätte mir jemand Weihnachten erzählt, dass ich drei Wochen später im Flugzeug nach Indien auf dem Weg zu Babaji sitzen würde, hätte ich es nicht geglaubt und für unmöglich gehalten.

Wie kam es dazu?

Trotz jahrelangen intensiven spirituellen Trainings war ich in eine sehr tiefe innere Krise geraten. Durch schwierige Lebensumstände fühlte ich mich vollkommen ratlos. Ich wandte mich flehend an Gott: »Hilf mir doch!« – Da kam Babaji.

Bereits zwei Jahre zuvor, 1975, hatte ich das erste Mal durch Gabriele Wosien, eine Freundin, von Babaji gehört. Damals war ich eher skeptisch, als ich hörte: »Jener Babaji, von dem Paramahansa Yogananda in seiner ›Autobiographie eines Yogi‹ schreibt, ist erneut erschienen, doch nun ist er für die Öffentlichkeit da.«
Von wie vielen wurde wohl behauptet, dass sie jener legendäre Babaji seien?
Doch als ich ein Foto von ihm kurz nach seinem öffentlichen Erscheinen sah, war ich zutiefst berührt. Während ich seinen Namen durch meine Wirbelsäule hochatmete, entstand intensives Licht!
Trotzdem war die Zeit damals noch nicht reif. Nach dem Tod der »Mutter«, der Partnerin von Shri Aurobindo, die mich seit 1968 innerlich geführt hatte, wollte ich keinen spirituellen Lehrer im Äußeren mehr haben.
Ich war nicht wirklich offen, befestigte aber dennoch sein Foto neben denen von anderen großen Lehrern aus Ost und West, denen ich im Inneren oder Äußeren begegnet war und die ich verehrte, in meinem Atelier an der Wand.

Zwei Jahre später, als ich mit meinem Freund Marcel durch Zufall Gabriele Wosien in München wiedertraf und zu Silvester 1977 zu uns nach Hause mitnahm, erzählte sie uns auf der Autofahrt von Babaji, während draußen dichter Schnee fiel. Über und über waren wir von Weiß umgeben.
»Sein Teaching ist so einfach, er lehrt Wahrheit, Einfachheit und Liebe und dass es wichtig ist, den Namen Gottes immer zu wiederholen.«
All das erreichte jetzt ein ganz offenes Herz.

Als sie dann uns und einer Gruppe unserer Freunde in der Silvesternacht Bilder von Babaji zeigte – und damals gab es nicht viele Fotos –, eines berührender als das andere, fiel mein Blick auf ein Bild, das mir einen richtigen Schock versetzte. Es zeigte den alten Herakhan-Baba, von dem gesagt wurde, er sei Babaji in seiner früheren Erscheinungsform. Er schaute derart streng und durchdringend, dass es mich in große Angst versetzte: »Oh nein, so dermaßen streng darf er nicht mit mir sein!«, dachte ich.

Am nächsten Morgen, dem Neujahrsmorgen, erwachte ich strahlend aus einem Traum von einem weißen Schneefeld mit dem beglückenden inneren Wissen, dass ich sofort zu Babaji fliegen würde.
Ein Freund von uns beabsichtigte, Mitte Januar zu einem Sonnenenergiekongress nach Delhi zu fliegen, und ich wusste spontan, dass ich mit ihm zusammen reisen würde, denn ich war noch nie in Nordindien gewesen.

Dann kam mir das strenge Bild vom Herakhan-Baba wieder ins Bewusstsein, sodass ich Gabriele Wosien bat: »Zeig mir noch einmal dieses furchterregende Foto!«
Ob ich wollte oder nicht – genau dieses Bild hatte begonnen, mich anzuschauen und mit mir zu arbeiten. Es machte mir all das in mir bewusst, was nicht im Einklang mit dem Göttlichen war.
Es machte mir wirklich Angst. Aber mir war klar, dass ich ganz bestimmt nicht mit Angst zu Babaji fliegen wollte!
Verschiedene Aspekte in mir sagten: »Warum diese Eile? Du kannst doch auch später noch, im Herbst zum Beispiel, zu Babaji gehen.« Aber mein Innerstes wusste: »Jetzt oder nie!«
Ich begab mich in Klausur, und ich bat Babaji innig: »Bitte hilf mir!« Aber es kam kein Hinweis, kein Traum. Ich wurde einfach gar gekocht. Endlich, als ich in der Abenddämmerung des dritten Tages Agnihotra, eine kleine rituelle Feuerzeremonie, machte und wieder tief dieses Bild vom alten Herakhan-Baba anschaute, kam mir unendliche Liebe entgegen, Liebe und nichts als Liebe! Überwältigend und vollkommen wunderbar. Ich fühlte die Anwesenheit des jungen Babaji im Raum, der mir sagte: »Nun kannst du kommen.«

Jetzt, da es klar war, dass ich fliegen würde, zeigte sich endlich ein Traum. Ich nenne ihn den »kleinen Traum«, obwohl er groß war und mir später den zentralen Schlüssel zum Verständnis von Babajis aktuellem Erscheinen gab. Bezeichnenderweise kam dieser Traum erst, nachdem ich mich selbst dazu durchgerungen hatte zu fliegen, und nicht vorher.

Der Mandala-Traum

Ich sah die Schöpfung in Bildern in Form von fünf riesigen, dreidimensionalen Mandalas. Eines löste das andere ab.
Sie waren in sich sehr dynamisch und bewegten sich um eine vollkommen stille Mitte, einen leeren, wie atmenden Kreis. In dieser Mitte erschien, aus einer ganz anderen Dimension kommend, von weit her langsam sichtbar werdend, ein Wesen.

Mal sah ich nur sein Gesicht, mal saß es im Lotossitz, bei jedem der Mandalas anders und neu, aber immer asketisch wirkend.
Es war Babaji. Ich wusste, er ist der Herr des Mandalas.
Beim letzten Mandala geschah es, dass er, der Herr des Mandalas, der sich immer in der Mitte befand, nun von außen rechts in sein eigenes Mandala hineintanzte. Zuerst sah ich ihn im Profil. Ein weiches, junges Profil.
Doch dann drehte er mir, ganz rundlich geworden, lachend sein Gesicht zu.
Mit einem großen Schreck und klopfendem Herzen erwachte ich: erschrocken, weil er lachte, erschrocken, weil er, der erhabene Herr des Mandalas, nun von außen in sein eigenes Mandala tanzte und seine Gestalt sich dabei sehr veränderte, indem sie deutlich an Gewicht und Schwere zunahm.

Die große Lichterfahrung

Als ich tatsächlich das Charterticket in der Hand hielt, geschah das unaussprechlichste und größte innere Ereignis bis zum damaligen Zeitpunkt meines Lebens. Es war in der Vollmondnacht vom 9. auf den 10. Januar 1978. Was zunächst im Schlaf begann, ging, als ich in einen Wachzustand wechselte, darin weiter:

Babaji war da, er stand vor einer Wand aus Licht und Nichts.
Es war die Schwelle zur anderen Dimension.

Angesichts dieser geistigen Schwelle sah ich mich wie unter Wasser geraten, unter Wasser wandern. Ich schien zu ihm zu gehören, und Babaji, der hoch oben war, schaute herab und zeigte sich erschrocken darüber, dass ich ins Samsara geraten war, die Welt der Illusion. Wachsam sah ich ihn von oben jedem meiner Schritte folgen. Einem Lichtfinger gleich markierte sein Blick auf der Wasseroberfläche einen Lichtpunkt genau dort, wohin ich unter Wasser einen Schritt gehen sollte. Durch den Lichtstrahl seines Blickes geführt sah ich mich dann unter Wasser wandern.

War er es, der letztlich für mich verantwortlich war?
Musste, wollte er mich wieder in seine Sphäre hinaufbringen?
Wie hatte er mich durch das Wasser emporgehoben?
Unbeschreiblich!

Ich war bei ihm.

Danke für deine **REZENSION**

– Gemeinsam sind wir mehr –

Liebe Leserin, lieber Leser,

von Herzen danken wir dir, dass du dieses Buch in den Händen hältst und es bis zum Ende gelesen hast. Das bedeutet uns, dem Schirner Verlag und seinen Autoren, sehr viel. Aus voller Überzeugung und mit Hingabe widmen wir uns seit vielen Jahren Themen, die unser aller Lebensqualität und Bewusstwerdung dienlich sind, und hoffen, einen Beitrag für eine lichtvollere Welt leisten zu können. Wenn dir unsere Arbeit gefällt, möchten wir dich bitten, dir einige Minuten Zeit zu nehmen, um dieses Buch zu rezensieren. Warum? Die meisten Menschen lesen Rezensionen, bevor sie ein Buch kaufen, da sie hierdurch einen Eindruck bekommen, ob und wie der Inhalt des Buches den Leser erreicht hat. Eine kurze Rezension ist dabei ebenso hilfreich wie eine lange, sehr ausführliche. Um es auf den Punkt zu bringen:

Eine Rezension ist heutzutage die beste Werbung für ein Autorenwerk!

Wenn du den Schirner Verlag und seine Autoren neben dem Buchkauf auch anderweitig unterstützen willst, dann bitten wir dich: Schreibe für jedes Werk eine Rezension – am besten auf der Seite, wo du es gekauft hast, und zusätzlich beim Schirner Verlag und bei Amazon. Das wäre nicht nur eine Wertschätzung für die Autoren, sondern kann dazu beitragen, dass die Verkaufszahlen steigen und der Schirner Verlag auch in herausfordernden Zeiten Bestand hat.

WIE SCHREIBT MAN EINE REZENSION?

Grundsätzlich sollte eine Rezension aus der eigenen, subjektiven Sicht geschrieben werden, da es sich um eine persönliche Meinung handelt. Du kannst in zwei Sätzen deine Gefühle zu dem Buch äußern oder eine längere Rezension verfassen. Falls du nicht weißt, wie du beginnen sollst, hier ein paar Anregungen:

- War das Buch leicht verständlich geschrieben? Wie hat dir die Sprache gefallen? Wie war die Aufteilung zu den verschiedenen Themen?
- War es unterhaltsam? War es deiner Meinung nach mit Herzblut und Liebe geschrieben? Wie hat es auf dich gewirkt?
- Hat es dein Herz berührt? Konntest du dich wiederfinden?
- War es tief greifend genug? Hast du viel Neues gelernt?
- Hat es gehalten, was der Titel und die Buchbeschreibung versprochen haben? Hat es deine Erwartungen erfüllt?
- Was macht das Buch besonders? Warum sticht es heraus im Vergleich zu anderen Büchern, die ein ähnliches Thema behandeln?
- Würdest du das Buch weiterempfehlen oder verschenken?

Dankeschön

lesen, fliegen, landen – Schirner Verlag